U0382961

走向平衡
寻找属于自己的
健康思维

主编 钱凤英

副主编 张扉越 胡 霞 刘福尊

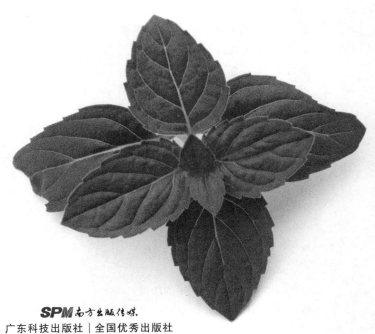

SPM 南方出版传媒

广东科技出版社 | 全国优秀出版社

- 广州 -

图书在版编目（CIP）数据

走向平衡：寻找属于自己的健康思维/钱凤英主编. —广州：广东科技出版社，2016.10

ISBN 978-7-5359-6544-8

Ⅰ．①走… Ⅱ．①钱… Ⅲ．①食物养生 Ⅳ．①R247.1

中国版本图书馆CIP数据核字（2016）第155932号

走向平衡：寻找属于自己的健康思维

Zouxiang Pingheng：Xunzhao Shuyu Ziji De Jiankang Siwei

责任编辑：丁嘉凌　严　旻

封面设计：骆　琦

责任校对：杨崚松　陈　静　吴丽霞

责任印制：彭海波

出版发行：广东科技出版社

　　　　　（广州市环市东路水荫路11号　邮政编码：510075）

http://www.gdstp.com.cn

E-mail：gdkjyxb@gdstp.com.cn（营销中心）

E-mail：gdkjzbb@gdstp.com.cn（总编办）

经　　销：广东新华发行集团股份有限公司

排　　版：广州市友间文化传播有限公司

印　　刷：广州市岭美彩印有限公司

　　　　　（广州市荔湾区花地大道南海南工商贸易区A幢　邮政编码：510385）

规　　格：787mm×1 092mm　1/16　印张18.75　字数380千

版　　次：2016年10月第1版

　　　　　2016年10月第1次印刷

定　　价：49.00元

如发现因印装质量问题影响阅读，请与承印厂联系调换。

前言

无法定义的现代生活

钱凤英 ◎

盛世唐朝，诗酒佳人，夜夜笙歌。贵妃杨氏尤喜岭南佳果，于是有了"一骑红尘妃子笑，无人知是荔枝来"的宫廷奢靡生活写照。当时是人僵马死，才把鲜荔枝送到樱樱唇边。这位享尽荣华富贵的女人一定无法想象，昔日帝王般的生活，如今却降临寻常百姓家。身居内陆的人们，随时都能在市场上看见活蹦乱跳的海鲜，在餐馆里品尝它们的超级美味。不用到海边解馋，不用心疼时间，不用马儿以死接力，那些办法总比困难多的商人用尽各种招数让鱼虾蟹活蹦乱跳触碰你的舌尖。从此，鲜活的鱼虾们长途跋涉时"不再寂寞"，因为有镇静剂、孔雀绿、防腐剂"相伴相依"——你懂的。

走进超市，来自大江南北、不同区域的新鲜水果琳琅满目，应有尽有，我们尽情享用着，想象着赤橙黄绿青蓝紫里面的维生素和各种营养。可是有一天，我们到了乡下外婆家，在自家地里摘下一颗红色的番茄，往嘴里一送，天呀，番茄怎么可能如此香甜！还有，外婆煎的鸡蛋怎么连吃三个都不够！曾经在某个春季到新西兰，朋友的果园出产的苹果、猕猴桃个小色暗，一口下去，却香甜无比。回过神来，我们开始明白甚至愤慨，平时吃的水果，商人们到底用了什么手段？其实，公开的秘密就是，水果在没成熟时就得摘下，然后加保鲜剂、防腐剂，因为要运送到世界各地呀——你选择的一切，轻而易举地让你买了单。

时序这个东西，有时是那样令人讨厌。比方说三月我们想吃草莓，五月我们想吃荔枝，最好一年四季都能吃上萝卜、菜心。于是到市场转转，哇，还真有！就是贵点，闭着眼睛开心享用吧。殊不知，这反季节蔬菜的丰富"营养"还如此之多？！农药、化肥、植物生长激素长驱直入我们的身体，让人猝不及防，亮起红灯！因为吃了专业户的爸妈种的草莓，一位三岁的小女孩居然来月经了！加了植物生长素，孩子和草莓一起熟了。我们回过神来，一起痛骂，可我们的口腹之欲一点都不会减少，我们懒于思考，更懒于改变！我们赚钱、唱K、蹦迪，昨天听说朋友到巴黎第三次购物了，今天可得跟上。结伴旅游吧，世界这么大，还得去看看，这些鸡毛蒜皮的小事，风吹散了吧。

某食品工程师刚刚获得奖励，升职又加薪，他研制的香肠既达国标又创造了低成本、好味道。当他兴冲冲地回到家里跟妻子报喜。妻子比他更高兴："快洗手吃饭吧。梁太带我到超市买了非常超值的肉肠。"

"爸爸，今天的香肠真棒啊！"这不就是我用各种肉碎、豆粉等廉价材料加工的吗？怎么到自家餐桌上了？！他震撼了。

想一想，从什么时候起，我们养鸡不吃自家鸡，养猪不吃自家猪了。消费者希望物美价廉：一折甩卖，买一送一，买一送二，这样的声音在商场不绝于耳。人们宁愿相信天下有免费的午餐，而不会去探究"午餐"的来历：原始的鸡每生完一批蛋会抱窝孵小鸡，为了让鸡多生蛋，养鸡场会把这抱窝基因"科学"地去掉，这样鸡就可以连续生蛋了。原生态的鸡得喂养九个月方可供人们食用，而各种激素下机械化成长的鸡两个月即可上到餐桌，于是薄利多销就产生了，利润随之而来。可是自然界缔造的基因必有它的使命以及与它基因相应的平衡，我们随便舍弃会发生什么呢？时间会去验证，生物进化可以说明。而这一切降临在人类这一物种上又会怎样？生物的进化需要时间，可是与人类相关的科学技术（特别是食物方面）发展太快了，我们人类基因的进化速度远远跟不上这科学时代，原先的基因平衡打破了，人类的身体健康四面楚歌。也许若干年后这种平衡会逐渐重新建立，但平衡的重建是痛苦的、漫长的、纠结的。也许有一天我们的基因会进化到与现代生存条件相适应，但绝不是现在。

"这是最好的时代，这是最坏的时代"。一方面，互联网让我们坐在一张凳子上就可以知天下事，赚天下钱；另一方面，一切商品越来越社会化，以物换物、自产自用的生活方式几乎绝迹。我们的生活一切来源于钱与物的"交易"，没有交易就无法生存。我们的日常生活用品越来越依赖公共社会出产的产品，这些通过各种信息传播的产品，其真实性无人知晓。这些所谓的品牌商品让科学技术为它"保质"，我们只要有钱，就可以享用世界各地一年四季丰富的物产，与远古时代以物换物的局限相比，我们是多么幸福。整个创造"美好生活"的过程——产量最大化、信息传播、运输、销售，每一步骤都需要利益盘剥，真正到了我们身边的商品，还能剩下多少价值呢？与此同时，"科学"技术必需不择手段地发展，其速度大大超过了我们身体适应环境进化所需的时间和速度。20世纪50年代到70年代在中国出生的人们，经历了60年代初的困难时期，为了适应当时环境的节俭基因，特别耐饥耐寒。人到中年时，体内新陈代谢减缓，却遇到了如今一餐享遍全世界的食物繁荣时代，于是，你的味蕾欢笑，而你的身体却筋疲力尽，不知所措。

现代"科学"技术就这样"光顾"和"考验"着我们，我们来不及适应，来不及进化，生物适应环境的本能被忽略了，进化的时间被省略了。可是自然界任何违背自然规律的事都会遭到惩罚，谁也无法逃脱。高糖、高压、高脂缠上了我们，在我们身体肆虐，一些先知先觉的人开始全面吃素、辟谷，似乎一段时间内平衡回来了——身体舒服，"三高"低了。太好了，继续！可是我们忘了，这只是个短暂的矫枉过正的过程，平衡身体，吃素并不是唯一的真理。不是有人只吃苹果为生，三年后却得癌症了吗？人们百思不得解。其实现在大多数农副产品，为了产量、成本和外观提前采摘，已无法离开农药、化肥、保鲜防腐剂。假若种植苹果使用一种相对固定的农药、化肥，长期吃苹果也等于长期吃这类农药、化肥，日久必超出身体的降解的能力，疾病就来了。如今80%的乡下人，几乎都会留一块不施农药、化肥的田地种粮自用。普通农民通常只觉悟到化肥、农药的危害，并没觉悟到不留自然优化种子的危害。同一作物的单一性是极其危险的，甚至可能是毁灭性的，这也是自然界保持平衡的必然选择。

当转基因技术的益处和危害让人无从选择、不知所措时，人们不应该忘记，转基因技术不仅提高了农作物的产量，解决了更多人的温饱，还对丰富当今人类的物产、制造快乐生活做出了巨大贡献。然而，当某些转基因技术被过度使用，以利益为主要导向时，当种子公司为了利益最大化而研发不再具有繁殖力的种子时，它对人类以及环境的影响是不可知的，其风险有待时间的验证。话又说回来，纵然某些种子公司恶行昭昭，可是，我们出于追求高产的利益驱动，不再留农作物的种子，而选择购买单一的、无繁殖力的种子进行种植时，我们有无反省过自己？当出现在餐桌上的粮食不再有繁殖后代的功能时，会发生什么呢？也许有人会认为，煮熟的植物本来就失去了繁殖功能，再进入胃里都会被胃酸全部分解，那么请问，为何我们还要选择营养食物，还要选择养生食谱或药膳呢？连病从口入之说也完全可以推倒了。

当木瓜变成转基因下才能生存的物种时，其廉价的成本和利益化，抑制人们再寻求非转基因的木瓜繁殖之路。纯粹的利益驱动，已无人愿意研究发展高成本、顺应自然法则的方式。当我们展望转基因将成为人们温饱救世主的时候，却有人统计，一幢办公大楼每天倒掉几百千克乃至成吨的粮食剩菜。可见，廉价的食物已不足以获得温饱后人们的珍惜，这种如同多米诺骨牌式的连锁效应，在人与自然的平衡被打破之后，是难以预测的。

并非危言耸听——超过自身平衡能力的欲望也许会毁了一个人，而超过自然界平衡能力的"科学方式"也许会毁了整个人类。

钱凤英

序一

刘焕兰 ◎

　　这是一本令人深思，贴近每位平民百姓心声的养生科普书籍。本书作者，犹如一位睿智的老者以深邃的视角透析生活中的点点滴滴，同时又不溺于琐碎而具高瞻远瞩之眼光看待人生轨迹。

　　本人从事中医养生事业30多年，众览各类健康、养生书籍，但发现这些书籍多数是从中医古籍里归纳、总结或提炼而成。然本书则是独辟蹊径，实为生活中孕育而成的果实，如此的天然而甜美，如《道德经》所言"大道无形""大道至简"。现代人被过多的健康养生书籍、信息等蒙蔽了双眼，不懂如何才是真正的养生。朋友圈中养生资讯的疯转透射出人们对健康的追求，然多数却是盲目的。以为关注几个养生公众号，多阅读些健康资讯，就能获得养生方法，就能保持健康。时间一长，不少人觉得自己是养生专家，可以教别人如何养生，然而自己却经常被亚健康困扰，甚至经常生病。

　　阅读过很多相关养生书籍的人都会发现这些资讯都差不多，今天教你脾虚如何饮食，明天教你如何改善睡眠、接着就是男人需要保养哪些部位、女性应该注意什么……一系列的养生信息翻来覆去就这些内容，只是换一些说法罢了。然而养生并不是简单的吃一些水果，多补充些维生素，多做些运动，多喝点水，而应在全养生思想的指导下，做到在生活中养生，在养生中生活，读完此书相信你能够找到想要的答案。

　　在这个快节奏的时代，我们习惯了以效率为先的做事风格，什么事只要有效率就去做，也就是拿来就用，不会考虑为什么，因为没有时间去考虑这些。所以我们慢慢习惯了不加思考的做事，因为这样省去了不必要的烦恼而又最"有效"。然而，我们每个人都不知道拼命向前冲，节省这场旅行的时间的意义在哪里，因为谁也不想太早到达人生终点。

在古代，我们的祖先们日出而作，日落日息，于是在漫长的夜晚思考着人生。在现代，我们早出晚归，还时常加班加点，没有时间和精力静下来想事情，慢慢地机械化了，也不知道自己做的是对还是错，也不会问自己为什么。所以现代人虽然更加聪明，但是慢慢地缺乏大智慧了。

如何去寻找真正的健康之道，或许需要从自己内心深处去寻找，一个珍贵的生命，需要自己去呵护，指望金钱推磨，期待妙手回春，无异于将健康付之东流。本书透过生活的点滴，以工匠之心阐述现代热点健康问题，带领大家重新审视、思考我们所面临的困境，从书中寻找属于我们每个人自己的健康！故欣然为序。

中医养生博士导师
广州中医药大学教授

2016年夏

序二

陆家海 ◎

初识钱凤英女士是因为她作为化妆品行业的新兴技术倡导者，并以工程师自称而不是总经理或者总裁。进一步接触领略其雍容华贵的气质和高雅的生活品味给我留下深刻印象。她独具风格的处事方式，敏锐捕捉美容产品的研发方向。在对化妆品事业具有其独特认识之时，又以其敏锐的视角、富于开拓的精神，来挖掘对人类健康具有重要意义的另一片蓝海——功能性食品。从化妆品研发到功能性食品，以一个外行身份进入专业分工要求极高的行业，这种跨行业领域的难度可想而知。然而令人惊奇的是，钱女士涉猎专业和非专业的大量书籍，短短2年，她就对健康干预有了新的感悟、体会和认识，本书即在此背景下酝酿而出。

众所周知，现代科学技术的发展使人类有了"上九天揽月""基因精准编辑和改造"等等的能力。然而，雾霾、食品安全等事件又凸显了人类科技发展令人不堪的一面，使人类生命健康受到了严重威胁。健康，这个人类追求的重要目标，正以前所未有的关注度吸引了大众的目光。然而，现今社会人们获取信息途径的五花八门，质量的参差不齐，极易误导广大普通民众，并且公众被误导事件也时有发生，如反季节食物、转基因食物等问题。

如果说食物问题触动的是人们的神经，那么慢性病如糖尿病、肥胖症、高血压病、心脑血管疾病、癌症等则是实实在在刺痛着人们的心。尽管现代医学对慢性病发生发展的原因有着深入的研究，但仍然高发不断，是否真的因营养过剩导致？为何糖尿病患者遵医嘱服用降糖药但还是有并发症出现？每一个人都

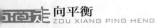

希望健康长寿，但有谁想过为自己的健康付出什么？诚然，付出金钱还远远不够！缺乏思想的生命尤为徒具形骸，缺乏思想的健康投入当如扬汤止沸，您是否还有继续骋嗜奔欲？

本书选取生活方面的热点问题以点带面，以浅显易懂的言语讲述食品与健康的关系，或许你可以从书中寻找你内心困惑已久的答案。

中山大学教授

2016年夏

序三

刘友章 ◎

人类在追求健康长寿的路上经历了无数次的尝试，从远古帝王远去蓬莱求长生不老药，到后来的服食丹药，再到现代的各种抗衰手段，一直在不懈努力，但基本上以失败而告终。最大的原因在于我们一直坚信会有一条捷径通往长寿，殊不知这是悖天道、违自然之法。

现代人们肆意享受着生活的乐趣，挥霍自己的健康，却又不愿承担后果，把自己的健康问题托付给了医护人员，但医生是人不是神，你不自重自爱，病入膏肓谁也救不了你。历代帝王谁不想长生不老，但多少金钱也买不了万岁的命，所以说生命是无价之宝。自己犯错自己负责，自己买单就好，别再责怪医生，医生收拾不了你的残局。另一面，现在市面了出现了各种防衰抗衰产品，以及一些现代仪器设备宣称可以让你年轻10岁等等，迎合了大众的心理需求却不能真正有效解决大家的问题。

而真正想要达到健康，就应该回归到本源，回归平衡，而不是一味追求长生不老之术。这个本源就是从我们自身出发，中医讲肾为先天之本，脾胃为后天之本，人出生后主要由后天脾胃所充养，故"饮食得宜则益体，害则成疾"。简单地说就是懂得吃，古人云"养生之道，莫先于食"，做一个"吃货"，这个"吃货"当然不是我们现在定义的那些看到什么就想吃什么的人，而是一个懂甄别食物之性味，懂烹饪之法，同时还懂品鉴味之美的真正"吃货"。如果只追求食物外在的色香味，而忽略食材本身，不关注内在健康，那就算不上真正会"吃"。从"吃"的角度而言，我们应该做一个挑剔的人，应该长期坚持营养与色香味俱全。那么接下来就让我们一起来看看现在饮食特点吧。

当我们进入到一家饭店吃饭，有几个人会去饭店厨房精心挑选食材，让饭店按自己要求加工烹煮？或许没几个吧！正常情况下是看到餐牌，然后点店里推荐或者招牌菜。而这些菜要么是店里特色菜，利润或许最大；要么就是顾客最受欢迎的菜。而顾客评价一道菜基本上是从口味、色泽及分量来判断，饭店根据顾客的口味进行各种调试。那么对于不同质量的食材，不管优与劣，只要厨师能够烹煮出诱人的味道就可以，但这时有谁关注了食材是否含有农药，肉类是否含有抗生素，烹调用油是否是地沟油等？厨师只需懂得如何烹饪与使用调味品，饭店老板只管自己饭店的盈利，顾客只管满足口腹之欲，谁想到了为健康买单呢？

当然，饭店不是经常去，主要还是在家中自己烹调，那么是不是可以放心了呢？因为食材原料自己购买，但在经济条件受限的情况下，你又如何确信自己购买的食材无农药、抗生素及其他有害物质？当大家都想去买有机原生态或野生食材时，到处都在宣称是有机的、野生的，真假难分，价格被炒得不可思议，最终不少消费者们却被忽悠了。整个过程商家追求的是利益最大化，而不是健康营养最大化，各种着色剂、增味剂、防腐剂、增稠剂等添加剂使用泛滥，最终导致健康的恶性循环。此时，有谁去想想这些糖尿病、肥胖、通风、心脑血管等慢性疾病从何而来！

人类享受了现代快节奏的生活，变得不愿思考人生，而不再适应那些遵循自然规律的活法，慢慢失去了生命的意义。阅读此书，会让你重新思考自己的人生，思考自己的行为，注重健康，尊重生命。

本书透过生活中的点滴来折射人类的问题，带你找到属于自己人生的健康思维——道法自然。读者获益的将是无价之宝——健康！

2016年夏

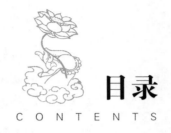

目录
CONTENTS

Part ① 餐桌上的平衡

Part ③ 身心的平衡

P^{art} 1 餐桌上的平衡

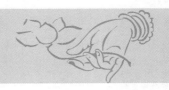

　　在中国，自古就有"民以食为天"的说法，饮食在人们的日常生活中占据了很重要的位置。熟人见面，多半会问到"吃了吗？"，国人以吃来沟通联络，餐桌文化在我们的生活中扮演了重要的角色。从孩子出生到升学结婚，从生意到官场，从升迁到死丧，都免不了要聚在一起吃一顿。

　　国人将"吃"看得无比重要，事实上吃不仅满足了我们的口腹之欲，更是我们生存立命的根本。古代医家在诸多的医书中都有强调饮食对于身体健康的重要性，在《黄帝内经》当中更是收藏了诸多的食疗方剂，在现如今众多的养生书籍中，也以饮食方面的占据比例最高。孙思邈说过"安身之本，必资于食"，饮食是人们每天都要进行的行为。然而，随着时代的发展，很多的问题也由饮食引发。难道真的完全是食物本身出了问题吗？还是我们"吃"的方法有问题？我们该如何挑选我们菜篮子里的食材？带上您的疑问，我们将在本书的第一部分为您解答，希望在看完之后，能让您有所受益。

第一章
今天我们的营养真的充足吗？

谈到饮食养生，很多人的第一反应是"我应该补点什么？"周围的人也总是会问我同样的问题，饮食是我们补充身体能量的最重要途径，早在《黄帝内经》中就有提及"人不饮食七日则死"，你看在那个年代人们已经认识到了饮食的补充对人体健康的重要性。

的确，在物资匮乏的年代，营养不良是困扰人们的常见问题，然而随着物质资源的丰富，营养不良好像渐行渐远，反而营养过剩是我们最常听到的话题。近30多年来，我国肥胖、糖尿病、血脂异常、心血管疾病的发病率一直在飙升。我国成人肥胖的发病率从1989年的1.32%发展到2009年的9.61%；糖尿病的发病率从1980年的0.67%飙升到2010年的9.7%，现在糖尿病患者总数已达1亿多人。这样的增长速率实在令人震惊，每年都有大量的人口加入到慢性病的病友队伍当中。究其原因时，大家都将矛头指向营养过剩，然而事实真是这样吗？

说到这个营养问题，我们有必要先来了解一下现在的饮食结构。大众的饮食结构大致分为三种：肉食主义者，素食主义者，杂食主义者。因为这三种不同的饮食结构会带来不同的结果，分析它们可以帮助理解这些慢性疾病发病的原因，更重要的是找到一种真正适合自己的饮食结构。

☕ 肉食主义者，大碗喝酒大口吃肉

肉食主义者，顾名思义，平时偏爱肉食，喜欢大口喝酒大块吃肉，不喜欢蔬菜、水果。现在的儿童当中，有一部分也是这样的饮食结构，只吃肉，很少吃蔬菜、水果。很多家长认为，能吃的孩子营养才会充足，这样有助于孩子的生长发育，因此把它当作是一件好事。在物资贫乏的年代，肉类食物摄取量不够，造成很多人的体质偏弱，因此，在老一辈的人眼中，吃肉是补充营养的主要途径。而肉食的口感和味道比之素食会更加吸引人，更能刺激肾上腺素的分泌，这也是为什么有很多年轻人成为肉食主义的主要原因。

一般来说，肉食的确能够供给我们的能量比素食要高，肉食中有很多素食无法提供的蛋白质，因此肉食主义者认为肉食是保证身体强壮的关键因素。你看，在美国等西方国家，人们吃大量牛排、鸡肉等肉食，身体普遍长得壮实，身高还比中国人高出一大截。就是在动物界也是如此，肉食动物如老虎、狮子等就比食草动物勇猛。法国人也是吃大量高脂肪食物，就连我们认为不能吃的动物内脏，他们也都不放过，却仍然能成为长寿国家。所以肉食者们觉得多食肉是健康的，是富有营养的，这让肉食主义者吃得更是心安理得。然而大量食肉这一饮食的习惯真的有像肉食主义者所说的那么健康吗？我们一起来看看下面这个例子。

林某，43岁，是个地道的广州人。林某从小生活在农村，以前因为家庭贫困，平时一般都是吃五谷杂粮，蔬菜、水果。很少能吃到肉，只有逢年过节才有肉吃，但身体一直都非常好。近几年，生活宽裕了，天天吃大鱼大肉，结果就这几年体形明显走样。以前虽偏瘦，但是结实、精神，而现在整个人胖了好几圈，肚子尤其凸出，一动就觉得身体沉重。朋友打趣他说：日子过得滋润还不好？唯有他自己能感受到这些变化给他带来的痛苦。表面上看起来很正常的一个人，实际上他胆固醇很高，还有高血压。时常头晕、胸闷，偶尔还有心绞痛，这让他很痛苦。医生告诉他平时要注意清淡饮食，多食果蔬，少食酒肉。他听了医生的话，饮食控制一段时间，肚子也有些"回缩"，头晕、胸闷发作的次数的确也减少了。但偶尔有一段时间没注意，血压一下蹦得较高，不仅头晕，还出现头痛，所以他现在不得不注意饮食，不能再肆无忌惮地吃肉了。

像林某这样的例子在我们身边还有很多，人到中年就开始大腹便便，这是因为肉类中含有高胆固醇和高脂肪，大量的肉食进入到我们体内，超过身体所需要的量，长期的蓄积，就会导致高胆固醇、高血压和肥胖等，更严重的是

4

引发心血管疾病。有的人可能会问，同样是食肉，为什么我们吃肉就会导致高胆固醇和肥胖，而法国人却造就了长寿之国？其实，我们只看到了他们大量吃肉，却忽略了法国还有一大特色，便是法国的葡萄酒。葡萄酒里含有大量的多酚物质——一种天然的抗氧化物质，它能够清除体内自由基，保护血管，免受胆固醇的氧化，预防心脑血管疾病。同时法国人喜欢喝深山涌出的矿泉水，矿泉水富含土壤中的镁与钙等元素，能够促进盐分排出体外。再加上一些有利于长寿的其他因素，从而成就了法国人的长寿。美国人喜欢吃牛排、喝牛奶、吃面包等，这虽然让他们长得比我们高大壮实多了，但美国的肥胖和心脑血管疾病发病率一直居高不下，每年大量的人死于这些疾病。所以我们要分清，"高大"和"健康"并不能等同。而且他们长得威猛跟他们的基因、地域等也有关系，不完全是吃牛排吃出来的。

看到这里，有人会问，身边有的人一直都以肉食为主，却也没有上面说的这些问题，这又作何解释呢？我也有一个朋友就是如此，从小到大都是吃肉，还喜欢吃甜食，但身体一直很好，每次体检都是正常的。不仅如此，她爸爸也是同样爱吃甜食、喜欢肉食，身体同样没有受"三高"的影响。这其中遗传基因和生活环境起到了很大的作用。

1962年，美国遗传学家Need提出了节俭基因（thrifty genes）的假说，认为人类的祖先因为长期生活在缺乏食物的环境当中，进化出了这样一种储存剩余能量的基因。现代研究表明这种基因与三种过氧化物酶体增殖体激活受体（peroxisome proliferator activated receptor，PPAR）有关，这种基因在物资匮乏年代增加了人类生存的概率。但在物质资源丰富的当今，却对健康造成了困扰。因为这一基因的形成需要很长的时间，而近百年来社会飞速发展，在中国近几十年的发展用突飞猛进都不足以表示，而我们身体中的节俭基因依然存在，这也是我国当今糖尿病等病症的发病率居高不下的原因之一。

素食主义，旧俗新时尚

近年来素食主义，呈现出迅速扩张的趋势，也成为一种潮流，一种饮食文化。素食主义者有一系列共同的价值观，主要是来自宗教、悲悯和健康三个方面。素食被当代人作为健康的一种代名词，推动了一系列素食餐厅、有机素食食品及素食文化节的诞生。

除去宗教因素，现代大部分的素食主义者是因为看到肉食主义者带来的一系列健康问题，因此，肉食主义者转变为严格的素食主义者。很多人开始关注养生，信仰素食对健康是绝对有益的，肉食是万病之源，然而事实真的是这样吗？

某同事，因为担心肉食长胖和不健康，开始吃素食。每次和她一起出去吃饭，她都只吃素，连鸡蛋都不吃，其他肉类更不用说。起初的时候还不习惯，都会劝阻她，担心她这样吃下去会导致营养不良。但她说她这样吃素食已经好几年了，身体一直都很好，而且感觉比以前吃肉食的时候更健康。

前段时间，她脖子不舒服，还伴有头晕、头痛等症状，去医院检查，结果发现颈动脉粥样硬化。30多岁就出现颈动脉粥样硬化，让她简直不敢相信。因为之前体检，她的血压、血脂和胆固醇等检查都是正常的，她把自己的饮食情况告诉医生，医生说这是由于她长期素食导致的，这让这位同事陷入了沉思。

长期的素食并没有让这位同事获得想象中的健康，反而导致令人难以想象的健康问题。在这样的年纪出现颈动脉粥样硬化，确实让人惊讶，事实上，很多长期的素食主义者都会或多或少地存在这样的问题，只是因为平时没有明显的感觉不舒服，因此忽略了这些问题。那么，"健康"的素食，为什么还吃出了"不健康"呢？

这位素食者后来做检查发现有"高同型半胱氨酸血症"。这个高同型半胱氨酸血症是怎么形成的呢？原来由于体内缺乏维生素B_{12}及铁等微量元素，导致体内的同型半胱氨酸无法转换成蛋氨酸，而在体内过多积累，引起了高同型半胱氨酸血症。这个同型半胱氨酸能够促进较平滑的肌肉细胞在血管壁生长，所以容易导致动脉阻塞和心脑血管疾病高发生率。而维生素B_{12}主要存在于动物肝脏、肾脏、牛肉、鸡肉、猪肉、鱼肉等动物性食物当中，在植物性食物几乎不含有，这位同事因为长期不吃肉食，所以导致了维生素B_{12}等营养素的缺乏，从而一天天导致后来的动脉粥样硬化。

除了颈动脉粥样硬化，还有一些素食者出现了高三酰甘油血症，这让人们百思不得其解，高血脂不是因为吃肉过多导致的吗？为什么素食的人也会存在这种情况呢？其实原因在于有些素食者觉得不吃肉就是安全健康的，所以在进食时摄入过多的碳水化合物，如含淀粉非常高的薯类或含果糖、葡萄糖非常高的甜水果，导致摄入到体内的糖分过多，引起血糖过高，刺激肝脏加大合成三酰甘油，因此引起内源性三酰甘油合成增加，出现高三酰甘油血症。另外，素食本身的味道较为清淡，一些素食者本身是喜好吃肉食等口味较重的食物，因此，在处理素食时放入了过多的油脂和调味料，这也是素食者发生高脂血症的原因之一。

当然，每个人的体质状况不同，并不是所有的 素食主义者都会出现这样的问题，因此，在选择素食，尤其是准备长期素食时，应当深入了解自己的体质，同时，应该适当补充一些素食无法提供但身体所需的营养素。

☕ 肉食到素食的转化

如果将素食食物和肉食食物放在一个天平的两端，我们选择食材就是往天平上加砝码的过程，试想一下，如果长期只往一端加砝码，天平将会怎样？当天平往一边倾斜太多，甚至被打翻，身体就会出现一些不适或者疾病。一部分的素食主义者是因为宗教信仰或者对于动物的悲悯之心，而如今很大一部分的素食主义者是因为深信素食对于健康的益处，便从原来的肉食主义者转变而来。

林先生是一个在广州某公司当销售经理的山东人，性情豪爽饮酒痛快，销售业绩很不错，可以说他的销量跟他的酒量成正比。自从当了经理后，每周陪顾客喝酒的时间不少于5天，结果没几年，就检查出了痛风和酒精肝。起初他并不在意，随后慢慢出现明显的不适，经常在深夜因关节痛而惊醒，疼痛进行性加剧，起初只是第一跖趾关节疼痛，后面发展到足背、足跟、踝关节、膝关节等处，甚至连肩关节、髋关节、脊柱和颞颌关节等都会痛，还经常有头痛、恶心、腹胀不舒，整个人特别容易犯困。正好这时公司内部成立了一个健康管理部门，老板很赏识林先生，把他安排到健康管理部门做经理。感受到自己日渐走下坡路的身体，林先生决定做些改变，于是从改变自己的饮食习惯开始，同时以身作则也可以让客户更相信公司。于是林先生开始不吃肉食，只吃素，还坚持跑步打球。几个月下来，他发现自己的身体状态越来越好，痛风发作的次数明显减少了，几乎没有头痛、腹胀的情况，精神焕发，仿佛回到了从前的状态。

素食让林先生远离了痛风，精神状态也比之前大鱼大肉时好，因此他坚信，素食是拯救自己远离亚健康的高效途径，因此愈加坚定了走素食道路。刚开始素食时，他还会偶尔吃鸡蛋和牛奶，到后来则是完全纯素食，连鸡蛋牛奶都不沾。一个月，两个月，一年都感觉自己的状态不错，他很乐于将自己的经验分享给周围的人，有一些是他的顾客，有一些是他的亲戚朋友。在之后的几个月里，陆续收到了身边人的良好反应，发现身体状况有所改善，可有一部分人却感觉比之前更差。林先生告诉他们要坚持长时间才会收到良好的效果，前期的不舒服是因为身体还未适应素食所造成的。他常常拿自己的经历跟朋友分享，朋友都很信任他。但两年之后，向他诉说不良反应的人慢慢增多，有的人出现月经不调，有的则反而比原来更胖了。林先生也开始感觉没以前的好，记忆力在减退，胃口没原来那么好，但比起吃素前还是好很多的。他也没太在意，继续吃素，继续打球锻炼。结果有一次打球打得太过激烈，左脚打滑导致胫骨骨折，送进了医院做手术，住了7天，快出院的时候，医生告诉他回去多煲点骨头汤或吃点钙片，对骨折有帮助。林先生告诉医生自己吃素很久了，煲骨头汤就算了。这句话提醒了医生，医生马上反应过来，这个病人有可能有骨质疏松，于是建议他再做个骨密度检查。结果一查，测骨密度结果T值为−2.56，Z值为−1.83，与峰值骨密度百分比为82%，而T值小于−2.5则达到骨质疏松的诊断标准。医生告诉林先生不能只吃素，不吃肉，而鸡蛋牛奶更应该多吃，可以补充钙质。

林先生的经历让人唏嘘，也让人充满疑问，为什么一开始的素食让他受益良多，一段时期之后反而出现更多的问题？而他的那些朋友为什么素食后出现月经不调或者肥胖的身体状况？我们可以回到天平来看，林先生之前的饮食酒肉居多，天平自然会朝肉食这边倾斜，并且快要打翻了天平。而他吃素食之后，往素食这边增加砝码，天平慢慢往平衡发展，因此他的身体状态慢慢回复。常识告诉我们，当素食这边的砝码加到足够的量时天平恢复平衡，此时，如果继续加码在这一边，平衡又将打破，这也就是为什么素食让林先生恢复健康，之后又再次走入疾病。

再深入一点来看，一开始的时候，他经常摄入高嘌呤类食品再加上一些诱导因素，如在烧烤、吃牛羊肉和海鲜时喝大量的啤酒、过度劳累等都会导致嘌呤在体内的终产物——尿酸的沉积，尿酸在体内积累导致高尿酸血症，进而引发痛风。而乙醇进入人体后只有10%自肠胃排出，90%则在肝脏中代谢。乙醇进入肝细胞后经氧化为乙醛，乙醇和乙醛都具有直接刺激、损害肝细胞的毒性作用，能使肝细胞发生脂肪变性，甚至坏死；阻碍肝脏释放蛋白质，抑制糖原异生作用，阻碍维生素的利用，促使和导致脂肪肝的形成。而且这些导致蛋白质和维生素等缺乏，又加重了对肝的损害，形成一个恶性循环。而林先生开始调整饮食，改成素食并且加强锻炼，让这些缺乏的维生素和蛋白质重新补充了回来，所以痛风和酒精肝病况慢慢地好转。

这个时候他的身体状况已经达到了一个平衡状态，但他没意识到应该再重新调整饮食结构，错误地认为素食能够提高足够的营养物质。结果他在之后的素食日子里慢慢出现身体的不适，以及造成后面的骨质疏松，都跟他的素食有很大关系。我们知道食物中钙的吸收，需要维生素D的帮忙。如果没有维生素D的帮助，钙的吸收率非常低，但植物性食物里几乎是不含维生素D的，而那些含脂肪高的海鱼和鱼卵、动物肝脏、鱼肝油、蛋黄、乳类等均是维生素D良好的食物来源，所以应该摄入动物性食物补充维生素D。当然也可以选择经常晒太阳，可获得充足的维生素D，所以晒太阳也是很好的补钙方法。而林先生没有吃动物性食物，晒太阳也非常少，所以出现骨质疏松症。本来已经平衡的身体被矫枉过正，于是引发了新的问题。他的其他一些素食者也纷纷出现不良反应，其中有的是月经不调，主要是因为优质蛋白质和维生素B$_{12}$缺乏。优质蛋白主要存在于肉类和大豆中，如果这个素食者很少吃豆类制品就很容易缺乏蛋白质，并且一些必需氨基酸是植物蛋白中所缺乏的。而维生素B$_{12}$同样在植物性食物中含量极低，不吃肉食会导致维生素B_{12}缺乏，影响叶酸的利用率，导致叶酸的缺乏，影响着红细胞的发育和成熟，导致恶性贫血、月经不调，或头痛等一系列症状。

至于人人都信仰的素食减肥，为什么有些人素食反而会肥胖，是因为只吃蔬菜、水果的素食者，由于体内缺乏足够的脂肪，会形成强烈的饥饿感，相比正常的饮食，会进食更大量的蔬菜食物。由于蔬菜容易吸油，而且为了让蔬菜保持色泽和口感，特别是一些大排档，一般炒蔬菜时都会放很多油和调味料。进食大量的蔬菜反而更容易摄入更多油脂和盐，导致越吃越胖。而且现在的很多水果随着消费者的口味被优化得非常甜，果糖和葡萄糖含量很高，多吃这些水果同样会容易肥胖。所以这些素食者因为维生素或蛋白质等营养素缺乏而导致各种问题。

Tips：水果里面有种糖分叫果糖，这种果糖和葡萄糖算是一对兄弟，也是单糖，为葡萄糖的同分异构体。但它的代谢途径和葡萄糖有着明显的不同，而且它的甜度非常高，是甜度最高的天然糖，风味也不错，广受大众喜爱。

但果糖却没有我们想象中的那么健康，因为它的代谢途径和葡萄糖不一样，引发一系列的代谢问题。葡萄糖摄入后，大概20%是在肝脏中用来合成糖原，少部分合成脂肪，差不多80%的葡萄糖通过血液运输到全身各细胞以提供能量。而果糖却不是这样的，果糖主要在肝脏中代谢，它几乎不合成糖原，却会大量合成脂肪，导致肥胖。当然也会转化成葡萄糖，进入到血液，引起血糖升高，于是刺激机体分泌胰岛素。但是肝脏对胰岛素的敏度感下降，也就是说分泌的胰岛素不起作用，就会进一步导致胰岛 β 细胞分泌更多的胰岛素，从而引发高血糖和高胰岛素血症，长期如此则容易引发糖尿病。高果糖摄入不但容易导致肥胖、糖尿病，而且会导致总胆固醇和三酰甘油增高，增加心血管疾病的发病率。这是由于肝脏迅速摄入和分解果糖，果糖肝脏内源性脂质合成增加。除内源性脂质合成增加外，高果糖饮食可引起内脏脂肪沉积、脂解率增加，使血游离脂肪酸经门脉入肝增加，也促进肝脏三酰甘油合成，总胆固醇也会增加，从而导致心血管疾病的发病率上升。高果糖摄入引发一系列代谢性疾病的问题，在很多国内外动物实验中已经得到证实。

在意识到蔬菜对身体有益的同时，很多人开始认识到水果的好处，你看周围的健康书籍和宣传海报，水果含有那么多的维生素，对身体只有好处，所以多吃水果准没错。可事实真是如此吗？我们简单来算一下几种水果的升糖指数，可能这个大家没有概念，不知道升多少算多，那么我们可以拿米饭来打个比方。我们一天差不多三碗米饭能够提供足够的碳水化合物，也就是保证我们的血糖水平，重体力劳动者需要四碗左右。好了，我们很多素食者不仅吃米饭，还大量吃水果。而实际上吃一根香蕉就相当于吃了一碗米饭，吃一个大点的苹果也相当于吃了一碗米饭，半斤葡萄或半斤芒果都差不多是吃了一碗米饭。现在看看一天一共多吃了多少米饭，这还不包括其他的一些坚果类，所以吃那么多水果，特别是甜水果，想不胖都难。

你现在还相信多吃水果这个说法好吗？显然不是很好，当然出现这个问题有很大原因是出于我们自己的问题，因为我们喜欢吃甜的。大自然本来赋予我们的水果并没有像现在这么甜，很多是酸涩的，但营养价值高，富含维生素C及各种营养素。然而现在这些水果却被人们所淘汰，因为大家更喜欢又香又甜又大的水果，导致现在的水果更多的是糖分，而其他的营养价值很多已经丢失。在这些糖分中果糖最受喜欢，于是优化出含果糖很高的水果，比如苹果、葡萄、芒果等等，所以不少人很少吃肉，喜欢吃水果，结果一样出现肥胖。那么我们水果中或食物中，哪些富含果糖的呢？蜂蜜、苹果、香蕉、芒果、玉米、软饮料、果汁、果酱、糖果、糕点等都富含果糖，这些我们都应该根据自己的身体状态来选择合适的量，而非一味多吃。

除了果糖之外还有一种叫蔗糖的双糖，它是由一分子葡萄糖和一分子果糖组成的，所以如果你摄入了含蔗糖非常高的食物，表明你摄入的果糖将不会少，所以我们同样要少摄入富含蔗糖的食物。有人可能会说，我怎么知道哪些食物富含果糖或者蔗糖。很简单，你只要少摄入甜度很高的食物，也就是少吃甜的东西，就可以尽量避免摄入过多的糖。其实，从另一个角度来说，这也是一种平衡，我们不能偏嗜甜的食物，甜味也叫甘味，中医讲究酸、苦、甘、辛、咸五味俱全，不可偏废。我们可以吃水果，但不能吃太多，更不能一味只吃甜的水果。

经过前面的分析，我们发现，无论是单纯的素食还是肉食，都会导致营养摄入不均衡，从而导致疾病的发生。素食有营养素摄入过剩和摄入不足的情况；肉食也是如此，都有不足和过剩。有人会说，素食不是会导致营养不足吗？肉食不是会导致营养过剩吗？怎么会同时存在不足和过剩呢？其实在我们之前所说的肉食和素食的天平之上，在素食和肉食这两端也分别有两个天平，天平的两端有我们需要的营养素，哪种过多哪种过少，都会导致天平的失衡。

如果运用矛盾的分析方法来将天平的失衡分为两种情况，一是由过剩为主要矛盾，导致另一个相对不足而打破的平衡；另一个是由不足为主要矛盾，导致另一个相对过剩而打破的平衡，而这两种情况不是孤立的，往往是同时存在的。

而从阴阳的角度来分析，以食物来说，我们日常所吃的食物可以分为三种，一种是偏阴的，一种是偏阳的，还有一种处于中间的平和状态。一般来讲，我们将素食认为是偏阴的，肉食认为是偏阳的（果蔬多属凉，蛋奶肉等多属温，但不绝对）。如果我们多食素食，就容易导致体内阴气重，阳气偏弱；多食肉食则容易导致体内阳气重，阴气偏弱。那么我们人体的阴阳平衡就被打破了，就容易产生疾病。

这两种分析方法看似相同，其实是不一样的，但不管怎么样，不足和过剩总是同时存在的。

素食的过剩主要表现在什么方面呢？因为素食者摄入的食物本身含纤维素、植酸、草酸很高，经常那么大量的摄入，会导致这些摄入过多而引起其他的东西摄入过少，比如矿物元素。植酸、草酸会与钙、铁等矿物质结合而导致这些矿物质缺乏。同样，因为素食者摄入的食物缺乏蛋白质和维生素B_{12}等，导致体内其他物质相对过多，比如缺乏维生素B_{12}，会导致体内的同型半胱氨酸过多。

那么肉食为什么存在营养不足呢？因为肉食者摄入的食物脂肪、蛋白质及胆固醇等过多，导致体内分解、代谢这些物质的一些酶、维生素等重要物质相对不足。比如肉食者摄入大量的高蛋白、高胆固醇食物，导致体内代谢产生大量的酸性产物，酸性产物需要体内钙质等碱性物质来中和，就会容易导致钙

12

元素缺乏，引起骨质疏松症。同样，肉食者摄入的食物缺乏一些纤维素、维生素及矿物质等，导致体内的一些物质相对过多。

☕ 杂食主义者，荤素兼收

说了那么多肉食和素食的不足，那么杂食应该是健康的吧。杂食主义，顾名思义就是荤素都吃，这样的饮食结构是大多数人的选择，同时也是较为健康的一种。因为摄食的范围较广，因此营养也较为均衡，这是绝大多数人的饮食结构。

可是问题又来了，既然杂食健康，为什么现在慢性病的发病率居高不下，为什么健康的人群那么少呢？因为，在杂食这个问题上，我们依然有一个天平的存在，哪种多哪种少，都是影响身体健康的因素，而多跟少的"度"每个人都有自己的标准，很难统一去定论。但在这里我不是讨论杂食的平衡问题，而是想说明杂食和肉食、素食一样，存在着营养不足和营养过剩的问题，也会出现各种疾病。所以这就是为什么不管是肉食、素食还是杂食，糖尿病、肥胖和高血压病等慢性问题一样继续发生。因为这些慢性疾病如糖尿病、肥胖及高血压病等也同样同时存在营养过剩和营养缺乏的。

很多的人将慢性病归因于营养过剩，所以他们提倡的做法还是通过减少能量或营养的摄入，来治疗这些疾病。然而实践告诉我们，这样的方法并不全面作为一个平衡体系，像天平一样，看到一边高了同时也应该看到另一边低了。也就是说我们看到这些糖尿病或肥胖等问题的时候，我们知道有营养过剩，同时我们也应该知道其实它也有营养缺乏的问题。

我们身边出现这么多各种慢性疾病包括这些糖尿病、肥胖等很大原因在于营养缺乏，包括前面几个例子也是如此，都明显出现营养缺乏的表现。因为大众对于营养过剩这一概念已经了解较多，我们在此便不再赘述，我们主要想向您解释的是营养缺乏的问题。

说到营养缺乏，我们先来简单了解一下有关肥胖和糖尿病的代谢问题。

13

☕ 脂肪代谢

肝脏是人体内脂肪代谢的场所，食物中的脂肪会在小肠内分解，以甘油和脂肪酸的形式吸收，进入人体后，要在肝细胞内重新合成为三酰甘油，即脂肪，然后以脂蛋白的形式运出肝脏，运送到皮下贮存。适当的脂肪是非常有必要的，其中最重要的是，脂肪是我们人体能量的一种贮存方式，是人体的能量库，当人体需要用脂肪供能时，皮下的脂肪就会被调动，它从皮下通过脂蛋白再运输到肝脏，然后在肝内燃烧供能。

当肝脏受损，如饮酒、吸烟、熬夜等等及某些营养素缺乏（尤其是B族维生素缺乏）时，脂肪的代谢就会出现问题，导致人体对脂肪的利用障碍，大量脂肪积聚在肝细胞内，导致脂肪肝，同时肝脂肪利用障碍，大量脂肪堆积在体内，也导致肥胖和高脂血症的发生。所以导致肥胖最重要的因素是肝的脂类代谢障碍，当然这个脂肪代谢出现问题的时候，其实蛋白质和糖代谢早就已经出现了问题，这些肥胖的人已经存在了蛋白质不足了。

这看上去有点匪夷所思，这些肥胖的人往往都是大鱼大肉吃多了，怎么体内还会出现低蛋白或蛋白质合成不足的现象呢？其实，当肝受到损伤，产生肝的代谢障碍时，从食物中吸收的氨基酸合成人体需要的蛋白质的反应就会减慢，甚至停顿，就会导致用于合成蛋白质的原料——氨基酸在体内堆积，这些堆积的氨基酸转变成脂肪贮存起来，而吸收进来的甘油和脂肪酸又在肝内合成脂肪，糖也可转变成脂肪，所以当肝脏代谢功能不好时，吃进什么都会变成脂肪，人就会很容易胖起来，真的是像人们说的那样："喝口水都长肉。"

☕ 糖代谢

肝也是人体糖代谢的中心，在肠道内，食物中的淀粉被消化成葡萄糖吸收进入人体后，葡萄糖在肝脏和肌肉两个地方合成糖原。人体内糖原有两种，储存在肌肉内的称为肌糖原，储存在肝内的称为肝糖原。肌糖原是为了提供给肌肉运动所需的能量，而肝糖原的目的只有一个，即维持血糖稳定。血糖稳定保证了大脑、红细胞和骨髓的能量供应。血糖一低，大脑不能获得足够的能量供应，就会出现头晕甚至是昏迷，这就是低血糖症。血糖过高，一方面糖会从尿里排出，造成浪费；另一方面全身的细胞都处在高渗的环境下，细胞内的很多反应都无法顺利进行，从而造成很多病症的发生，所以要维持血糖稳定在一定范围。而维持血糖稳定这一任务主要由谁来承担，是肝脏，因此肝脏是糖代谢的中心。

对于糖尿病，很多人都说是胰岛和胰岛素的问题，真是这样的吗？为何现在糖尿病还是没法根治，显然这个观点是不够准确的。糖尿病的真正病因不在胰岛和胰岛素，而在于肝脏。因为在糖尿病的早期，尤其是潜伏期，患者的胰岛素水平是偏高的，至少还在正常水平。胰岛素处在正常水平，也说明胰岛的功能是正常的。而且糖尿病不是单纯的血糖高，而是三大代谢紊乱所导致，即蛋白质代谢、脂肪代谢和糖代谢都是紊乱的。而在三大代谢紊乱中，往往首先出现的应该是蛋白质代谢紊乱，但蛋白质代谢紊乱不易被察觉；其次是脂肪代谢紊乱或糖代谢紊乱。而脂肪代谢和糖代谢需要获取从蛋白质代谢而产生的酶，酶的不足是脂肪代谢紊乱和糖代谢紊乱的主要原因之一。

而肝才是蛋白质、脂肪和糖三大代谢的中心，所以只有肝的功能异常才会导致三大代谢发生这种形式的紊乱。从血糖的胰岛素调节也可以看出肝功能紊乱在糖尿病中扮演着至关重要的角色。当血糖升高，胰岛就会感受到而分泌更多的胰岛素，胰岛素作用于执行器官肝、肌肉等，告诉它们赶快回收血液中多余的糖，执行器官一起行动，血糖就降下来了。当执行器官，其中主要是肝功能紊乱后，通过糖异生的糖原合成能力就会下降，导致肝对血糖的回收能力下降，而血糖升高。

一方面，血糖升高后肝会通过糖异生合成糖原，即把血液中的葡萄糖贮存在肝内。另一方面，肝也会把多余的糖转变成脂肪而贮存起来。当我们不懂这些细节时，只会认为糖尿病就是血糖升高，所以才会看到在临床上医生只给糖尿病患者吃降糖药或打胰岛素来纠正糖代谢，而蛋白质代谢和脂肪代谢紊乱却置之不理。所以糖尿病患者即使严格执行医嘱，最终还会发生并发症，就是因为只给降血糖，而没对三大代谢紊乱采取任何措施。表面上看似乎糖尿病得到了控制，事实上，患者病情还在不断恶化。

为什么肝扮演的角色如此重要？因为肝脏是人体合成代谢和分解代谢的

中心，各种重要物质在这合成和分解，而这些精细复杂的工作是需要很多原材料的供给才能完成的，这些原材料就是我们经常说的营养成分或营养素。所以我们说这些疾病的发生是肝的问题，其实就是这些原料供应出现了问题，也就是营养素缺乏，导致了各种合成代谢和分解代谢不能正常的进行，引发的一系列问题。比如说胆固醇，我们知道胆汁里的卵磷脂含量越高，胆固醇的溶解就越多，排泄的也越多，而卵磷脂的合成需要蛋白质、维生素B、镁、胆碱、肌醇等很多种营养素。如果这些营养素缺乏，就容易导致高胆固醇。但是如果这些营养素补足了，肝又能正常的工作，这些疾病又会慢慢得到治疗，甚至是治愈。事实上，很多国外医生综合运用维生素B_6、维生素E、辅酶Q_{10}和葡萄籽精华素等营养素控制了不少糖尿病患者的病情。

总而言之，像这些常见的慢性疾病如糖尿病等，表面上看起来是营养过剩导致，实际上很大程度是以营养缺乏为主要矛盾的营养失衡。在这个物产丰盛的时代，普遍出现热量摄入过量，但并不代表我们营养摄入过量。我们人体就像是一个工厂，当各种原材料采购的比例合理时，整个生产流程就会特别顺畅，工厂就会运行得特别健康。但当某种或几种原料采购过多了，其他的原料就显得少了，就会导致这几种原料堆积，如果原料不耐储存，则更是带来不少的麻烦。同样，当某种或某几种原料采购过少时，也会表现出几种或好几种其他原料的堆积，而整个生产流程中断，如果把这些缺少的原料补上，整个生产流程又运行起来了。人体也是如此，当某些营养素摄入过多时，如果其他的营养素不补上，就会导致这种营养素在体内积累。如果这种营养素本身需要量比较少，稍微多一点就容易导致中毒，比如微量元素，那么就会给人体带来明显的伤害。如果某一种或几种摄入不足时，也会导致其他多种原料积累，导致人体产生一系列的疾病。

☕ 相对平衡说

在这个物质资源极度丰盛的年代，营养过剩是很多人显而易见的问题，但同时，由于饮食结构的不均衡，一些我们所需要的营养反而是缺乏的。不论是肉食者、素食者还是杂食者，都存在营养的过剩与不足。饮食结构的平衡是保证营养均衡的重要途径，也是保持身体健康的重要方面，我们选择的标准是根据自己之前的饮食结构以及现在的身体状况，减少过剩的，补充不足的，这样才是均衡的饮食。

在面对糖尿病、血脂异常、肥胖等慢性病时，我们在解决营养过剩的同时，也要着手去解决营养过剩和不足的问题，只有均衡了身体所需的各种营养，才是全面的解决问题的途径。

第二章
酸碱食物与酸碱体质

不知道从什么时候开始，社会中开始流传酸碱体质一说。酸性体质容易患上各种疾病，尤其是癌症，所以我们应该多吃一些碱性食物来中和，让我们的体质保持在弱碱性，这样才能保证身体健康，降低患上癌症的风险。

这样的观点也许您不止听说过一次，好心人告诉您要多吃碱性食物，可是什么样的食物才是碱性食物，食物的酸碱性是根据什么来划分的呢？吃碱性的食物真的就能纠正人体的酸性体质吗？更为重要的是，我们依靠什么来判断体质是酸性还是碱性？

☕ 酸碱社会观

在对食物和体质的众多观点当中，有两种主要的观点，一种观点（以下称为甲方）认为食物的酸碱性可以改变人体的酸碱体质，多吃碱性食物有利于身体健康；另一种观点（以下称为乙方）认为食物无法改变人体的酸碱环境，因为人体具有强大的酸碱缓冲系统。

要判断这两种观点谁对谁错，我们首先要知道两种观点的根据何在。

甲方认为食物分酸碱，并且可以改变体质的酸碱。首先我们看看食物是怎样来划分酸碱性的。一种方法是将食物燃烧，根据其所得的灰分的化学性质作为分类的根据，如果灰分中含硫、磷、氯元素较多的，溶于水后生成酸性溶液，这类食物为酸性食物；而灰分中含有钾、钠、钙、镁较多的则生成碱性溶液，这类食物为碱性食物。另一种方法是按照食物在体内分解代谢，看其最终产生代谢物质是酸性还是碱性，这主要是通过检测尿液的pH。如果食用后尿液是酸性，则这类食物就称为酸性食物；如果食用后尿液是碱性，则这类食物就称为碱性食物。

虽然划分的方法不同，但最后得到的关于酸碱食物的分类却是基本一致的，鱼肉蛋奶五谷大体上被划为酸性食物，蔬菜、水果基本上是碱性食物。甲方还认为人的体质有酸碱之分，酸性体质不利于健康，癌症及多种慢性病的发病与酸性体质有关，应该尽量少吃酸性食物，人们可以通过吃碱性食物改善这种酸性体质，起到预防疾病作用。

与此同时，乙方认为，食物的酸碱性是食物化学的研究范畴，跟食物进入体内以后的代谢变化，是截然不同的两回事。称之为碱性食物的蔬菜、水果中的钾、钙、镁等含量较高，但人体并不是所有的微量元素都会吸收。虽然食物在体内代谢会产生酸碱物质，但人体已建立了完善的缓冲和调节系统，所以饮食改变不了血液的酸碱度的。退一步来讲，如果纠正酸性体质就可以预防慢性病，那么每天服用小苏打就可以了，何须那么多麻烦的方法步骤。另外，他们认为人的尿液本身就偏酸性，所以尿液的酸碱度根本不能反映体内的酸碱度。

双方的观点好像都很正确，无可辩驳，其实仔细分析我们就会发现他们争论的核心问题在于碱性食物与健康的关系。在正式分析两种观点之前，我们先来看看一个有趣的观点。

关于财富与幸福问题，这个争执也是非常久远。有人认为财富决定幸福，也有人认为财富与幸福没有关系，这两种理论目前仍然在影响着我们的价值观。2015年诺贝尔经济学奖得主美国安格斯·迪顿在他的《逃离不平等》中探讨了这一问题。作者通过很多数据分析得出结论：财富与幸福是有关联的，但不是绝对的。财富与幸福的关系是一个辩证关系，存在着量变到质变的过程，这符合哲学的逻辑思维。大多数事物在变化过程中都有着量变到质变的过程，这中间有一个子午临界点。

对于财富与幸福的关系中，在年收入低于70 000美金的情况下，幸福感随年收入的升高而升高，但超过这个值后，财富的增加对于幸福感的提升并没有太多作用。当然70 000美金不是绝对的，在不同的国家与民族、不同的宗教信仰下，这个金额会有所浮动，但这样的一个点是存在的。

财富与幸福的关系问题中我们看到了，有一个点的存在影响了财富跟幸福的关系，也就是我们一直强调的事物当中的子午临界点。其实这与我们准备讨论的酸碱食物与健康的关系非常相似，酸碱食物对健康的影响也是一个辩证关系，不是简单地说哪个好，哪个不好。食物本身并没有好坏之分，关键在于你是否懂得如何正确地选择它们。

观点一：食物的酸碱性能改变人体的酸碱性

乙方一直强调说人体有非常强大的血液缓冲系统和调节系统，能够保持人体内环境的酸碱平衡，因此，食物无法改变人体的酸碱性。可是我们在医院中常常会看到一些代谢性酸中毒、代谢性碱中毒和呼吸性酸中毒、呼吸性碱中毒的患者，如果乙方的观点是正确的话，人体的缓冲系统和调节系统就足以阻止这些情况的出现。可事实告诉我们，这些系统并不是万能的，它的调节和缓冲都有一定的限度。

人体的每个系统，包括循环系统、神经系统、消化系统、内分泌系统等，都是非常精细复杂的，是强大而又完整的系统，但并不代表它们不会出错。人体不止会出现之前说的这些急性的酸中毒、碱中毒，在几十年不停歇的工作中，再强大的系统也会出现失调的情况，从而导致各种急、慢性疾病的发生。

在人体各大系统的功能当中，基因遗传是我们最为完善的功能。人类进化这么久，没有比保证亲代遗传信息传递给子代更为重要的事了，所以基因遗传是一项非常精密的功能。人体时时刻刻都发生着DNA的复制、转录、翻译等过程，这些基因的编码都受到生长刺激因子和生长抑制因子同时调控。细胞分裂的节奏也是由细胞周期时钟的分子齿轮控制的，每一步都受到系统的严密监控。如果一个细胞受损或分裂得太快，"外部传感器"就会接受到来自细胞的"警告信号"，于是"内部传感器"就会去检测其中错误或者破损的DNA，随后就发布紧急通知，让P53基因干涉细胞分裂过程（除P53基因外，还有很多基因控制），让DNA进行修复工作。修复完以后，还有"监工"校对酶进行整个基因组扫描检测。如果检测出问题，重新修复，如果一条DNA链已经受损，则会被剔除，选用另一条链作为模板进行复制，进行前面的工作。如果DNA还是修复失败，且其他措施都不能挽救一个失控的突变细胞，那么P53基因就会启动程序性细胞死亡或凋亡，然后由"清洁工"清理出场。可为什么在这么完美的配合之下，肿瘤、癌症依然会发生呢？说明即便是我们最为强大精细的系统功能也会出错。

癌症、肿瘤不是一天长出来的，慢性胃溃疡、胃炎不是一次吃出来的，糖尿病不是一次吃糖吃多了引起的，这些慢性疾病的出现，曾经都是被人体的各种系统给管控着，但最终它们还是出现了，这是为什么呢？因为人体器官的代偿功能有限，同样酸碱缓冲系统和调节系统一样是有限度的，而这个度就是从量变到质变的转折点。

任何事物的发展都是存在量变到质变规律，事物的发展都必须从量变开始，没有一定程度的量的积累，就不可能有事物性质的变化，就不可能实现事物的飞跃和发展。但是，并不是只要有量变就能引起质变，而是量变发展到一定的程度时，事物内部的主要矛盾运动形式发生了改变，进而才能引发质变。所以这就是为什么每个人的身体都一直发生着变化，有的人会得癌症，有的人不会。对于食物能不能改变人体的酸碱性来说，亦是如此。

看到这里，可能您会产生疑问，因为我们讲了这么多，却还是没有证明食物会不会改变人体的酸碱性。在下结论之前，我们先来看看一个有趣的科学实验。

辽宁师范大学动物学专业研究生王晓娇[1]做了一个关于碱性离子水对酸性体质的影响研究实验。简单来说，这个实验是让小白鼠喝可口可乐和碱性离子水做对比，然后看看它们体内血液pH的变化。

具体实验步骤就是：将100只雄性健康小鼠随机分成对照组、实验组1、实验组2、实验组3、实验组4共五组，每组20只。

对照组：正常饲养28天，供给充足的pH为6.9的自来水。

实验组1：全天饮用pH为9富含多种微量元素和矿物质的碱性负离子水。

实验组2：全天饮用可口可乐。

实验组3：白天饮用可口可乐，晚上饮用自来水。

实验组4：白天饮用可口可乐，晚上饮用pH为10富含多种微量元素和矿物质的碱性负离子水。

每组都保证充足的鼠粮供应。饲养28天后，每组随机选取8只小白鼠，用眼眶后静脉丛采血法活体采取各组血液，测其pH、血糖值、血钙含量和血红蛋白含量值。

结果发现：

日摄食量：实验组2、实验组3、实验组4＜实验组1、对照组

体重：实验组1、实验组4、对照组＜实验组2、实验组3（实验组1、实验组4、对照组无差异）

血液pH：实验组2、实验组3＜实验组1、实验组4、对照组（实验组1、实验组4、对照组无差异）

血糖：对照组＜实验组1、实验组3、实验组4＜实验组2

血钙：实验组2、实验组3＜对照组＜实验组4＜实验组1

血红蛋白：实验组2、实验组3＜对照组＜实验组1、实验组4

空肠损伤：对照组、实验组1＜实验组4＜实验组3＜实验组2

结论：碱性负离子水可以调节由于酸性体质引起的血液pH、血糖浓度、血钙浓度、血红蛋白含量的变化以及对空肠结构起到保护的作用。

细心的人可能会想碱性离子水富含多种微量元素和矿物质，会不会是因为这些微量元素和矿物质引起这些变化，而不是单纯的碱性离子水呢？对于这个问题，这位学者也考虑进去了，所以又做了一个实验，将富含多种微量元素和矿物质的碱性离子水与氢氧化钾碱性离子水作比较，发现血液pH、血糖浓度、血钙浓度与是否含有多种微量元素和矿物质无关，血红蛋白量与碱性离子水中所含的铁有关。

实验结果表明，碱性离子水会影响体内血液的pH。吃肉食较多的美国人习惯喝苏打水，苏打水是碱性液体，能够快速提高血液pH，来改善体内的酸碱环境。在临床上，对于很多痛风患者，在急性发作期，医生都会单独用苏打水，或者配合其他药物一起加强疗效，能很快缓解症状。从这些例子我们可以看出平时饮用水的质量也是相当关键的，但我们平时容易忽视它的作用，认为

水只是作为人体新陈代谢的一种介质，通俗地讲就是把它当解渴之用。而2010年3.15碱性水风波也并没有使饮用水的问题真正得到解决，将水作为H_2O是片面的，此次实验也证明这点。当然片面追求水的碱性也是不对的，必须是经过国际或国家严格检测标准的安全饮用的碱性水，才算是较为健康的水。那么市场上的碱性水是否都是对人体有益的还需打上问号。"毒大米"事件告诉我们大米作为一种食物是可以吃的，但并不代表市场上作为产品的大米是安全可食用的。

根据这个实验我们可以推测，食物一样也可以改变体内的酸碱性，不同的是碱性离子水是一种无机的物质，作用人体相对简单，反应更加明显，化学反应快。在化学当中，无机化学反应都是瞬间发生的，比如酸碱中和反应。而有机反应则是漫长的，做有机化学实验时，往往需要通宵守在实验室里。自然界多数是有机物，所以自然形成的有机世界是漫长的。而我们吃的食物同时含有机与无机成分，作用于人体则复杂得多，过程漫长，一下子看不出食物酸碱对人体酸碱环境的影响。但不管复杂与否，最终结果同样能改变人体内环境酸碱性。以肉食为主的游牧民族，吃大量的肉食身体一样很好，但我们发现他们会经常喝老茶，这些老茶含有很多生物碱等碱性有机化合物，与肉食配合食用，可平衡体内的酸碱环境（当然他们还会摄入其他一些食物来平衡自己的饮食结构）。也许，这就是他们的平衡之道。

所以，无论是从实验数据还是现实生活案例来看，食物的确是可以改变人体的酸碱性的，虽然我们对于它的感受并不明显，但它却是真实存在的。

☕ 观点二：血液的pH可以反映血液的酸碱性，但不代表人体酸碱性

我们之前说食物可以改变人体的酸碱性，可是在实际生活中，我们比较少看到因为一餐或几餐所吃的食物就导致血液pH发生变化，甚至在人一生中血液pH都基本保持在7.35~7.45这个范围之间。为什么体内的酸碱度基本不变呢？难道真的是食物不会改变血液pH吗？我们都知道人体是一个精妙的组成，不同的系统、器官之间相互配合工作，一个部件出现问题时，会有别的器

官、组织可以代偿部分受损的功能。人体的酸碱性发生改变时，血液酸碱缓冲系统仍然会通过代偿功能来保证血液的pH控制在一定的范围，只有当功能已经不能代偿时，血液的pH才会发生明显的改变。这其实也就是一个量变到质变的过程。

在正常情况下，血液酸碱缓冲系统整体办事效率很高，处理体内酸碱物质的速度非常快。人体的酸碱缓冲系统主要通过下边四对缓冲系统来处理体内的酸碱物质：①碳酸氢盐缓冲系统，是血浆中重要的缓冲对，约占总缓冲量的15%。②血红蛋白缓冲系统，也占总缓冲量的75%。③血浆蛋白缓冲系统，占总缓冲量的7%，其主要成分为白蛋白。④磷酸盐缓冲系统，约占总缓冲量的3%。当然人体还会通过其他途径一起调节血液的pH，保证血液酸碱平衡，比如肺的呼吸、肾脏分泌氢离子调节，骨骼提供的碳酸盐等。

整个酸碱平衡系统主要处理酸性物质和碱性物质。人体内的酸性物质主要来源包括挥发性酸和固定酸，挥发性酸主要是指碳酸。固定酸主要是磷酸、硫酸、可滴定酸和有机酸等。碱性物质主要来源于氨基酸和食物中有机酸盐的代谢。

在处理酸方面，肺起了很大作用，通过肺的呼吸，利用血红蛋白缓冲系统进行二氧化碳和氧气的交换，把细胞内产生的二氧化碳在碳酸酐酶的作用下，形成的碳酸与血红蛋白交换氢离子，最终又以二氧化碳的形式排出体外（见下图）。

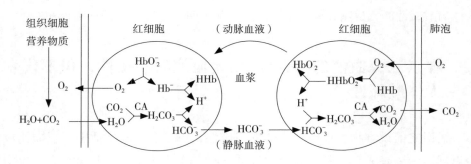

肺处理酸碱平衡的机制

这是排出体内酸的一个主要途径，当体内酸性物质过多时，血液缓冲系统就会进行"拆东墙补西墙"的行为。为什么这么说呢？因为血液缓冲液的碳酸盐不够，跑去骨骼那里要了不少的碳酸盐（主要是钙盐）。血液中增加的氢离子，60%是由骨骼中借来的碳酸钙来缓冲的，导致骨矿物质的减少，"欠下的债"等以后再还。但如果这个人的饮食中含钙量一直都比较少，这个缓冲系统将会"欠下一屁股的债"，怎么也还不清，最终导致骨质疏松症。但我们的大脑却被告之，体内的钙还很充足，因为血钙一直保持在2.25～2.75mmol/L水平。所以有很多人发现自己明明血钙正常，但还是得了骨质疏松症。当然这是血液缓冲系统和其他部门一起做面子工程的行为，只不过血液缓冲系统是"主谋"。

如果这种只是单个行为，那么有可能是我们错怪了它，可很多时候当我们检查血清电解质时结果正常，却依然有一系列电解质缺乏的症状出现。所以我们说人体这个酸碱缓冲系统很多时候只是个面子工程，可以参考，但不可过信。

除此之外，还有很多的患者，特别一些慢性病的人群，出现了一大堆的不适症状，但血液pH是正常的，我们不妨再来看一个例子。

某呼吸科的住院患者，得了慢性肺源性心脏病，长期咳嗽、咳痰、喘息，活动后心悸、气短、呼吸困难，同时劳动耐力下降，检查该患者的血液pH为7.41，处于正常值7.35～7.45之间，属于正常。医生查其血气分析和电解质测定结果如下：动脉二氧化碳分压63mmHg，碳酸氢根浓度40mmol/L，钠离子浓度141mmol/L，氯离子浓度75mmol/L，钾离子浓度3.6mmol/L。这些检查数据都表明该患者的血pH、血钠、血钾在正常范围之内。

上边这个例子中，按照甲方的观点，患者出现了这些不适的症状是属于酸中毒，但检查结果又证明患者并不存在酸碱平衡紊乱的问题。那我们到底该如何来看待这个问题呢？在回答这个问题之前，我们先来引入一个新词：阴离子间隙（AG）。

AG是什么呢？AG是解决甲方和乙方观点分歧的关键问题之一。不知道您还记不得我们在前面说甲方在关于划分酸碱性食物有两种不同的方法。其中一种是按照食物燃烧后所得灰分的化学性质作为分类根源，灰分中含硫、磷、氯元素较多的，溶于水后生成酸性溶液；而灰分中含有钾、钠、钙、镁较多的灰分则生成碱性溶液。这个问题成为乙方最喜欢攻击甲方的方向，因为乙方坚持认为食物里含有很多有机物，不只是矿物质，很多有机物燃烧完全可能就变成二氧化碳和水，化成一股青烟，没了，而剩下的矿物质只是其中的一部分，因此，这样得出的食物酸碱之分并不正确。

事实上，的确是如此的，食物里的有机物可能含有机酸或其他物质，进入人体分解代谢产生什么，我们不得而知。所以这种分法是有缺陷的。那这个和AG有什么关系呢？

AG是指血浆中未测定的阴离子（UA）与未测定的阳离子（UC）浓度间的差值，即AG=UA—UC。这些字母看起来很深奥，简单来讲其实就是说我们血液里含有一堆的阴离子阳离子，有一些能测出来，有一些测不出来。成分明确而且含量多的能测出来，比如钠离子、钾离子、氯离子和碳酸氢根离子，但由于钾离子比较少，一般不测，把它一起列入未测定的阳离子里面。

未测定的阳离子（UC）包括了除钠离子外的矿物质微量元素阳离子和其他未知的阳离子；未测定的阴离子（UA）包括除氯离子和碳酸氢根离子外的全部阴离子，比如乳酸根、乙酰乙酸根、硫酸根等等。这样的话，我们就将知道和不知道的，有机的还是无机的，都归纳到里面了，谁也不落下。

我们血液中的阴离子和阳离子数是相等的，也就是说：未测定的阴离子（UA）＋已测定的阴离子（氯离子、碳酸氢根离子）=未测定的阳离子（UC）＋已测定的阳离子（钠离子），即AG =UA—UC=钠离子—（氯离子＋碳酸氢根离子）。已测定的这三个离子有一个标准范围，那么AG同样是有个范围，代表着酸碱平衡时的数值，AG正常参考值为8～16mmol/L。

当人体处于一个酸碱平衡时，AG是处于一个这个范围，但当身体发生酸碱平衡紊乱时，AG就会发生变化。相对于血液pH来说，它具有更为精准地反映身体发生的酸碱变化。血液pH只是反映血液中氢离子的浓度变化，但人体血液内是多种阴阳离子共同作用，只有将其他的阴阳离子的变化考虑进去才能相对准确地反映体内酸碱变化。

比如说当体内的乳酸或乙酰乙酸等酸性物质产生积累时，不见得血液中的氢离子浓度发生变化，但这些未测定的阴离子浓度却增大了，导致AG的值超过16以上，这时我们得考虑它是否存在代谢性酸中毒的问题了。当然并不是代谢性酸中毒一定会出现AG的增高，代谢性酸中毒可分为高AG正常氯性代谢性酸中毒、正常AG高氯性代谢性酸中毒两型。当AG>30 mmol/L可确诊为高AG代谢性酸中毒；AG在20～29 mmol/L时，有71%患者为高AG酸中毒；AG在17～19 mmol/L时，仅有20%为高AG代谢性酸中毒[2]。

无论怎样，AG的确是可作为一个诊断代谢性酸中毒的重要指标，至于具体代谢性酸中毒还是碱中毒，我们需要综合多个因素考虑。现在我们重新看看刚才那个患者，血液pH是正常的，但存不存在酸碱平衡紊乱呢？最后算得AG为26，从动脉二氧化碳分压和碳酸氢根离子浓度算出，这个患者同时存在代谢性酸中毒、代谢性碱中毒和呼吸性酸中毒，也就是说他的酸碱平衡发生了紊乱。

所以单看血液pH不能判断体内酸碱平衡情况，只能作为一项参考而已，要综合考虑其他多项指标才能比较准确把握体内酸碱变化。那么我们的血液酸碱平衡系统为什么会"造假"呢？其实也不能完全怪它们。因为机体整个酸碱环境的变化是由多个部门共同监管的，血液酸碱平衡系统在其中起统帅作用，只能在大方向上尽可能地调整，但很难做到面面俱到。血液酸碱平衡系统在有限的能力内，把控着血液pH的稳定。

因为血液pH偏低的话，就会影响到整个机体的各种生命活动。如果机体长期处于一个血液pH较低，也就是甲方说的酸性体质的情况下，机体内分泌系统、神经系统、消化系统等各大系统的功能都会受到不同程度的影响，导致人体产生各种不适，比如常常会感到疲乏、记忆减退、注意力不集中、食欲不振等各种症状。

所以对于机体来说，严格控制血液pH是非常重要的，不管其他指标怎么样，至少血液pH不能错。所以我们比较难看到血液pH出现异常，除非真的是非常严重或急性的情况下，已经收不了场才会出现。

通过上边的分析我们可以得知，血液pH是一项重要指标，但并不能全面概括身体状况，还有其他一些因素需要我们来考虑。有这么多要考虑因素，那人体到底有没有酸碱体质之分，用什么才能代表人体的酸碱性呢？

☕ 观点三：人体内的酸碱环境容易出现偏酸性

有人曾经为酸碱体质下了一个定义：当一个人清晨静脉血液的pH在心情平静、正常饮食的情况下，连续4天低于7.35，同时该个体的尿液、唾液中任何一种分泌液的pH连续4天低于最低值6.5（尿液）、6.8（唾液）时该个体即属于酸性体质。但是他们却并未对碱性体质做出类似的准确定义，或许是因为无法定义，也可能是因为他们默认的将酸性体质以外的全部归为碱性体质。

如果按这种定义方法的话，是不是人体的体质不是酸性就是碱性，并没有中性体质一说呢？很显然这种说法其实并不符合自然的规律，世间万物并不是非黑即白、非此即彼，还有一个相对中立的过渡带。对于这个问题，我们可以借鉴中医学对于人体体质的阴阳理论。《医法新传》当中将人体分为阳脏人、阴脏人和平脏人，平脏人就是我们平时说熟知的中医九种体质中的阴阳平和质，这种体质的人阴阳达到一种近乎平衡的状态。但我们都知道，所有的平衡都不是永恒不变的，在一定的条件下他也会转变为偏阴虚或者偏阳虚的体质，这是一种动态的平衡而非绝对平衡。因此，对于酸碱体质的问题，也可以如此看待。

可是说了这么多，人的体质到底有没有酸碱之分呢？在回答这个问题之前我们需要明白什么叫作体质。体质是指人体生命过程中，在先天禀赋和后天获得的基础上所形成的形态结构、生理功能和心理状态方面综合的、相对稳定的固有特质。体质的一个基本特点就是相对稳定，因此如果我们把人体的内环境的酸碱性用体质来说，是不够准确的。如果您吃上一个星期的"碱性食物"，尿液、唾液的pH可能就发生了变化（至于血液的pH还是比较难发生变化的，但不代表机体的酸碱环境没有发生变化），结果接下来的一个星期又吃大量的"酸性食物"，尿液、唾液的pH可能就又发生了变化。一个月不到，您的体质就从酸到碱、从碱到酸，交替几次，变化得这么快，还是我们说的体质么？而且人体的尿液pH为4.6～8.0，平均为6.0，即正常尿液呈现弱酸性，而且容易波动。唾液的pH也容易受到食物的影响，用这些容易波动的指标去判断相对稳定的体质显然并不适合。

根据食物对人体内环境酸碱性的影响，以及从很多慢性疾病比如糖尿病、肥胖、痛风等疾病中，很多都存在代谢性的酸中毒；另外，有不少调查研究发现，随着人类年龄增长，尿中的碳酸氢根离子排泄量增加，可滴定酸、铵及净酸的排泄量减少等等，这一系列的问题说明人体内环境还是有偏酸偏碱的一种情况。而且人体内环境偏酸的话，对健康更不利。但具体该用什么词来形容人体内环境的酸碱性还不知道，唯一知道的是人体内环境容易偏酸性，这样的偏酸环境跟疾病的发生有一定的关联。

我们所说的人体内环境偏酸性不一定是说血液pH是低于7.35，或者尿液的pH低于6.5，唾液的低于6.8。这些检查可能都是正常的，机体本身可能也没有任何症状，或者只有疲倦困乏的感觉。但我们讲它偏酸性是因为机体这时可能一些酸性产物在体内积累了一定的量，但还是在人体的可承受范围内，也就是说，还没到量变到质变的子午临界点，仍然是可控的，我们的身体器官暂时还可以把控。

不过这是一个非常复杂的过程，不同的遗传基因、性别、年龄、体质、工作、家庭、情绪和压力等，以及同一个人在不同时期不同状态，其身体可承受的范围都会不一样。这就是为什么有些朋友之前工作几个通宵也没事，而现在才忙两天就累得不行，还容易感冒。其实是因为之前的透支为健康打下了借条，而现在就是需要归还的时候。长期的累积导致身体的内环境发生质的改变，因此，不良的后果便开始显现。

其实在大病之前，我们的身体器官都会不同程度发出信号，只是有些人敏感，可以感受到，于是将自己调整到平和体质，也就是我们常说的健康体质，这是一种阴阳处于相对平衡体质。

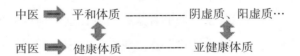

如果人能维持一个平和体质，人体就会处于相对健康的状态。但随着年龄的增加，或者环境的改变（比如一些人因出差或旅游，而睡不好，或者便秘），工作的压力，饮食的改变，都会导致体质发生变化。而在体质没有发生质的变化之前，没有超出身体可承受的子午临界点，只要自己稍微一段时间的调理，就能较快的恢复到原来的状态——平和体质，也就是健康体质。所以人可以没有任何感觉。那么我们如何去感知自己的内环境是不是偏酸性呢？

有一种感觉很多人肯定有过，那就是在工作或学习比较繁忙的一段时间后，因为缺乏休息和适当的锻炼，整个人的状态特别糟糕，感觉身体非常不舒服。这种不舒服并不是说有哪些部位、器官出现了很大的病变或疼痛，只是自己感觉全身不舒服，但又没有特别的痛苦，就是感觉自己马上要生一场大病，那么这个时候机体内一般都是处于一种酸性的环境。

因为机体一直处于一个高负荷的状态，往往容易缺氧，产生大量的乳酸，同样还会产生其他一些酸性或毒性物质。没有得到休息，机体的自愈系统相对是低效率的，不能及时地把这些酸性物质排出体外，而在体内积累。如果这个时候还继续原来的节奏，那么机体往往就会以生病的形式爆发。想象一下经过一场长途跋涉或攀登后下肢的酸痛，这种感觉就是体内乳酸堆积导致的，如果没有得到放松休息，接下来的痛苦是显而易见的，相信不少人会有过这种经历。

所以这也是甲方经常说到的酸性体质容易导致生病的原因。这个时候我们需要让机体调整回到偏碱性的内环境。对于这种相对急性的，我们可以选择苏打水或者泡腾片这些无机的碱性食物，因为相对其他食物来说作用会快些。泡腾片主要成分是碳酸氢钠和一些无机物等，作为酸性矫正剂反应是迅速的。但既是矫正剂，就要避免矫枉过正，过则为害。就和我们提倡吃药需中病即止，好了就不能继续吃了，不然就会出问题了。所以如果你经常吃红肉喝酒等，身体内环境较长时间都处于一个酸性环境，那么你可以经常喝点苏打水或泡腾片。需要注意的是，这些都是属于矫正剂的范畴，并不适合长期大量服用，需要掌握好度量。或者平时选用健康安全的碱性水，如巴马、蕉岭等长寿地区的人民正享受着自然赋予他们的甘泉，而不在这些地区的也可以选用一些相对健康的水，如广东的"正能量"水，少饮用自来水，因为自来水虽然安全但不等于健康。

我们健康的人群一般体内酸碱环境是偏弱碱性的，整个机体的状态也会比较好，一旦变成偏酸性，可能就有那么点不舒服了。但我们已经知道内环境的酸碱不能单用血液pH来看，因为它一般都不会变的。也不能用尿液的酸碱性来判断，这个问题不仅仅是涉及尿液本身酸碱性的问题，还有更大的原因。

☕ 观点四：尿液酸碱性、人体酸碱性、食物酸碱性三者没有必然的联系

尿液酸碱性不能反映人体酸碱性，食物酸碱性不能反映人体酸碱性，尿液酸碱性不能反映食物酸碱性。为什么这么说呢？当然是有原因的。

第一，尿液本身是偏酸性并且容易波动的。前一天测还是偏酸的，结果第二天吃了些食物进去，排出来的尿液可能就偏碱性了，非常的善变。而人体内环境的酸碱性不会那么容易受到波动，波动也没有那么明显，反而有点迟钝。那么我们不能看到尿液是酸性，就说人体内环境是偏酸性的，因为谁也不知道第二天的尿液是否跟第一天一样。如果前面连续四天都是偏酸性，结果第五天因为食物、精神状态或者生存环境的改变导致尿液突然偏碱性，那我们说机体的内环境从偏酸性变为了偏碱性吗？对于慢半拍的机体内环境变化，我们很难通过尿液的酸碱性来判断机体内环境的酸碱性。那尿液的酸碱性就只能当摆设吗？当然不是，如果尿液pH连续比较长的一段时间都是低于6.5，超过了身体可调控的酸碱子午临界点，那机体很可能就是偏酸性了。或者尿液偏碱性一直比较稳定，那么我们说机体可能就偏碱性了。

第二，甲方一直认为我们吃进酸性食物排出来的也一定是酸性物质，吃进碱性食物排出来的也一定是碱性物质。那么我们姑且不把尿液pH考虑进去，单独拿食物酸碱性问题来说，酸碱性食物吃进人体，排出来是不是能够得到相应的物质。从物理的能量守恒定律来看这个问题。如下图：

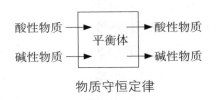

物质守恒定律

根据上面这个物质守恒定律，如果人吃了酸性食物，那么人体排出来的也就是酸性物质，吃碱性食物同样就会排出碱性物质，看起来好像真是如此的，简直让人无法辩驳。可是从上边的示意图我们可以看出来，这个结论的前提是我们的体质是酸碱平衡体。

可是真正的酸碱平衡体是不存在的，因为并没有绝对的酸碱平衡，而处于酸碱相对平衡的人也是少之又少。那么对于一个不是平衡的机体，吃进来的酸性食物会产出酸性物质吗？答案是不一定，可酸可碱。我们一起简单分析一下，比如我们经常说碳水化合物是酸性，我们先假定它就是酸性食物，吃进人体后完全氧化分解变成二氧化碳和水。

如果机体的内环境是偏碱性的话，二氧化碳和水在碳酸酐酶的作用下形成碳酸，然后碳酸再电离生成氢离子和碳酸氢根离子，那么机体这时会增加碳酸氢根离子的排出，增加氢离子的重吸收，即$CO_2+H_2O \rightarrow H_2CO_3 \rightarrow H^+\uparrow +HCO_3^-\downarrow$。这样保证机体不会发生代谢性的碱中毒，所以此时机体摄入了酸，但是排出来的是碱。

但如果机体的内环境是偏酸的话，机体就会让肺呼出更多的二氧化碳，或者同样在碳酸酐酶的作用下二氧化碳和水形成碳酸，然后碳酸再电离生成氢离子和碳酸氢根离子，那么机体这时会增加氢离子的排出，增加碳酸氢根离子的重吸收，即$CO_2+H_2O \rightarrow H_2CO_3 \rightarrow H^+\downarrow +HCO_3^-\uparrow$。这样保证机体不会发生代谢性的酸中毒，所以此时机体摄入了酸，排出来的还是酸。

当然，如果机体在缺氧的环境下，可能产生的就不只是二氧化碳和水，还有乳酸或者其他一些酸性物质，那么至于是乳酸等酸性物质会排出，还是增加机体其他一些碱性物质排出，这个要看机体的状态，所以我们不能简单地认为是吃酸排酸，吃碱排碱。

我们经常吃的花生、大豆等这些植物蛋白含量较高的食物，少量吃或者对喜欢并长期吃素的人来说，对身体的确是像起到碱性作用，是有益的，而且是非常重要的，也不会导致机体内环境偏酸性。但如果一个特别喜欢吃肉或者海鲜，还喜欢喝酒的人来说，长期吃或者过量吃这些富含植物蛋白的花生、大豆却容易出现痛风，导致机体内环境偏酸性。所以富含蛋白质的食物应该归到酸性食物还是碱性食物呢？再比如甲方将蛋白食物归为酸性食物，而在很多实验研究中发现，给大鼠喂高蛋白食物，有的大鼠出现代谢性的酸中毒及高尿酸血症，有的出现了代谢性的碱中毒及高尿酸血症，这又作何解释呢？

吃进去的酸性食物，可能起到碱性效果，所以说食物酸碱性不能反映人体酸碱性。同样尿液与食物的酸碱性不符，所以也不能反映食物的酸碱性。

所以无论是用哪一种方法来分辨食物的酸碱性，其实都是相对的。可如果是这样，我们要吃什么来保证我们的身体处于一个弱碱性的状态呢？这个问题原谅我无法确切的回答您，因为连食物的酸碱性我都无法定义，所以无从分起。但是有一点我知道的是，人体内环境偏碱性比偏酸性好，这个偏碱性不是指血液pH，具体情况在前面已经分析过了。那么食物的酸碱性哪个好呢？

☕ 观点五：碱性食物不一定比酸性食物好

我们之前说人体内环境偏碱性比偏酸性好，那多吃碱性的食物就好了，为什么我们又说碱性食物不一定比酸性食物好呢？原因有三点，让我来为您一一解答。

第一，我们机体内的酸碱平衡系统功能比较强大，具有双向调节的作用。碱性食物进入人体会因不同的人群，不同的机体内酸碱环境而出现不同的反应，产生不同的结果。前面我们已经举了个碳水化合物的例子，证明碳水化合物进入人体可能出现的两种情况。所以谁也不知道酸性食物进入人体产生了什么样的反应。

第二，有些食物吃进人体后，是其中的酸性成分起了很大作用，帮助人体排出酸性物质，减少机体内酸性物质的积累。也就是说吃进去的是酸，起作用的也是酸，排出来的也是酸。

举个例子，大家都将脂肪归为不好的东西，自然也被大家理所当然的归为酸性食物中。那么富含必需脂肪酸——α-亚麻酸的深海鱼油，也应该也算是酸性吧。但人体摄入适量的深海鱼油后，里面的α-亚麻酸起着很多有益于健康的作用，表现出现"碱性食物"的效果，α-亚麻酸具有降低血清总胆固醇（TC）、三酰甘油（TG）、低密度脂蛋白和极低密度脂蛋白，升高血清高密度脂蛋白的作用。还会使谷胱甘肽过氧化物酶（GSH-Px）及超氧化物歧化酶（SOD）数量增多，活性增强，减少自由基代谢产物丙二醛（MDA）的生成，减轻细胞损伤及组织器官功能下降，具有延缓衰老的作用。当然它还有很多有益于健康的行为活动，总之它是酸性物质，却可以帮助体内很多酸性物质排出体外，那么富含α-亚麻酸的深海鱼油这种酸性食物是不是比一般的碱性食物好呢？或者说这个深海鱼油还算不算酸性食物呢？我们总不能将好的东西都归为碱性食物，将不好的都归为酸性食物。

　　如果说 α-亚麻酸大家不了解，那我们就说一个大家非常熟悉的——食用醋。很多人将食用醋归为碱性食物，因为它对人体有很多好处，但如果真正以甲方的标准来看，食用醋就应该是划为酸性食物的。为什么呢？因为食用醋里面含有一大堆的有机酸，当然还有糖类、醇类、醛类、酮类、脂类、酚类、维生素、微量元素、各种氨基酸等成分。

　　如果按甲方的灰分来分酸碱，这个醋也是酸性的，按排出来的尿液酸碱，这个食用醋也还算酸性的，总之它就应该是酸性的。有人说它含有非常多的矿物质，所以它是碱性的，这种观点听听就好，不必相信。我们的醋很多都是用大米或者高粱来酿的，同样含有那么多矿物质，为什么醋是碱性的，大米或高粱却是酸性的。难道我们酿制醋的时候加了很多矿物质进去吗？不就是加了醋酸菌嘛，又不是加矿物质。所以我们不必在这个问题上过多纠结，我们的重点不在这里。

　　我们说食用醋对人体的非常有益，很大原因是因为里面的有机酸作用强大。食用醋中的有机酸可经过焦性葡萄糖酸生成柠檬酸，减少体内乳酸，消除疲劳，能使机体内的糖酵解过程受到抑制，刺激糖原生成。还能抑制和降低人体衰老过程中过氧化脂质的形成，使机体内的过氧化脂质水平下降，从而延缓衰老，增加寿命。另外，食用醋中的酸性物质可溶解食物中的营养物质，促进人体对食物中的钙和磷等营养物质的吸收。食用醋中的挥发性有机酸和氨基酸等可刺激大脑的食欲中枢，促进消化液的分泌，提高胃液浓度，具有生津止渴、健胃消食和增进食欲的功能，临床报道，食用醋有改善肝炎患者食欲不振的作用。总之食用醋作用于人体很大原因是其中的酸性物质，促使人体酸性产物的排出。现在想想酸的东西就真的不好吗？我们可以用下边的图来模拟食物进入人体产生的三种影响（见下图）：

　　第三，酸性食物和碱性食物怎么个比较法？一根香蕉跟一块羊肉比（香蕉在甲方中是"碱性食物"，羊肉是"酸性食物"），香蕉好还是羊肉好，换成是手脚冰凉的我，当然会选择羊肉，吃一块羊肉比吃进一根香蕉要健康多了。但对于体内有热，又便秘的人来说，吃一根香蕉会更健康。那么香蕉和羊

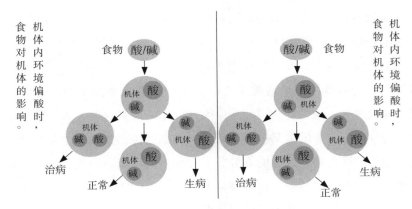

食物进入人体产生的三种影响

肉哪个好呢？反正我是不知道。如果换成其他的，比如一个苹果跟一条鱼，或者一片面包和一片蔬菜，一杯果汁跟一碗米饭等等，这些怎么比，根本没法比，对于不同的人来说，重要性不一样。

曾经有人指责那些发明枪支弹药的人，批判这些枪支弹药带来了战争，带来了灾难。但是只要我们理性的分析就会发现，这种指责是片面的，或者说是不成立的。枪支弹药本身没有任何错，发明这些东西的人也不是想带来战争，这些武器带来的结果完全由掌控它的人决定。正义的人用它来制止战争，非正义的人用它来发动战争，所以它本身不存在好与不好之分。对于酸碱食物，也是如此。

☕ 观点六：关于酸碱食物的选择，保证营养平衡是重点

酸碱食物本身没有好坏之分，如果一个需要它的人吃了这食物，那么对这个人来说就是好的，如果不需要它的人吃了，可能就成为一种负担。所以，在酸碱食物的选择上，需要以个人的内环境为参考。

对于食物酸碱性问题与人体酸碱性问题，我认为甲方和乙方都不够准确。我们可以肯定，不管人体的酸碱缓冲系统有多么强大，食物的酸碱性会改变人体的酸碱环境。人体内的酸碱环境如果偏酸性的确对我们的健康不利，相对来说碱性环境会更加健康些。当然我们指的是整体的内环境，不是单独指血

液pH或者尿液的pH，因为不同地方的酸碱度不一样，比如胃里的pH高一些，可能就引发一系列消化系统疾病了。同样，这个酸碱环境不单是看pH，还有很多我们无法看到的，那些机体代谢产物都会在很大程度影响酸碱环境。

但是将食物酸碱性简单地按甲方的那两种分法是明显不行的，酸性食物可能产生碱性效果，碱性食物可能产生酸性效果。而且这两种方法都是很粗略地进行食物分类，更多的像是按感觉来分，比如将植物蛋白划为碱性食物，将动物蛋白划为酸性食物，这样的划分并没有太多的依据。尿液的酸碱性对于划分食物酸碱性或者人体酸碱性也没有多大意义。人体内的酸碱性也不能用酸碱体质来分，因为人体内的酸碱环境容易发生变化，只能说人体内环境偏酸性或偏碱性，如果你有更好的词来形容机体的内环境的话也是可以的。

最后，我们吃食物不必看食物偏酸性还是偏碱性，没有意义。但客观上，我们的确应该多吃些蔬菜水果，少吃些肉类或者碳水化合物含量高的食物，当然这只是相对而言。我们的观点一再强调平衡饮食，不代表蔬菜水果就是好的，肉类就不好。多吃含糖分高的水果容易导致肥胖，婴幼儿或者未成年人如果过度强调多吃蔬菜，往往会缺乏营养而影响到他们的发育成长，老年人过多吃素食导致骨质疏松症或者便秘等等，这些问题都反映过则为害。平衡饮食，适度为好，在可能的情况下尽量让机体内环境处于一个相对碱性的环境。

Tips：人体在劳累、紧张、焦虑等情况下，容易产生酸性产物，容易导致体内环境偏酸性。体育运动员因为长期锻炼容易出现体内乳酸产生过多，容易导致机体内环境偏酸性。调查研究发现高尿酸血症的发病率，运动员比普通人高出很多。所以我们平时注意休息、保持心情愉悦、适当的释放压力有助于保持我们身体内环境偏碱性。

☕ 观点七：人体内环境的酸碱性受多种因素的作用，不仅仅是食物

人体的酸碱内环境不但受到食物酸碱性的影响，还受到其他因素的影响，共同决定着机体的内环境。这个内环境发生变化，身体可能就会发生疾

病，但同样的因素可能出现不同的内环境，以及不同疾病的发生。同样喜欢吃素的人，有的人越吃大便越通畅，有的人则越吃越便秘；同样喜欢吃肉的人，有的人稍微多吃点就容易发胖，有的人怎么吃都很健康；肥胖、高血压、糖尿病、癌症等容易发生在某些人身上，另一些人却不会出现这些问题，或者说有的人能保持健康，有的人却容易生病，这是为什么呢？因为人体的内环境是多种因素共同作用的结果，这些因素简单来说可以概括为基因及生活状态。

基因是否有缺陷对人体的内环境影响很大，基因缺陷指的是有某种遗传缺陷或者遗传易感性，比如有高血压病患病倾向或者乳腺癌、肝癌的患病倾向。好莱坞电影明星安吉丽娜·朱莉在2013年做了基因检测，发现自己带有一个缺陷基因BRCA1，医生估测她患乳腺癌和卵巢癌的概率分别为87%和50%，于是朱莉选择分别在2013年和2015年做了双侧乳腺切除术保留乳房和切除卵巢和输卵管，降低患癌风险。基因缺陷还可以表现为容易对某些东西过敏，形成过敏体质，或者某方面的器官组织功能低下或缺陷。

生活状态则包括了饮食、睡眠、家庭、工作、情绪、环境、压力等各方面的整体状况。如果一个人能够合理饮食，规律作息，家庭幸福美满，工作环境轻松，压力较小，周边环境氛围都不错，那这样的生活状态自然是很好。但如果这些因素有一个不好或几个不好，可能整个生活状态也不太好，这样的话对我们的健康，对我们体内的酸碱环境影响还是挺大的。

所以我们可以简单地将人分为四类：第一种，无基因缺陷和生活状态比较好的人；第二种，无基因缺陷和生活状态不太好的人；第三种，有基因缺陷和生活状态比较好的人；第四种，有基因缺陷和生活状态不太好的人。

第一种和第二种人算是幸运的，因为他们没有基因缺陷，换句话说他们是有资本的，相对来说健康状况比较好，身体不容易生病。第二种人如果不懂得节制，或者不懂得自我调整自己的状态，过度挥霍自己的资本，一旦超过子午临界点，那么他们也就容易生病。这也就是我们前面举的例子，以前身体一直很好，连续通宵都没事，现在却稍微忙点就累得不行。如果能够及时认识到自己的问题，及时调整，身体还是会慢慢恢复健康。

第三种和第四种人算是不幸的，存在基因缺陷，也就是我们经常说的底子不太好，他们则需要更多的时间和精力去呵护自己的健康。第三种人懂得去关心自己的身体，培元固本。但第四种人则有些破罐子破摔，明知自己的底子不太好，却仍不注意调理。

所以我们发现在我们身边有这么一些人，当他们发生胃痛、头痛等等时，不去找原因，直接去买点止痛药吃了，不疼了就不管了，下次再疼再吃，久而久之认为这个痛是正常的，不痛就不正常。还有很多女性来月经时会痛经，每次痛到在床上打滚都忍着，或者靠吃止痛片解决。问她为什么不去治疗，她会告诉你看过了但没有用，或者说来月经本来就是会痛的，很少真正用心去解决自己的痛经问题或者平时如何调理等。然而这些有痛经的女性往往有饮食不规律，喜欢吃冰淇淋，天冷还穿着短裙或漏出肚脐，平时喜欢吃辣椒，吃零食，喜欢熬夜，不爱运动等等。如果注意到自己的这些不良习惯，及时调整，或许哪天突然不再痛经了。

☕ 那些年，我们一起害怕的癌症：肺癌、乳腺癌、胃癌、肠癌

那么，癌症在这四种人群中的发生情况是怎么样的呢？我们一起来看看。种种关于酸碱体质的说法当中，最为吸引眼球的就是酸性体质的人容易发生癌症，在这个谈癌色变的年代，这足以引起很多人的重视，然而事实真的是如此吗？

有一种遗传疾病叫着色性干皮病，这是一种罕见的病。患者因为基因缺陷而无法修复紫外线造成的DNA损伤，皮肤癌患病率几乎百分之百。如果你是幸运的，可能你一生的工作几乎都在室内，或者你所在的地区紫外线不强，你躲过了这一劫。但如果你喜欢阳光，或者因工作必须暴晒在烈日下，紫外线的照射增加了DNA损伤的风险，你的遗传基因复制能力不错，此时皮肤细胞倾向于降低复制的速度，以减少由此带来的其他损伤。入夜后，DNA的修复系统正准备在紫外线的余力消失之后，加紧修复白天的皮肤细胞损伤和准备开始不断复制，以更新无法从损伤中修复的细胞，这一过程处在生物钟的严密调控之下。如果你按时入眠，或者饮食很健康、平衡，能够注意维生素C、维生素E和其他一些抗氧化营养物质的摄入，那么DNA的修复一切都没有超过你身体对

抗紫外线损伤DNA修复的子午临界点，那么你很幸运可以远离癌症。但如果你在应该休息时熬夜工作或熬夜上网，超过你身体对抗紫外线损伤DNA修复的临界点，第二天憔悴的脸色，表明 DNA损伤无法修复了，但你仍然不介意，继续不断地重复这一过程，那么你将从幸运无缺陷基因变成DNA无法修复损伤而发生变异，不幸癌症就这样降临了。

同样类似的过程发生在我们所患的各种癌症中，这些癌症感觉离我们很远，却又感觉离得很近，如2015年12月6日央视前女主持人方某44岁患胃癌，英年早逝；2015年1月16日著名青年歌手姚某因乳腺癌病逝，年仅33岁。癌症发病率不仅上升，而且越发年轻化，让大家把目光重新集聚到癌症上，如何防癌抗癌成为大家最为关注的话题。那么就让我们一起来看看"那些年，我们一起害怕的癌症：肺癌、乳腺癌、胃癌、肠癌"，一起来看看这些无情地带走我们熟知的人的"魔鬼"跟身体内环境的酸碱性到底有什么关系？

☕ 肺癌

肺癌是发生在肺部的恶性肿瘤，在男性恶性肿瘤发病率和死亡率中都排在首位；在女性恶性肿瘤死亡率排首位，发病率排第二。表面上看它发生好像没有跟哪种酸碱食物有很大的关系，但酸碱食物仍然是影响癌症发生的因素之一。排除家族遗传背景之外，一般我们认为肺癌跟抽烟关系很大，可现实却是整天抽烟的人中，肺癌的发病率并没有想象中的高。肺癌君似乎更钟情于那些既抽烟喝酒、又喜欢吃煎炸烧烤，并且情绪悲观、伤感的人。这又是为什么呢？

我们应该多少都会有这样的经历，当我们在劝诫周围人戒烟时，总会听到这样的反驳："某某名人也是又抽烟又喝酒，照样长寿，所以戒不戒烟对身体影响不大，无所谓啦。"常识告诉我们吸烟跟肺癌有关，数据显示约85%～90%的肺癌是由于吸烟而引起（各种组织学类型的肺癌危险性都与吸烟有联系，但联系的强弱程度不同，鳞癌和小细胞癌与吸烟的关系非常密切，腺癌与吸烟的关联性则相对较弱）。然而吸烟者中却只有约10%的个体最终罹患肺癌，所以到目前为止，吸烟率没降反升，一个2010年的数据调查发现中国男性的吸烟率高达52.9%。

很多人会疑惑，为什么85%～90%的肺癌由于吸烟引起，但吸烟者中却只有10%的人会患上肺癌呢？这主要是因为肺癌的发生是一个多基因、多步骤、多因素，由遗传和环境因素综合影响的过程。因此，在不同地区，肺癌的环境危险因素可能存在较大差别，而不同种族人群的肺癌遗传易感性因素亦可能存在差异。吸烟只是肺癌多种发病因素的其中一种，所以同样长期吸烟的人，有的人患肺癌，有的人却不会。而当一个人的基因中带有肺癌易患基因，同时此人长期吸烟的话，肺癌在他身上的发病率就会比其他人高很多。这也就是我们讲的先天条件不足而后天也不注重保养的第四种人群。

基因缺陷主要是DNA发生问题，DNA修复能力低下的个体比一般人群肿瘤易感性大大提高，而DNA修复能力的个体差异正是个体遗传易感性的重要因素之一。这个要回到优生优育的问题，在此不讨论。

相比较男性而言，女性的吸烟率要低得多（女性吸烟率大约为2.6%），但女性肺癌的发病率同样很高，这一现状让"二手烟"这一名词逐渐走入了人们的视野。二手烟是指由于室内有烟草燃烧时随烟雾释放出来的物质，人们通常是被动吸入二手烟。的确，二手烟是肺癌发生的一个重要因素，除此之外，油烟、煤炭等导致室内污染和室外污染的因素也是肺癌发生的相关因素。

对于被动吸烟和室内油烟污染问题解释了中国女性在仅为美国女性的1/8吸烟率下，其肺癌发病率却达到美国女性肺癌发病率的1/3，以及高比例的肺腺癌。中国男性的极高吸烟率造成了女性很高的被动吸烟率，另外，中国女性承担较欧美女性更多的家务，特别是在目前仍较为普遍缺乏通风设备的状况下，常年持续的高频率的中国式烹饪产生的油烟也大大提高了中国女性的肺癌，尤其是肺腺癌风险。

调查研究发现以每周炒菜次数在14次以下者为参照，每周炒菜次数在14次以上者，特别是女性中的肺癌风险显著上升（不过只有肺腺癌的发病与炒菜次数显著相关）。

小美的一天：12月22日，南京，"玫瑰色雾霾"天，小美起床看看外面的浓雾，戏谑地跟老公说："今天有新款的雾霾哦，赶紧去吸一口。"小美无奈之下只能继续戴着口罩去上班，公司里因为开空调的原因门窗紧闭。8小时后下班，继续"蒙面"回家，到家后小美想起路上雾蒙蒙的景象，依然不敢开窗，进到厨房，开始准备家人的晚餐。油烟四起，饭菜的香味跟着油烟一起飘散，顿时厨房中烟雾缭绕，小美很享受这样的时光，认为这样才是家的景象。饭菜做好，一家三口就餐其乐融融，饭后老公定是要抽支烟，他笑说这样可以赛神仙，白天奔波的三个人终于可以聚在一起聊聊各自的经历，烟雾中每个人都自得其乐。

这是小美的一天，也是很多中国女性的一天。仔细想来，她在不知不觉中受到多少肺部的污染？如果这只是偶然的一天倒也不打紧儿，我们的身体会自然慢慢地代谢掉这些污染。然而事实是，这是大多数中国女性的每一天，日积月累下来，身体又怎能承受得住？女性的生理和心理决定她们的思维会比男性更为细腻，负面的情绪堆积导致抑郁、失眠等状况的出现。在这种长期的低落情绪、不健康的饮食、睡眠障碍的情况下，对外来的侵害的防御能力就差，身体的自我恢复能力也差。如果还有基因缺陷，那么他们很可能就成为肺癌的目标人群。这样的情况其实放在男性身上也是如此。

那么我们一般的人怎么评估一下自己得肺癌的概率呢？下边几点可以供大家参考。

第一，看看自己家族中肺癌发病率高不高，或者说有没有肺癌遗传倾向，自己是否存在基因缺陷（有条件的可以做基因检测，但不强求）。

第二，你是否经常吸烟，或者被动吸烟。

第三，家中是否使用固体燃料烹饪或取暖，如煤炭、柴火等，这些燃料燃烧往往会产生很多有害物质。没完全燃烧1kg的煤会产生$6 \times 10^4 \sim 14 \times 10^4 \mu g$的苯并芘，以及$SO_2$和多环芳烃等未完全燃烧物等。

第四，家中的厨房是否安装了排风设备。

第五，是否高频率在家炒菜，每周炒菜次数在14次以上。

第六，是不是经常吃煎炸烧烤的食物及喝酒。

第七，刚搬到新家入住，或者家里最近刚装修，或者添置了新家具。

如果以上7点您同时满足第二点到第五点，那么患肺癌的风险要高14倍。

如果同时满足以上7个因素的话，您可以算是肺癌的高危人群了。这些都是跟肺癌的发生有密切关系的因素，在生活当中，不论您现在处于哪种状态，都应该尽量避免。

此外在对肺癌的研究中，还有一个有趣的因素是饮酒。研究发现，在饮酒者中，每周饮酒7次以下的较轻度饮酒者的肺癌风险显著低于不饮酒者。但在吸烟者中，高频饮酒可显著增大肺癌的风险。少量的喝酒对人体还是有好处的，所以在《维多利亚宣言》上提倡的健康四大基石，其中一点就是戒烟限酒，而不是戒烟戒酒。

《黄帝内经》中对于疾病的预防有一句话是这样写的："虚邪贼风，避之有时"，意思是对于外来的致病因素，我们要有意识地去躲避它，这样才是预防疾病的首要措施。对于肺癌来说，也是如此，尽量避开这些导致肺癌的危险因素，这是智者之选。所以说其实肺癌离我们远却又近，远是因为这些致癌因素容易避开，近是因为你没有意识到，不去注意的话，却又很容易使自己常常暴露在这些致癌因素中，那么不幸可能就会降落在自己身上。所以谈癌色变没必要，关键是能够利用知识去认识它，避开它。

☕ 乳腺癌

在众多癌症中，对于女性来说，关注的恶性肿瘤更多的是乳腺癌，毕竟在女性患恶性肿瘤中乳腺癌发病率为首位，而且乳腺癌的总发病数中99%为女性，男性只占1%不到。

乳腺癌和肺癌一样，没有明显的食物诱因，但酸碱食物确实是诱因。酸碱食物对乳腺癌的影响主要是通过食物改变机体酸碱环境，从而影响到机体的系统功能而引发乳腺癌。除了食物的诱因之外，还有其他更重要的因素影响了乳腺癌的发生。

就乳腺癌的发病率来说，经济发达的国家和地区的乳腺癌发病率相对更高，发达国家高于发展中国家。我国乳腺癌的发病率和死亡率在全球处于比较低的水平，但近10多年来却呈现迅速增长的趋势，尤其是农村地区增长趋势明显。在北京、上海、广州等一线城市乳腺癌发病率明显高于二三线城市，城市的乳腺癌发病率明显高于农村地区。

有意思的是，不同地区乳腺癌的发病年龄不一样，如以北美为代表，发病最高峰出现在65岁以后的老年人群；东欧地区发病最高峰则往往出现在55~64岁；东亚地区的发病最高峰提前到45~54岁，在60~69岁有小幅上升。相对来说，青春期和育龄期女性患乳腺癌不常见，所以在我国69.75%的乳腺癌发生在45岁以上，在全球则约有70%的乳腺癌发生在45岁以上。虽然不同地区患乳腺癌的年龄不同，但基本表现在女性绝经期及绝经后发病。

在绝经前后女性体内激素水平变化大，尤其是雌激素，一个贯穿女性一生且波动不断的激素。研究发现在乳腺癌患者体内的癌组织中发现了大量雌激素受体，乳腺癌患者体内的雌激素水平也高于常人。但我们都知道女性绝经后雌激素水平大大下降，为什么绝经后反而容易患乳腺癌呢？

这个问题要回到女性生理特点来分析。女性来月经前，体内的雌激素水平是比较低的，月经一来雌激素水平上升，月经过后又降下来了，所以女性体内的雌激素一直上下波动。但总体来说是明显上升的，主要由卵巢分泌。绝经后卵巢功能衰退，雌激素水平迅速下降。总之，从第一次来月经到绝经的这几十年，雌激素一直波动不断。

雌激素能够促进体内钙的吸收，所以女性在绝经后容易发生骨质疏松症。而男性没有月经，所以雌激素水平在一生中都很平稳，所以发生骨质疏松症的概率比女性低。

经过这么多年的月经来来去去，体内的雌激素水平就会积累到一定程度。而雌激素具有致癌性的主要原因是它能刺激乳腺细胞的过度增殖，乳腺细胞增殖得越快，它们发生错误复制的概率就可能越大。一旦突变发生于靶细胞，雌激素就可能使这种携带错误遗传信息的细胞克隆复制增加，从而促进肿瘤的发生。所以越临近绝经期危险性就越高，因为乳腺细胞遭受雌激素影响的时间越久，危害越大。

卵巢功能衰退导致绝经，此时卵巢分泌的雌激素水平迅速下降，引起体内激素水平紊乱，于是诱发雌激素的异源性生成增加，刺激体内脂肪组织（包括乳房组织）中的雄稀二酮转化成雌酮和雌二醇，导致乳腺细胞再次受到雌激素的影响，从而容易引发乳腺癌。

当体内激素水平紊乱，导致机体功能失调，DNA自我修复能力下降，更容易出现基因突变，促进肿瘤的发生，所以绝经后容易患乳腺癌。

现在我们可以理解为什么月经初潮较早和绝经较晚的人患乳腺癌的风险更高，主要是乳腺暴露在雌激素的影响下的时间更长。有研究发现初潮每往后推迟1年，乳腺癌的风险就降低20%；女性45岁左右正常绝经者，患乳腺癌的概率是55岁以后绝经者的50%。

但现在乳腺癌的发病越来越年轻化，比如我们都熟知的33岁的歌手姚某患乳腺癌去世，这跟我们现代的生活饮食习惯和工作环境等关系密切。当然也少不了遗传因素，如果有基因缺陷，那么乳腺癌的发病率自然比正常高出不少。饮食方面，摄入过多的糖分、脂肪等导致肥胖，更会提高乳腺癌的发病风险；工作压力大会导致机体的代谢紊乱，遗传系统容易出现错误，DNA修复能力下降，突变率增加，加大癌症的风险。

虽然乳腺癌听起来吓人，但只要我们能够减少患癌的风险因素，提高自我的抗癌能力，也是可以远离乳腺癌的，而且乳腺癌是治疗效果最好的癌症之一。具体该如何做呢？

少吃一些含激素的食物如黄鳝等，特别是青少年，含激素的食物容易让青少年早熟。月经初潮越早，月经周期越短、次数越多，患乳腺癌的风险也越高。此前有人传出吃大豆会导致增加乳腺癌的发病率，因其含有大豆异黄酮等植物雌激素。事实上多食大豆不仅不会提高乳腺癌发病率，还能降低其发病率。因为大豆异黄酮对人体雌激素水平具有双向调节作用。大豆所含有的大豆异黄酮根据其状态不同含量不一样，发芽前大豆异黄酮水平较低，发芽后的大豆含异黄酮会有波动，先上升后下降。大豆发芽后还会产生多种有利于人体健康的活性物质，如维生素、皂苷、多肽、酚类等等，增强抗氧化应激、延缓衰老、抗肿瘤抗癌等作用，同时一些有害物质如抗营养因子被降解，所以从这个角度来说，豆制品实为百姓滋补佳品，女性尤宜。

对于新产妈妈，尽量喂养母乳，时间最好超过一年。女性在怀孕和哺乳期内，导致雌激素产生的减少，能降低患乳腺癌的风险。同时，喂母乳对产妇的身体恢复及婴幼儿的营养非常重要。

尽量远离抽烟，少饮酒，因为吸烟、喝酒也能提高血液中雌激素的含量，如女性饮酒3杯/天以上者与不饮酒的相比，风险提高50%~70%。饮酒的量越少，乳腺癌的风险也相应降低。

加强运动锻炼，能降低乳腺癌发生的风险。有研究表明女性每周锻炼4小时以上者相比不运动的女性，风险概率低60%。

注意调节情绪，女性因为受到激素波动影响明显，易发抑郁症，从而增加乳腺癌的患病风险。

适当的规避乳腺癌发生的危险因素，同时，加强自身的锻炼提高机体的抗病能力，是行之有效的方法。同时，很多人更希望能够提前检测，本着早检查早处理的心态，选择及早地做一些乳腺检查。

我们在前面分析了我国乳腺癌发病高峰在45~55岁左右，故低于40岁的女性不建议做乳腺X线摄影筛查。但有不少女性对乳腺癌有恐慌心理，年纪轻轻不到30岁就去检查，殊不知这是弊大于利的（有家族遗传基因除外）。

在过度治疗问题上，人们的观念中，癌症意味着死亡。恐慌心理使很多患者不愿承担任何风险，以为用"高射炮打蚊子"会更保险。比如对局部复发的恐惧，促使患者更倾向使用相对激进的手术治疗方案，但实际上激进的局部治疗并没有生存获益。

他们觉得自己用了更强更保守的方法，即使不一定能预防复发转移，但如果已经用了全部可能的治疗，即使将来复发了也没有遗憾。这种思维能帮助解释为什么有些患者明知10年获益率<2%，却还坚持要化疗。以及那些并非对侧乳腺癌高发人群却非要进行预防性对侧乳腺切除手术。

当然存在过度治疗的因素比较多，医生出于保护自己的需要，可能会更多地考虑小概率事件，进而过度治疗。同时，也不排除有极少数医生因经济原因而建议过度治疗。研究表明保留乳房手术与改良根治术生存率相似，符合条件的保留乳房手术是首选已成为共识，在美国早期乳腺癌保留乳房率达到70%，然而中国2008年的保留乳房率仅有11.57%。

所以我们要正确认识乳腺癌，有家族遗传或者属于高危乳腺癌发患者群应该注意尽早排查，早干预早治疗。非高危人群则更要理性对待，避免盲目的恐慌和治疗。总之，要有正确的趋利避害意识。

☕ 胃癌

谈到胃癌，人们自然地将它跟食物联想起来，因为胃是我们人体的消化系统部分，直接和我们摄入的食物相接触，但这仅仅是因为食物的关系吗？

胃癌的发病率在恶性肿瘤中排名第二，也是一个高发的癌症，我们也许或多或少地听说过，很多人检查发现胃癌时已经属于中晚期，难道胃癌真的有这么隐蔽吗？

在正式讲胃癌之前，我们先来讲讲我们的老朋友——慢性胃炎，统计显示，中国人口中有80%～90%患有慢性胃炎。有这样问题的朋友一定可以切身感受，慢性胃炎平时症状并不明显，可能只是偶尔胃痛或者恶心，或者什么感觉都没有，于是很多人便轻视了胃炎。

陈先生是一名职业经理人，平时工作压力大，应酬比较多，不规律的饮食习惯使他患上了慢性胃炎。但区区一个慢性胃炎又怎能打倒他，照样工作应酬连轴转，在一次海鲜大餐后，他突然胃痛不止，去到医院检查发现有胃溃疡。陈先生开始有点担心了，于是积极配合医生的治疗，除了服药外，还规律饮食，减少了应酬。一段时间后，胃部不适的症状消失了，身体状态逐渐恢复，这时很多的生意伙伴和朋友也在抱怨，为什么陈先生一到聚会上就不现身。迫于工作的需要和对于身体的信任，陈先生又重出江湖，重现酒桌。后来的几年中，他也偶尔出现过胃痛等症状，他断定还是胃炎惹的祸，因此买一些止痛药吃吃，然后又生龙活虎。直到几年之后的一天，突然胃痛不止，而且程度非常剧烈，在家人的劝说之下他去了医院检查。这一查让陈先生如坠深渊，胃癌晚期，40岁出头的他一夜之间老了很多。

像陈先生这种情况不是每个人都会遇到，并不是每个人都会从慢性胃炎转变成慢性胃溃疡或十二指肠溃疡，再到胃癌。可能只是一直在慢性胃溃疡反复发作的过程，或者胃溃疡治愈不再复发，也可能因胃溃疡而引起出血或者穿孔。但相对来说慢性胃炎往胃溃疡方向的发展算是较好的一种方向，或者说是良性病变，因为胃溃疡发展为胃癌的可能性比较小，而陈先生恰恰是其中倒霉的那个。

慢性胃炎的另一个发展方向由慢性胃炎到萎缩性胃炎，再到肠化生、异型增生及最后的肠型胃癌的病变过程，这个过程是胃癌发生的主流途径。研究发现大多数宿主感染——幽门螺旋杆菌（HP）后胃酸分泌增加，高胃酸环境能将感染幽门螺旋杆菌（HP）局限在胃窦部，不会扩散到胃体，但此时十二指肠溃病的风险也相应增高。与之对应，少部分宿主感染幽门螺旋杆菌（HP）后胃酸分泌下降，低胃酸环境使幽门螺旋杆菌（HP）扩散到胃体和胃底引发全胃炎，进展成萎缩性胃炎最后导致胃癌，这一过程的发生是一个多因素参与的、多途径的、多步骤的复杂过程，是环境因素和遗传因素共同作用的结果。

但不管这两个途径怎么发展的，中途几乎都少不了一个在"作祟"的家伙——幽门螺旋杆菌（HP）。胃溃疡的发病过程它也参与，胃癌的发生跟它关系也很密切。那么这个幽门螺旋杆菌（HP）到底有多强大呢？

幽门螺旋杆菌（HP）的确是非常厉害，它是唯一一种可以在胃部生存的微生物。因为缺乏竞争对手，所以繁殖得比较迅速，占领我们人体胃的60%左右的地盘。时不时搞点小动作，释放空泡毒素、尿素酶、磷脂酶、生物胺等，破坏胃黏膜，引发胃炎或胃溃疡。

还有一点令人恐怖的是，幽门螺旋杆菌（HP）还可以在唾液中生存，所以可以通过唾液传播。如果你和一个体内有幽门螺旋杆菌（HP）的人一起吃饭，那么你很可能也会感染上幽门螺旋杆菌（HP），导致你也患胃病。可能你会问"我怎么知道他体内有没有幽门螺旋杆菌（HP）呢？"这个很简单，研究发现80%以上的胃溃疡患者，95%～100%的十二指肠溃疡患者都检出幽门螺旋杆菌（HP），也就是说只要这个人患有消化性溃疡，那么他体内就很有可能有幽门螺旋杆菌（HP）。所以和亲人、朋友、同事等一起吃饭时，要么使用公筷，要么就尽可能分食，既是为了自己的健康，也是为了他人的健康。很多家长在喂食幼儿时习惯用嘴试下食物的温度，殊不知，这个体贴的动作却会将自己体内的幽门螺旋杆菌（HP）传染给孩子，这也是为什么很多小孩患上胃炎的原因之一。

有一则新闻报道，江西一对夫妻相继被查出胃癌，而之所以得胃癌是因为两夫妻吃得太素。事实上，这对夫妻患胃癌是否真的是因为吃素导致的还需要打上一个问号，不然素食主义不会那么流行了，但吃素肯定是个诱因。有诱因不一定发展为胃癌，就像抽烟的人不一定会患肺癌一样，但抽烟的确是患肺癌的一大诱因。夫妻双双患胃癌，可能幽门螺旋杆菌（HP）也有不少的"功劳"，它在夫妻间相互传播、相互感染。

这对夫妇平时很少吃鱼肉，容易缺乏脂质、蛋白质及其他一些重要的物质，而这些物质是人体生命代谢中不可缺少的部分。人体的组织细胞一直处于不断更新过程，比如胃黏膜细胞的更新周期一般在3-5天左右。如果脂质、蛋白质等营养物质供应不足，会导致细胞更新出现障碍，新陈代谢也受到影响，免疫力也会下降，机体的自我修复能力就低下。如果他能注意营养素的补充，或者减少有害物质的摄入，那么胃黏膜能够通过自我修复，减少有害物质的损害。

但这对夫妻还经常吃咸菜，大大增加了亚硝酸盐的摄入，使胃黏膜雪上加霜，同时也给幽门螺旋杆菌（HP）带来了机会，几个因素综合在一起，最终导致了这对夫妻双双患上胃癌。所以我们不能简单地认为就是吃素引起的，幽门螺旋杆菌（HP）也是罪魁祸首。

除此之外，接吻等也会传播幽门螺旋杆菌（HP），这又是一个使小孩患上胃炎或胃溃疡的原因。所以如果自己有胃病，就不要经常去亲吻小孩，以免让孩子也患胃病。

看到这里，有人可能会觉得幽门螺旋杆菌（HP）简直就是恶魔，其实它也没有想象中那么恐怖，只要合理规范治疗，还是容易治愈的。但因为幽门螺旋杆菌（HP）在人群中的感染率非常高，而且幽门螺旋杆菌（HP）可以通过唾液传播和粪–口传播，复发率非常高。如果不注意饮食，不注意卫生，就容易复发，尤其是体弱、年老、幼儿等人群。

幽门螺旋杆菌（HP）是胃癌的一个重要风险因素，研究发现根除幽门螺旋杆菌（HP）感染能使重度癌前病变或胃癌的发病风险降低40%，故根除幽门螺旋杆菌（HP）对于预防胃癌的发生具有重要意义。

除了幽门螺旋杆菌（HP）之外，吸烟也是胃癌发生的重要诱发因素，有调查发现吸烟增加了我国城市男性胃癌死亡风险 31%～51%。同时饮酒、肥胖、体力活动缺乏、蔬菜和水果摄入不足、腌制食品摄入过多、环境污染等因素都是重要的诱发因素。

和肺癌、乳腺癌一样，胃癌也并不可怕，关键是如何认识它们。对于胃癌，早发现和早治疗可以提高胃癌的存活率。早期胃癌的5年的生存率可高达70%以上，但我们国家在早期胃癌诊断方面意识不够。目前发达国家如日本早期胃癌诊断率高达50%，而我国仅为10%，中晚期胃癌却超过90%。

总之，饮食要有规律，注意饮食卫生，少食腌制肉食品，鱼肉蛋奶、蔬菜水果不偏废，戒烟限酒等，那么你比别人患胃癌的风险就会低很多，而不是过分追求素食，追求所谓的碱性食物。但如果家族有多人患胃癌，那么可能你就有家族遗传倾向，注意早筛查早预防。

☕ 肠癌

近年来，肠癌在我国的发病率迅速上升，一跃成为恶性肿瘤发病率的第三位，是什么原因导致肠癌今年来如此肆无忌惮呢？肠癌分为结肠癌和直肠癌，直肠癌偏年轻化些，多发生于40~60岁的人群；结肠癌则偏向于老年人，多发生在70岁以后人群，虽然结肠癌、直肠癌相对发生于中老年人，但近几年结直肠癌却越发年轻化，这样的改变除了跟环境因素的改变有关，同时也跟青年不良的生活方式有关。

我们之前说的胃癌跟食物的关系非常大，对于肠癌来说也是如此。也正因为这个原因，肠癌的发病率随着人们饮食结构的改变而逐年上升。近30年来，我们国家的经济得到飞速的发展，人们的生活水平有了很大的提高，带来的是高脂肪、高蛋白和低纤维的饮食习惯，引发了糖尿病、肥胖、高血压病和癌症等慢性疾病的爆发，肠癌也随着这些慢性病大军的步伐一步步威胁人们的健康。

通常我们在关注饮食对于肠癌的影响时都把关注点放在了高蛋白、高脂肪饮食上，可是有不少研究发现肉食主义者和素食主义者都会增加结直肠癌的发病率，这说明肉食和素食都会在一定程度上增加肠癌的风险。说肉食增加肠癌的风险，很多人可以理解，可是为什么素食也会增加肠癌的风险呢？其实这主要是跟便秘有关系。

便秘是患结肠癌的主要因素之一，主要是由于便秘使排泄物在结肠内停留的时间过长，结肠过多地吸收了排泄物中的致癌物质；其次是便秘时粗硬的粪便可以导致肠黏膜损伤，反复的损伤及炎症也是致癌的重要因素。

我们在之前关于营养均衡的章节中讲过了素食主义者也会导致便秘，因为摄入的油脂不足，导致胆汁的形成和分泌减少，脂溶性营养素不能充分吸收消化，肠道黏膜缺少磷脂等物质导致肠黏膜生成和修复减弱，引起便秘，从而导致肠道菌群失调。这种吃素食导致便秘的现象常见于老年人，因为他们害怕糖尿病、高血压，所以饮食特别清淡。本来就津液偏少的身体加上清淡的饮食，结果越吃越便秘，便秘成为诱发老年人脑出血、心脏病发作的罪魁祸首之一，也是诱发结肠癌、直肠癌的重要因素之一。

不知道大家发现没有，我们很多种子类的食物如杏仁、桃仁、瓜子仁等都具有润肠通便的作用，因为它们富含油脂。

刘先生，40多岁，是一个非常讲究健康、养生的台湾人。从小与母亲一起食素食，且多年来很少外食，只到有机店买食材回家自行烹煮，以水烫或生食为主。但在他43岁体检中发现自己患直肠癌。

消息虽如晴天霹雳，但他还是理性接受手术治疗，并做了预防性的化疗。然而在术后的一年多定期回诊时，又发现有转移性肝癌。当医院还在为他安排系列的肝癌治疗时，不到半年又发现癌症转移到肺部。至此，刘先生差点彻底崩溃，幸好有众多亲戚朋友鼓励支持下，接受进一步的治疗。

令刘先生一直困惑不解的是，为何自己平时那么注重养生，吃得那么健康、营养，为何会患有癌症，而且转移得这么快。

生活中想刘先生一样注重养生，却又过度的追求原生态而导致营养失衡的人应该还有很多。这样的有机饮食或纯天然素食者，往往不太在意营养素的均衡摄取，认为叶菜生食或者开水烫一下就是健康且富有营养的，如果还不够，就再加一杯蔬菜汁或鲜榨果汁之类，如此便觉得自己的饮食就是非常均衡、健康，殊不知这是一种误解。

从现代营养学角度讲，蔬菜水果在碳水化合物、维生素、矿物质、纤维素等是具有较为明显的优势，然而在蛋白质和脂肪方面往往欠佳，并且像维生素A这样的脂溶性维生素需要在油脂中才能充分吸收。所以素食者容易在蛋白质、脂质和维生素等营养方面缺乏，导致营养失衡。

从中医角度来讲，蔬菜水果多属寒性，长期过量摄入寒性食物容易导致机体偏寒性体质。寒则气滞、痰阻、血凝，导致气血水瘀结而引发各种疾病。肉食品则多热性，长期摄入过多的肉食品则容易导致机体偏热性体质，湿热瘀血互结，同样会导致各种疾病。因此，在进食时需要选择寒、热食物共进，各种营养平衡，才能真正保证机体的平衡。

现在很多国外学者研究，特别是欧美国家的研究结果表明有机饮食有一定的防癌效果，这跟我们一直讲的观点是不是相矛盾呢？那到底是谁对谁错呢？对于这样的问题，我们要辩证去看。欧美国家喜食肉食，所以他们多摄入素食或生食对他们是有益的，来平衡他们日常摄入过多的肉食导致的营养偏颇。但对于以米食文化为主的中国人，过多的摄入这些寒性的食物，就不一定是健康的了，一定得保证适当的肉食摄入。

当然肉食品摄入过多同样不好，膳食纤维摄入过少同样导致便秘，也会引发肠道菌群失调。长期的肠道菌群失调后，代谢能力的改变归因于肠道厌氧菌产生一系列的代谢酶，这些酶作用于不同的底物，如胆汁酸、脂肪酸等，产生致癌物质，进而引发结直肠癌。

我们经常听到的胃肠毒素积累，主要就是这些食物代谢所剩下的产物，以及肠道细菌生成的一些对人体有害的物质，如次级胆汁酸。次级胆汁酸的来源是食物中的胆固醇，肝细胞内以胆固醇为原料直接合成的胆汁酸是初级胆汁酸，初级胆汁酸到达大肠后受细菌的分解和脱羟作用就生成了次级胆汁酸、脱氧胆酸和石胆酸。次级胆汁酸会导致细胞突变、细胞溶解、DNA 带断裂、诱发肠道肿瘤等。

所以不要过度迷恋肉食的美味，也不要过度相信素食的健康，如果您的饮食结构刻意的偏向任何一方，结果当然是健康的天平倾倒，健康也随着付诸东流。当然，相对的素食主义是比较健康的，比如早餐可以吃一两块牛排或者其他肉食；中午正常饮食，肉食搭配；晚餐就不进肉食，而是纯素食。这样保证了一天的肉素食平衡，营养也均衡，大便自然也会通畅，那么发生结肠癌、直肠癌的可能性也会大大降低，当然可能还会起到不错的减肥效果。

当然，所有癌症的发生都不是单因素作用的结果，肠癌也不例外，除了饮食之外，空气污染、吸烟、喝酒、不规律作息、工作压力大、癌症家族史等多种因素均可导致人体肠道菌群的失衡诱发结肠癌。

还有一点需要特别注意的是，少吃泡菜和酸菜等腌渍类食物。这类食物中亚硝酸盐类物质含量很高，其摄入量与人结肠癌发病率密切相关。N-亚硝基类物质在自然界中普遍存在，也可由食物中的硝酸盐类和亚硝酸盐类在人体内合成，而胃肠道则是内源合成亚硝酸类化合物的主要场所。N-亚硝基化合物具有较强的致癌作用，除了诱发人体消化道癌症外，还可诱发食管癌和膀胱癌等其他癌症。如果偶尔吃的话尽量选择腌制在一个月左右的泡菜类食物，因为亚硝酸盐在腌制一周时含量达到顶峰，之后会随着时间的推移而慢慢减少，到一月左右含量极低，偶尔食用也对人体无太大伤害。

结直肠癌和其他的癌症一样，是多因素疾病，涉及遗传、免疫、环境因素、饮食和生活习惯，所有这些因素与肠道菌群相互作用，改变肠道菌群的结构组成和功能，诱发肿瘤的形成和增殖。由此我们也可以看出肉食主义和素食主义都不是真正健康的饮食结构，平衡才是关键。

☕ 相对平衡说

人体的酸碱内环境变化，是由多种因素共同作用的结果，酸碱食物只是其中的一部分。我们在评价人体内环境的酸碱性时，不能简单地只凭血液或者尿液的酸碱性来判断，人体表现出来的症状也是不容忽视的。食物的确可以改变人体的酸碱性，但这是一个长期而缓慢的过程，弱碱性的内环境对人体健康更为适合，但这不意味着我们的饮食结构就要以碱性食物为主。食物在体内的代谢是一个复杂的过程，这其中某些酸性食物也会起到碱性食物的作用，所以，需要根据我们身体的状态来选择。偏酸性的内环境却是容易导致疾病的原因之一，那么这跟癌症的发生是否真的有必然的联系呢？其实无论是偏酸性还是偏碱性的体质，疾病甚至是癌症的发生发展都不是单一因素作用的结果，因此不能单独以体质来论跟癌症的必然联系。

我们平时所接触的观点之中，无论是酸碱食物还是酸碱体质，很多的说法其实都是一边倒的，这样的思维导致我们在看待问题上出现了片面和极端，因此，我们更加强调看待问题应该用平衡的观点。带着平衡的观点，我们再去看待这些多样的养生观点时，就能更为明确地选择适合自己的方法途径，而不是人云亦云。

第三章
时令果蔬与反季节果蔬之辩

之前我们讲了关于食物的酸碱性以及营养均衡的问题，这都是一些理论上的知识，那么这些怎么样才能跟我们的实际生活结合起来呢？从本章开始，我们来讲一些实际的问题，看看在现实生活中，我们怎么样来选择食物，怎么样将我们的平衡理论运用到餐桌之上。

水果和蔬菜是大众公认的健康食物，随着市场经济的发展，世面上可供人们选择的果蔬越来越多。而伴随着科技的发展，果蔬的供应也不再受季节的限制，冬季吃西瓜，夏季吃板栗，这已经成为人们熟悉的生活。但人们渐渐觉醒的养生意识开始发出一些怀疑，怀疑这些不分节令的果蔬带给我们的除了物质上的满足，还有什么？

2015年6月17日艺人林志玲秘探重庆彭水县长寿村。地处彭水县深山区的长寿村，风景秀美，全村有1 900多人，而100岁以上老人有7人，90岁老人有15人，80多岁老人有30多位。林志玲看见村里这么多90岁以上的精神矍铄的老人，既兴奋又好奇，更吃惊。她问老人们："你们长寿村怎么会有这么多上百岁的老人啊？"老人们说："我们长年喝村里高山上的山泉水，加之这里树木多、风景美、空气好，常吃山里种植的玉米、土豆和红薯，所以村里长寿老人特别多。"

"药王"孙思邈在他的著作中写到"安身之本，必资于食……不知食宜者，不足以存生。"强调了食物对人体健康的重要作用，食物可以滋养人体，而这一功效是通过借助食物的性味，既四气五味来实现的。食物的性味只有在当令时，即生长成熟符合节气的时候，才能得天地之精气，叫"司岁备物"。中医历来讲求要顺应自然，因为人体与自然相顺应，人的身体状态也随自然的变化而发生变化，因此，在什么季节吃什么食物是需要顺应自然的规律的。

重庆彭水县长寿村的人们正享受着一种四季分明、寒暑交替的最为自然的慢节奏生活，品尝着顺应四时季节规律而自然生长的食物，所以这里的长寿老人比例有如此之高。

孔子曾告诫弟子"不时，不食"，朱熹注《中庸》也说"荐其时食"，时食，四时之食，各有其物。简单来讲，先哲要求我们要懂得中庸思想，不偏激，适时而食。适时而食，即不先时而食，也不过时而食。也就是说，在某个季节就吃该季节的食物，而不要因为纵口腹之欲而过吃。比如韭菜，李时珍在《本草纲目》中说它"叶热根温……生则辛而散血，熟则甘而补中。与肝气相应，乃春之菜也"。韭菜性温，可以帮助生发阳气，这与春季气温回升，阳气渐长相顺应，因此在春天吃韭菜是符合适时而食的原则。其实这也就是要顺应自然，遵道守恒，因时制宜。

三月底，青岛即墨、胶州等地天气转热，很多居民吃西瓜尝鲜降温。然而12位市民吃了"黑美人"西瓜后，纷纷出现头晕、恶心、呕吐等症状，被查出属有机磷中毒。有一名孕妇甚至因为毒素侵入到血液中，胎儿不保，之后就引发了青岛全民砸瓜事件。

这是去年的一则新闻，看完后大家对反季的水果产生了恐惧，可除了恐惧之外，我们应该了解更多。

在说反季节果蔬之前，我想我们有必要先来了解一下什么是时令果蔬。所谓的时令果蔬就是在各个不同的季节中按照自然规律成熟的各种蔬菜水果，比如春天的韭菜，夏天的西瓜，秋天的玉米，冬天的萝卜。食物根据自然界某种特定的温度、气候、环境、地域等等综合因素生长出来，是在自然规律下而孕育出来的自然产物。我们人类也是自然规律的产物，我们沿着自然规律这条路一直走了几千年。

随着社会的进步，科技的发达，各种问题不断涌出，如环境的恶化、人口的流动，迫使我们也要做出改变，因此反季节食物应运而生。反季节食物，就是指在自然的光、温条件不具备某种作物生长的情况下，人为地利用大棚等设施，增温增光栽培而成的果蔬。例如，对于茄子、辣椒等不耐寒的品种，通过架建温室大棚或者覆膜进行保温而保证其在冬季能够生长。这是最常见的利用保护性或者半保护性设施模拟植物生长的自然环境进行反季节栽培的方法。此外，还有利用山区气候资源和冬春温暖小气候进行反季生产，如此次的青岛西瓜就是利用海南地区的充足光热资源，进行南瓜北送。

既然只是利用了温度的改变而使得非应季的果蔬出现在了人们的餐桌上，如此看来其实并没有什么大问题，可下边的报道却让人们的心再一次为反季节果蔬而悬起。

《广州日报》报道一小女孩，叫莉莉，年仅9岁。然而让妈妈着急的是，女儿已发育成一位少女，胸部像成年人，而且已经来了月经。原来活泼开朗的她变得沉默寡言，不爱和同学玩，而且经常有意识地用双臂护住胸部。妈妈带莉莉去就诊，医生表示，莉莉是性早熟，并且可能是"吃"出来的性早熟。其中包括反季节果蔬，反季节蔬果几乎都是在"促生长剂"的帮助下成熟的，父母要避免给10岁以下的儿童食用此类食品。

这样的结果不仅让莉莉的妈妈大吃一惊，也让正在吃反季节果蔬的我们揪起了心，难道仅仅是因为在不适合的季节吃了不当季的果蔬吗？除了用大棚种植反季节果蔬的背后，还隐藏了什么秘密呢？

事实上，反季节果蔬的生产是需要比较高的栽培技术的，而这个栽培技术主要是指温室生产栽培技术（我们之前讲的利用山区气候资源和冬春温暖小气候进行反季生产是巧妙地利用自然规律生产，从某种意义上来讲，这两种方法并不属于反季节生产）。

温室生产是利用高科技手段栽培出来，是按照国家质量标准操作，选育优良品种，配制营养土，通过大棚设施、提高室温等手段改变生长环境，按规定标准进行使用激素、农药，从而让植物的成熟季节提前。不论是营养土的配制、果蔬的催熟及之后的储存保鲜技术，都是按照联合国粮农组织和国家相关部门公布的标准执行，只要在标准范围以内，技术上能够得到保证，其生产出来的食物还是安全的。那么为何大家总是对反季节果蔬有"偏见"呢？我们先来看看常见的几种对于反季节果蔬的误区。

☕ 反季节果蔬常见误区

误区一，反季节食物使用的激素或生长调节剂会导致婴幼儿早熟或完全没有影响。

在大多数的消费者眼中，激素就意味着不好，因此，反季节果蔬应该为婴幼儿的早熟负上全责。而在另外一些人看来，反季节果蔬所含的激素的植物激素，对人体根本没有任何的影响。

这两种观点相互对立，但都非常的坚决，那么事实到底是怎么样的呢？反季节食物栽培中使用的激素是否是植物激素，如果是，它对人体到底有没有影响呢？

的确，反季节食物栽培中所使用的激素正是植物激素，它是植物细胞接受特定环境信号诱导产生的、低浓度时可调节植物生理反应的活性物质，它可以调控植物的生长、发育、分化与成熟，是植物体内的一些小分子信号物质。植物激素是一个统称，主要有生长素、赤霉素、细胞分裂素、脱落酸、乙烯和油菜素甾醇，这六种被公认为六大类植物激素。这些植物激素确实跟人体激素

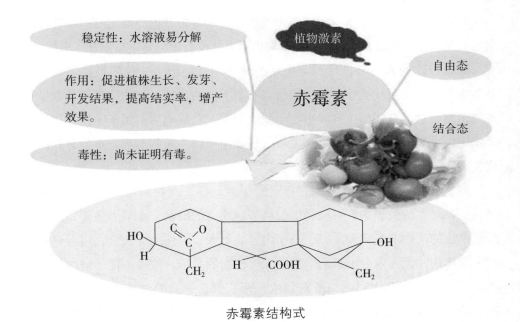

赤霉素结构式

不一样，但这足以说明它们完全不会影响到人体的激素水平吗？然而很多日常的知识告诉我们，事实并非如此。

在化妆品方面，有一种生发精，其中就是由赤霉素（见下图）、淫羊藿、生姜及酒组成的，能够促进人长头发。如果说这个赤霉素这种植物激素对人体没有影响，为何要加进去呢？说明赤霉素对人体还是会有一定的影响，具体有多大的作用或影响我们还不知道，但至少说明这植物激素不仅只对植物起作用。

还有我们经常提倡要多吃大豆、喝豆浆，并不仅仅是因为它能给我们提供优质蛋白或其他营养成分，还有一个重要原因是里面就含有植物雌激素——大豆异黄酮。研究表明，大豆异黄酮对人体的雌激素水平具有双向调节的作用，当人体雌激素水平过高时，它能起到降低体内雌激素的作用。同样，当体内雌激素水平过低时，它能提高机体雌激素水平。从这我们可以看出，植物激素确确实实是可以影响人体的激素水平的。

如果您觉得这些难以理解，我们来讲一个更为简单易懂的例子。如果说因为植物激素与人体激素不一样，就推论出植物激素完全不会影响人体，那么植物蛋白跟人体蛋白也是不一样的，我们是否就不需要吃了呢？

所以我们说植物激素对人体的影响还是有的，但我们不确定这些植物激素是不是对人体产生激素的作用，简单地说对人体没有影响是不是太过草率呢？

除了植物激素之外，反季节果蔬的栽培中还使用了一种叫植物生长调节剂的东西，这又是什么呢？与植物激素有着类似的作用，植物生长调节剂是一类与植物激素具有相似生理和生物学效应的人工合成物质，属于农药一类。如果按照标准规定的作物种类、剂量而合理使用植物生长调节剂，不会对我们造成危害。

但它和其他农药一样，也有一定的毒性，如丁酰肼其水解产物二甲基联氨是一种潜在的致癌物。有植物生长调节剂残留的植物、水果、蔬菜，以及由激素催成的反季节蔬菜和水果，短期内影响不大，但长期、大量食用会对人体产生副作用，使人内分泌紊乱，影响人体代谢的平衡。值得一提的是，并不只有反季节果蔬中会用到植物激素和生长调节剂，一般的应季果蔬同样也会使用。所以，并不是因为它是反季节果蔬才含有这些激素，才对人的身体有副作用。关键的问题是需要严格规范地使用植物激素和生长调节剂。

不过有一点需要补充的是，植物生长调节剂虽然在国家规定标准范围内是安全可靠的，但我们国家在这方面所设立的标准和限量种类与国际还是有较大的差距。如欧盟对果蔬中2，4-D-2，4，5-三氯苯氧乙酸（2，4，5-T）、矮壮素、丁酰肼、乙烯利、多效唑和马来酰肼等调节剂进行了限量规定，仅2000年至2002年期间，欧盟就针对婴儿食品、鲜果及蔬菜中的矮壮素残留问题发布了17次快速预警通告；日本肯定列表中也对2，4-D-α-萘乙酸、对氯苯氧乙酸、矮壮素、丁酰肼、乙烯利、赤霉素、马来酰肼、缩节胺、氯吡脲和多效唑等多种调节剂进行了限量规定。

在我国，国家标准中仅对6种调节剂（矮壮素、2，4-D-乙烯利、多效唑、氯吡脲和氯苯胺灵）的限量进行了规定，针对果蔬的只有乙烯利、多效唑、2，4-D-氯吡脲和氯苯胺灵5种。矮壮素自20世纪60年代引入我国，在棉花、小麦和玉米等作物上登记使用。我国现行标准（GB2763-2005）只规定了矮壮素在小麦、玉米和棉籽中的最低检出限，分别为5mg/kg、5mg/kg和0.5mg/kg。而近年来，含有矮壮素的混剂产品在番茄、辣椒、茄子、莴笋和马铃薯等蔬菜以及葡萄等水果生产上已广泛应用，且在果蔬产品中出现了高检出率，但目前我国还没有针对水果、蔬菜中矮壮素的限量标准。

与国外标准相比，标准的缺失给日常的监管和食品安全带来了隐患，大大降低了残留量标准的有效性，无法发挥限量标准对农产品质量安全的规范作用。我国应加强突破以农药残留限量标准为中心的各种贸易技术壁垒，完善这方面的各项标准规范管理。

误区二，反季节果蔬生产农药残留率更高。

很多的消费者会认为，大棚处于一个封闭的状态，没有青蛙等害虫的天敌帮助清除虫害，大棚内温度湿度都较为舒适，更加适合害虫的生长。因此，反季节果蔬在栽培时不得不过量使用农药，而由于封闭的环境，农药残留无法挥发，所以反季节果蔬的农药残留率更高。

而实际上，病虫害在果蔬生长期间都可能遇到，一旦遇到病虫害，果蔬都要施药，和正季还是反季关系不大。在用药量上，两种果蔬也不存在应季果蔬用得少、反季果蔬用得多的问题。因此，只要种植者按国家有关规定选择、施用农药，不管是应季蔬菜还是反季蔬菜都是安全的，我们都可以放心吃。

目前，一般的大棚作物都有质量追溯、有田间生产条码、有档案，基本上已建设蔬菜质量检测和追溯体系。比如成都市去年已建成涵盖1个市级管理平台、14个镇管理节点、34个专合组织和1个专业批发市场数据采集终端的三级追溯管理平台等，这些都表明这些大棚果蔬得到有效的质量监管。

还有一个更是让消费者安心吃反季节果蔬的例子，江西宜春市某两个大规模蔬菜基地，3 100亩范围安装的354个探头全面运行，通过视频监控，这样的"电视直播"，消费者在超市就能知道无公害蔬菜是如何种植、加工、包装上市的，所以反季节果蔬并非令人谈之而色变。

当然，标准生产并不意味着没有农药残留，那是不是所有的作物残留的农药量都一样呢？接下来我们来看看不同种类的果蔬存在的不同农药残留量。

一般浆果类中的草莓农药残留较严重，因为在草莓的生长过程中，为防止草莓白粉病的发生，通过大量喷洒农药来避免或减轻其对草莓品质的影响，

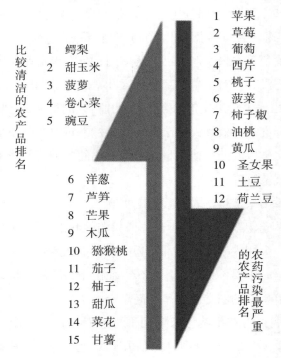

美国环境工作组（EWG）公布了"2014年果蔬农药残留排行榜"

增加成品率。叶菜类蔬菜农药残留情况较为严重，如青菜、芹菜、蕹菜、杭白，分析其原因可能是叶菜类蔬菜适收期较短，生长适应性强，栽培方式多样，在增产的同时也易造成农药交叉污染（见上图）。

另外，叶菜类蔬菜病虫害种类繁多，使用农药的种类也多，这样也容易造成农药残留超标；叶菜类蔬菜通常为一次性收获，农药间隔期不够也会造成整批蔬菜农药残留超标。而根茎类和芽苗类的农药残留情况较轻，所以我们可多选择这两类的食物，如茭白、萝卜、莴笋、莲藕、胡萝卜、慈姑、薤白、甘薯、大头菜、莼菜、山药、土豆、黄豆芽、绿豆芽和豆苗等等。

虽然有了上边的残留排列，但我们去菜市场买菜时依然不清楚自己买回家的菜到底有多少农药残留，这跟我们的另外一个现状有关。我国农产品历来生产分散，规模小，这不仅难以提高生产率，而且质量也很难得到保证。对于这个问题，我们希望以后能加强我国的农产品品牌化，这在我国还处于初级阶段。在一些发达国家农产品的品牌化已经有了很好的经验，比如法国，法国农业部和法国饲养协会对所饲养的牛进行全程跟踪识别，形成了对饲养的家畜群进行卫生管理，并对牛肉进行跟踪识别的有效工具。

法国对牛肉生产全程跟踪管理系统进行国内农产品品牌规范及标准化生产，重视农产品加工业产业链条上的各个环节，使产前、产中、产后有机结合，建立起较为健全的产业化体系。而且从育种开始就进行监测，并从种植、采摘、分拣、清洗、加工、包装、运输、贮藏、销售等各个环节形成了一个完整产业链，兼有一套科学完整的规范和标准来保证农产品加工原料的质量。

近年来，我国市场上陆续出现了一些品牌化的蔬菜，我们可以得知蔬菜的产地，但这只是在起步阶段。我们希望以后在市场上能够买到的蔬菜，可以通过一个"唯一码"，看到它如何从一个种子公司的一颗种子，到达一个农场，期间使用了什么农药，生长了多久，怎么样包装运输到此，这样透明的监督之下，我们才有可能对自己的菜篮子放心。这样的未来是我们所期望的，也是我们的努力方向。

误区三，反季节的水果几乎都是催熟的，对我们的身体有害。

不少消费者认为反季节的水果几乎都是催熟的，对我们的身体有害。面对这样的指责，反季节水果想说"太委屈"。事实上，只要涉及远距离运输，一般都要使用催熟剂，不管是反季节水果还是应季水果都是如此，这样的方法不仅是中国，欧美等国家和地区也普遍使用。

像常见的香蕉、芒果、猕猴桃等水果，如果等完全成熟再运输，到目的地时可能已腐烂，因此必须在成熟前采摘下来才能"承受"长途运输。那么对于食用催熟水果会不会影响人体健康呢？

对于这个问题，国家相关部门早已考虑到了。凡是在我国批准使用的催熟剂，都需要经过安全性评价，国家对催熟剂的使用量和时间有严格标准。只要按照国标使用，并且在批准范围内使用，是可以保证食用安全的，也不会影响健康。而过量添加催熟剂会导致水果成熟过快，容易腐败。

催熟剂中使用最多的一种就是乙烯利。美国密歇根州立大学、俄勒冈州立大学和加利福尼亚州大学做了一项联合研究，选取20名测试者，让他们以每日0.5mg/kg的剂量服用乙烯利，并持续16天，发现测试者的红细胞胆碱酯酶含量没有变化，血浆胆碱酯酶有所下降。不过在其后的两个星期内，这一指标又逐渐恢复到正常水平。而根据美国环境保护局（EPA）的报告显示，一个正常的成年人每日可接受的乙烯利剂量为0.05mg/kg。一个体重为50kg的成年人每日摄入2.5mg乙烯利，仍然是安全的。2.5mg乙烯利的摄入量，相当于要把两斤多香蕉连皮吃个干净，我想应该没有人会这样做吧。

所以，对于反季节或应季果蔬催熟安全与否问题，不算是问题，最关键的问题还是在于催熟剂量的问题，这本身不存在反季节与应季之别。

☕ 反季节果蔬存在的不足

虽然反季节果蔬也是安全的，然而与应季果蔬有什么不一样呢？在反季节果蔬这件事上，我们既要肯定在农业科技方面取得的成绩，满足了我们在特定时期的特定需要，让一些瓜果蔬菜可以一年四季供应上餐桌，丰富了我们的饮食，并为提高我们广大农民收入创造了更大的空间，但也不能否认反季节果蔬在某些方面的不足之处。

首先，反季节果蔬营养受损口感较差，这个问题是大家有目共睹的。

因为受自然日照的时间和强度不足，反季节果蔬中的糖分和维生素的合成减少，由此造成了口感都不及正季果蔬，像番茄、黄瓜等蔬菜适应在较高温的环境下生长，七月份采收的果实其维生素C含量是一月份采收的2倍。但更重要的是，受大棚种植影响，通风效果不好，果蔬的光合作用也不足，导致叶绿素、矿物元素等营养含量明显不及正季果蔬丰富。而且其在长途运输过程中不可避免地造成一定的营养损失，一些食物中天然的抗癌物质和酶在运输过程中也会被破坏。

其次，温室大棚化肥残留率相对更高。

因为在大棚内大量使用无机化肥，尤其是大量使用无机氮肥，在无风无雨的大棚中，肥冲不走、流不去、分解不掉，不仅导致蔬菜产品组织内硝酸盐大量积累，而且造成地下水的高度富盐基化。硝酸盐在人体内可被还原成有毒的亚硝酸盐，它可与我们体内的血红蛋白反应，使之失去载氧功能，造成高铁血红蛋白症，长期摄入亚硝酸盐会造成智力迟钝。亚硝酸盐还可间接与次级胺结合形成强致癌物质亚硝胺，进而诱发消化系统癌变。蔬菜易于富集硝酸盐，数据显示我们体内摄入的硝酸盐有81.2%来自于蔬菜。

关于化肥残留问题，不仅仅是种植方式的问题，更是现在我们所处环境被污染的程度问题，不管是大棚种植还是露地栽培，食物所受的污染都是很严峻的。为什么这么说呢？我们看看下面这位工程师的种菜经历吧。

某化学工程师为了食用健康安全的果蔬，决定在自己家楼顶种植蔬菜。蔬菜的种子已经选好，只缺了种植蔬菜所需的土壤。一开始她在附近的鱼塘里挖取了不少泥土，出于专业背景和健康考虑，决定对土壤进行检测分析，但一检测发现严重的重金属超标，没办法只能舍弃这泥土而重新去挑选。后来去其他地方挑选土壤几次，检测都有问题，要么不是含磷超标就是其他化学成分超标，最后迫于无奈，只有选择一块正在开发的山坡的底层深层黄色土壤搬回家，检测无任何超标。但这是一种非常贫瘠的土壤，于是她又加入了植物灰、花生枯等与土壤搅拌发酵，这才得到了种菜的土壤。

这是一个一波三折的真实故事，曾经随处可见的种植土壤，如今却污染重重。环境的污染不止存在于土壤，还有与它息息相关的各方面，比如池塘土壤的污染让池塘里的水、鱼所含重金属超标等，这些一系列的污染给我们的生活带来了极大的威胁。所以果蔬的食用安全，在一定程度上不是种植方式的问题，而是与整个生态环境受到严重污染相关。

最后，反季节果蔬一定程度上存在着安全隐患。

反季节果蔬的生产是通过大棚设施，按规定标准进行使用植物生长调节剂、激素和农药，从而让植物的成熟季节提前。植物激素和生长调节剂的使用对应季果蔬来说会更多些。植物生长调节剂是人工合成的化合物，如果盲目、超范围、过量使用植调剂，会降低农产品的营养成分，甚至会对人体健康产生不利影响。近年来，由于利益所驱，滥用及盲目改变植调剂的使用剂量，已影响了果蔬食用安全，由此导致的食品安全问题日益严重。同时，由于我国植物生长调节剂限量标准存在一定的问题，一是植物生长调节剂限量标准有缺失，与批准使用的种类数量脱节；二是标准规定的产品种类和限量与国外农产品进口国的要求尚有一定差距。应尽快建立健全我国已批准使用的植调剂限量标准。

客观地说，我国食品监管问题的确有国情因素。我国的食品由大量的中小生产者完成，这些中小生产者分布散乱，没有大型果蔬生产者。在其他方面也是，和国外的差距非常大，比如美国每年出产90亿只鸡，养鸡场只有两万家左右，每个地区平均也就是几十家，而且一个地区往往只有屈指可数的几家公司经营鸡肉。这样当地主管部门只需要盯住几家公司和几十家养鸡场，鸡的问题就控制住了。而在中国，一个小县里就有无数个养殖户，数个加工场和大批个体经营者，监管工作量大、难度大、成本高。当然在果蔬种植生产同样存在这样的问题，故我们国家应该加强完善这方面的相关政策，鼓励和支持大型生产者或者中小生产者合并，使食物的种植生产集中在少数人手中，不但有利于监管，而且能够提高产量和保证质量安全。同时，一旦食物出现质量问题，能够明确问题所出现的环节，有益于提升整个食品安全质量。

☕ 如何安全食用反季节果蔬？

考虑到反季节果蔬在食用安全及营养价值上，不少人会困惑该不该买反季节果蔬。其实我们在前面已经分析了，反季节食物经正规生产出来的，是保证安全可食用的。但需要特别说明的是，从技术上说我们生产出来的反季节果蔬是安全可食用的，不过这跟市场销售的具体商品是否合格是两回事。就像我们说大米可以吃，并不意味着市场上没有毒大米的存在。在这些反季节果树的生产中，对激素、生长调节剂及农药的使用是否满足生产规范，才是决定最终商品是否合格的关键。也就是说反季节果蔬本身是安全的，但我们需要警惕那些不规范生产者，故我们在选购时尽量选择大超市或者有品牌的果蔬。

对于规范生产的反季节食物还是可以选购的，虽说其营养价值方面欠佳，但在某些时候，它是必需的选择。在我国北方地区从晚冬到早春这几个月几乎是没有蔬菜水果，以前除了窖藏的少量蔬菜外，只能食用各种腌制或罐装的食物，这不仅容易导致营养不良，而且会摄入过多的亚硝酸盐等有害物质。在这样的情况下，选择反季节蔬菜是一个明智之举。

在反季节果蔬的挑选方面，我们可以借鉴应季果蔬的挑选方法。

（1）不买颜色异常的蔬菜。新鲜蔬菜不是颜色越鲜艳越好，如购买樱桃、萝卜时要检查樱桃、萝卜是否掉色； 如果发现干豆角的绿色比其他的鲜艳时要慎选。

（2）不买形状异常的蔬菜。不新鲜蔬菜有萎蔫、干枯、损伤、病变、虫害侵蚀等异常形态；有的蔬菜由于人工使用了激素类物质，会长成畸形。

（3）不买气味异常的蔬菜。为了使有些蔬菜更好看，不法商贩用化学药剂进行浸泡，如硫、硝等，这些物质有异味，而且不容易被冲洗掉。

（4）可选购含农药概率较少的蔬果，如具有特殊气味的洋葱、大蒜、生姜，对病虫害抵抗力较强的龙须菜，需去皮才可食用的马铃薯、红薯、冬瓜、萝卜等。

（5）可选购有品牌，且经民间或官方单位农药残留检验合格的蔬果，因为其管理和申诉渠道上较为健全，且部分蔬果还会标明产地来源，消费者也多了一层保障。

选购完以后，我们在食用反季节果蔬时，还需要注意的就是清洗去除果蔬表面残留的农药。这样方法有很多，但有一些方法其安全性不确定，比如臭氧降解法，效果的确不错。但臭氧处理是否存在形成毒性更大的降解产物还不确定，所以我们不太建议用这种方法。有些农药尽管的确发生了降解，但其降解产物同样具有毒性甚至有毒性超过母体化合物的现象。有一些清洗果蔬的方法可以一试，比如有机磷降解酶或果蔬洗涤剂，这些方法去除农药效果都不错。

还有一些简单的方法也可以比较有效地去除残留农药，如：

1. 清水浸泡法：这种方法只能去除部分农药，主要用于叶类蔬菜，如菠菜、油菜、小白菜等。先用清水冲洗掉蔬菜表面污物，然后用清水浸泡，浸泡时间不少于10分钟。

2. 去皮法：瓜果的表面农药残留量相对较多，所以削皮是一种较好的祛除残留农药的方法。苹果、梨、黄瓜、胡萝卜、冬瓜、南瓜、茄子、西葫芦等都可以去皮食用。

3. 淘米水浸泡法：将蔬菜浸泡在淘米水中10～20分钟，再用清水洗干净。

4. 碱水浸泡法：用于各类蔬菜瓜果。先将表面污物冲洗干净，然后浸泡在碱水中。一般以500mL水加食用碱5～10g，浸泡5～15分钟，然后用清水冲洗3～5遍。

5. 加热浸泡法：对一些难以处理的蔬菜瓜果可通过加热去除部分农药，常用于青椒、豆角等。先用清水将表面污物洗净，然后放入沸水中烫2～3分钟捞出，最后用清水洗1～2遍。

6. 储存法：农药在存放过程中随着时间的延长能缓慢地分解。所以易于保存的蔬菜瓜果可存放一段时间后再食用，这样可减少农药残留量。

流传于朋友圈的错误小贴士

一、有虫眼的蔬菜，农药残留少吗？

为了吃上无农药残留的蔬菜，不少人认为我们应该购买有虫眼的绿叶菜、豇豆，因为这样的蔬菜肯定没有打农药，这样的说法也许您也听说过，但真是这样的吗？事实上，有虫眼的蔬菜水果被农药杀掉的是成虫，而无虫眼被杀掉的是幼虫或虫卵。值得注意的是，成虫的抵抗力显然大于幼虫，所以农药的使用量或许会更高。而且成虫的出现时间肯定晚于幼虫，因此有虫眼的蔬菜施药时间离收获更近，农药反而分解少、残留高。

二、蔬菜最好现买现吃吗？

不少人认为新鲜果蔬营养价值丢失的比较少，所以我们在选购果蔬时应该现买现吃。但通过上边的文章您已经知道，蔬菜买回家别着急吃，放几天再吃，会更安全。在自然流通的空气中放上几天，尤其是卷心菜、大白菜、韭菜这类绿色蔬菜，可以加速残留农药的自然分解，尤其是在寒冷的冬季，很多蔬菜在外面放上几天也不会腐坏，可以多用此方法。而在气温较高的季节，如果担心腐烂，可以放在空间较大的冰箱里冷藏几天，只要保持内部空气流通，也能帮助残留农药的挥发。

三、生吃蔬菜比熟吃更有营养吗？

我们都知道蔬菜当中容易受热破坏的营养素主要是维生素C和叶酸，所以朋友圈广为流传的养生建议是蔬菜尽量生吃，这样才能吃到蔬菜的全部营养。但是我们往往忽略了这些蔬菜除了含有对热不稳定的营养外，也含有许多对热稳定的好东西，比如胡萝卜素，比如维生素K，比如钾、镁等矿物质，比如膳食纤维等等。而且蔬菜中的胡萝卜素、番茄红素和维生素K都属于脂溶性物质，如果生吃蔬菜会妨碍其充分吸收利用。研究已经证实，维生素K对骨骼健康特别有益，只有多吃炒熟的绿叶蔬菜，才能真正发挥它的健康作用。胡萝卜素和番茄红素是著名的抗氧化防癌物质，它们都只有在快速油炒或加油炖煮的时候，才能有效地被人体吸收。除了营养价值外，我们也需要考虑安全问题，而食物在经过烹煮后能减少一定的有害物质，所以我们对于来源不清无法确定其生长过程的蔬菜，尽量不要生吃。

☕ 相对平衡说

反季节果蔬的出现不仅解决了地域和气候对于果蔬生产的局限，还满足了人们对餐桌的幻想，一年四季的蔬菜水果可以同时出现在一张餐桌之上。然而，我们在欣喜这种满足的同时，也要看到它随之带来的问题。

反季节果蔬存在的各种农药残留、使用植物激素和生长调节剂等问题，其实并不是反季节果蔬的专利，在时令的果蔬上也存在这些问题。因此，对待反季节果蔬我们不能全盘肯定也不能全盘否定。

在可以选择的时候，我们尽量选择时令果蔬，合乎自然规律。任何事物按自然气候规律，顺应着春暖夏凉秋寒冬冻的变化而生长，我们人类也是自然界的产物，我们人体内的变化一样是与自然界的春生、夏长、秋收、冬藏的四时交替变化而相呼应。不同时令的果蔬有着不同的寒热温凉之性，比如西瓜，有着"天然白虎汤"之称，最适合在炎热的夏季解暑解渴，放在冬季吃，难免会损伤我们的阳气。

在时令果蔬偏少的时候，我们可以选择反季节的果蔬，以此来补充身体所需要的营养，但在选择的时候需要考虑一下自己是否适合吃这样的食物。还是以西瓜来说，中国人大都信奉冬季进补，因此会在冬季吃一些温补的食物，这时如果温补太过脾胃自然会有积热，一两片西瓜在此时是可以食用的。

总之，无论是时令果蔬还是反季节果蔬，在安全的前提之下，适合我们身体的，能够保持身体各方面平衡的，才是最好的。

第四章
掀起你的盖头来——肉食品陷阱

　　肉食是人类从远古开始就食用的食物，从茹毛饮血到熟食发现，再到现如今餐桌上的种种美味，肉类食品占据了人们餐桌的重要地位。肉食为人们的生命活动提供了充足的能量，在各种饮食物中有着不可或缺的地位。

　　然而，近些年来，在各大媒体的曝光之下，肉食品的问题一件件浮出水面，让人们"谈肉色变"。但是在恐惧之余，我们是否真的了解这些肉食品背后的真相呢？这篇，我们就一起来看看这些肉食品陷阱背后的秘密。

☕ 瘦肉精陷阱

　　2001年广东省河源市400多名市民进食瘦肉精猪肉后，出现呕吐、头昏等中毒症状。此次事件惊动了国务院，国家因此作出重要批示，但此后，瘦肉精仍然不时地出现在人们视野当中。

　　2011年3月15日，中央电视台曝光了双汇集团河南子公司（济源双汇食品有限公司）收购了含瘦肉精的猪肉，此次曝光再次引发了人们对瘦肉精的关注。很多人都听说过瘦肉精，但这三个字究竟代表了什么，相信很多人也想一窥究竟。

　　瘦肉精其实是一类用于治疗支气管哮喘、慢性支气管炎等疾病的β受体激动剂，代表性的药物有盐酸克仑特罗、莱克多巴胺、沙丁胺醇等。20世纪80年代初，美国氰氨公司无意中发现盐酸克仑特罗不但可以促进猪的增长，且减少脂肪含量，提高瘦肉率，于是这些药物来了个完美的转身，瞬间变成神奇的瘦肉精。但后来发现，食用含有瘦肉精的猪肉对人体健康是有一定危害的，于是各国先后出台相关法规规范使用，我国在1997年也禁止瘦肉精在饲料和畜牧生产中使用。

虽然法律已经明文禁止，但是瘦肉精带来的养猪成本降低、瘦肉率上升、市场价格高的诱惑，还是让一些养殖户铤而走险。瘦肉精在暗中一直屡禁不止。

这次双汇集团瘦肉精猪肉曝光，让大众消费者再次心寒。偌大的集团公司号称"十八道检验、十八个放心"中居然没有包含对肉制品大忌——瘦肉精的检测，简直让人不敢相信。

1997年开始国家明文禁止瘦肉精在饲料和畜牧生产中使用；2001年开始几乎年年修改相关法案，完善关于禁止瘦肉精在养殖业中的使用的规定；2008年，最高人民检察院和公安部将在饲料和畜牧生产中使用瘦肉精纳入刑事犯罪的范畴。2011年2月25日则更是做了更加详细的惩罚力度，通过的刑法修正案（八）中规定，在生产、销售的食品中掺入有毒、有害的非食品原料，或销售明知掺有有毒、有害的非食品原料的食品的，均处以五年以下有期徒刑或刑事拘役，并处罚款；对人体健康造成严重危害或有其他严重性危害的，处五年以上十年以下有期徒刑，并处罚金；致人死亡或者有其他严重情节的，依照一百四十一条规定处罚。

这些法律法规已经明确表明，对于违法者严惩不贷，但像双汇集团此次的事件却是对于法律权威的挑战。此事件曝光之后，双汇集团在半个月内损失超过了121亿元人民币，更重要的是，该企业在人们心目中的信誉度大打折扣。

☕ 疯牛病陷阱

疯牛病也是由来已久，同样的，患疯牛病的牛肉禁止多年仍频频发现。疯牛病是由朊蛋白病毒引起牛脑组织呈海绵状病变，病牛表现出步态不稳、平衡失调、搔痒、烦躁不安等症状，通常在14～90天内死亡。因症状与羊瘙痒症类似，故俗称"疯牛病"。人或其他动物吃了患疯牛病的牛肉同样会感染发病，甚至死亡，所以患有疯牛病的牛肉在我国被禁止销售。

疯牛病最初源于英国，1986年在英国东南部阿福德镇出现了一头患有疯牛病的牛。1993年英国爆发疯牛病高峰，到了2003年，据统计英国已发现的患有疯牛病的人数高达18万。作为牛肉出口大国的英国，患疯牛病的牛肉的大规模出现，导致之后很多从英国进口牛肉的国家也受到了疯牛病陷阱的威胁。此后，欧洲、美洲和亚洲的几十个国家纷纷受到了疯牛病陷阱的威胁。值得庆幸的是，截至2003年12月底，中国尚未发现疯牛病。

2012年，巴西也成为疯牛病疫区，很快，我国做出相对防范措施，明确规定，不得销售来自巴西疯牛病疫区的牛肉及相关副食品，而这一禁令至2014年1月尚未解除。2014年1月初，江苏省灌云县食品安全委员会接到市民举报，称某农贸市场有人销售假牛肉，仅因为该牛肉价格相当便宜，为一般牛肉价格的一半左右。后经调查发现原来这些牛肉是从巴西疯牛病疫区进口而来，而且在一年前就已经开始进行这种非法贸易了。虽然不能断定这些牛肉是感染了疯牛病的牛肉，但从疯牛病疫区进口无疑大大增加了爆发疯牛病的危险。直至2014年7月28日，民警专案组成功捣毁了连云港范围内包括海州、灌南、东海、赣榆的8个销售窝点，抓获单某、杨某等9名嫌疑人，查扣巴西牛肉300余箱。

虽然此次事件只是少数几个犯罪分子的个别行动，但若不及时制止，直到疯牛病在中国爆发，后果将不堪设想。

物美价廉是众多消费者购物的衡量标准，然而，这却往往落入了不法分子的陷阱，很有可能盲目断送了自己的健康。很多时候，我们往往将监控食品安全的责任交给政府、执法人员，却不知这也是我们每个人自己的事。

☕ 抗生素陷阱

抗生素问题在很多人的概念里属于医院的问题，抗生素滥用是医生的问题，跟我们的养殖业关系不大，也不会影响到我们的肉食品安全。殊不知抗生素滥用有很大一部分源于养殖业。我们国家每年生产抗生素约21万吨，其中有9.7万吨用于养殖业，养殖业中以畜牧业为主。这9.7万吨的抗生素，其中90%左右是添加到动物饲料用于促进动物生长和预防微生物感染，剩下的10%用于动物疾病治疗。

您还认为不打针、不吃药，就能远离抗生素吗？让我们走进抗生素陷阱来看看吧，抗生素大量添加到动物饲料中，只有少部分能够被动物吸收入血，很大一部分随粪便排出体外。只有少部分进入动物体内，这是不是就意味着我们所吃到的肉制品抗生素含量较低呢？在下结论之前我们先来看看抗生素在动物代谢中的过程。

首先抗生素大量进入动物肠道内，少部分吸收入血，但这些动物从食用动物饲料那一刻开始，源源不断地摄入抗生素，这些被吸收的少量抗生素不断地积累，积少成多，等动物宰杀时，体内的抗生素已经非常多。虽然动物体内会自行分解抗生素，但分解的量远比不上摄入的量。

除了少量的抗生素被动物吸收，其余大部分随粪便排出体外，释放到环境中，导致土壤、水源、空气等污染，而水土污染，导致了生长在土地里的植物受到污染，包括我们的庄稼、果蔬等农产品（补充一下：医院排出来的废水废气、丢弃的垃圾同样会给环境带来污染，同样也含有大量的抗生素）。水源污染导致我们的饮用水也会含有抗生素。

肉类污染、环境污染，除此之外，抗生素通过饲料进入动物肠道，引起肠道菌群失调，诱发了细菌突变，产生耐药性，变成超级细菌。细菌的耐药性相互传递，导致肠道超级细菌越多，动物更容易生病，且很难治疗，则养殖户就会应用更多的抗生素，耐药菌越多，抗生素的排放和吸收也就越多，动物患病也越多，形成一个恶性循环。大量的动物患病，甚至大量的动物死亡。

比如2013年3月份上海黄浦江漂浮千头死猪，随后全市出动233艘打捞船，共打捞死猪5 916头。经调查发现千头死猪是浙江省嘉兴市某一个养猪大村流出的，该村死猪率非常高，养殖条件好的死猪率达10%，养殖条件差的则有20%。虽说跟养殖密度有关，但导致猪的病死率非常高与抗生素滥用、细菌大量繁殖及动物抵抗力弱的关系非常密切。据估计，全村1月份死猪10 078头，2月份8 325头，3月份也差不多如此。而这只是嘉兴市某村的情况而已，其他的养猪场也不能幸免。大量的猪体弱多病，导致病死冻死，这不仅导致严重的经济损失，同时大量的死猪带来了更多的污染，为细菌病毒提供更多的培养基。

添加抗生素的饲料在动物体内培养了一大群超级细菌，或留在动物体内，导致动物生病，或者死亡，或者排出体外，释放到环境中。超级细菌的出现犹如外来入侵物种，没有了天敌的对抗，它会肆意繁殖，最终威胁人类的健康。

上面的说法并非是我们耸人听闻，据调查统计，2016年4月份上海、江苏和浙江的1 000多名8～11岁在校儿童的尿液中，至少有58%的儿童尿中检一种抗生素，25%的儿童尿中检出2种以上抗生素，有的尿液样本中能检出6种抗生素。这只是反映出在抗生素进入人体内的一个情况，而超级细菌呢？我们可以借鉴山东济南军区总医院实验诊断科李继霞和公衍文的一项研究数据来分析。下面是这两位研究者通过对济南军区总医院2006年1月至2011年12月的医院感染菌株进行统计分析得出来的数据图（见下图）。

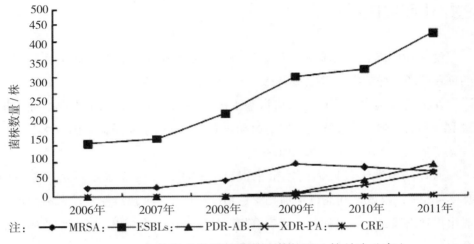

注：◆—MRSA；■—ESBLs；▲—PDR-AB；✖—XDR-PA；✳—CRE

2006—2011年检出多重耐药菌数量趋势图（按首次分离）

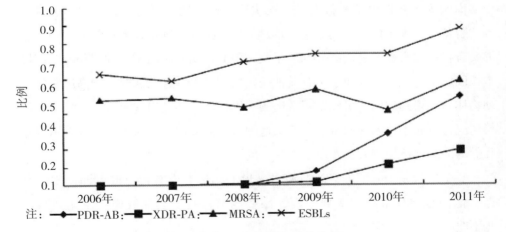

注：◆—PDR-AB；■—XDR-PA；▲—MRSA；✖—ESBLs

2006—2011年检出多重耐药菌构成趋势图

PDR-AB：泛耐药鲍曼不动杆菌；XDR-PA：广泛耐药铜绿假单胞菌；ESBLs：超广谱β-内酰胺酶阳性菌；MRSA：耐甲氧西林金黄色葡萄球菌；CRE：耐碳青霉烯类肠杆菌

这些多重耐药菌都是超级细菌，从上面的图中我们会发现，超级细菌产出速率惊人，比如泛耐药鲍曼不动杆菌（PDR-AB）2008年检出率为0，然而从 2009年到2011年检出率分别是7.76%、28.57%、50.27%。倘若各种超级细菌都以这个比例发展下去，不用多久，整个地球变成了超级细菌王国，我们人类将只能苟活于超级细菌脚下。

☕ 注胶肉陷阱

说起注胶肉，也许有人听说了，有人还不是很了解，它也跟上面我们说的种种问题一样危害人类健康吗？

在说注胶肉之前我们先来讲讲注水肉，注水肉是人为加了水以增加重量牟取暴利的生肉，可以通过屠宰前给动物灌水，或者屠宰后向肉内注水制成，常见于猪肉、牛肉、羊肉和鸡肉。

通过给肉灌水可以为商家带来很高的利润，因为灌水量可达净重量的15%～20%，也就是利润可增加15%～20%。但有一个缺点便是注水肉颜色一般比正常肉浅，表面不粘，放置后有相当的浅红色血水流出。稍微细心的消费者都可觉察出来，当然也容易被执法人员发现。

商贩为了获得更多利益而又不被执法人员发现，可谓是充分发挥了自己的"智慧"。为了保持肉的颜色、重量，他们把目标锁定在卡拉胶上，一种能够具有很好保水性的食用添加剂。于是，他们成功研制出了一种"秘方"，将卡拉胶、水、色素（或血水）及其他一些增稠剂等一起配制好，用高压泵打入动物体内，得到的肉质可以跟正常肉的一模一样，不会出现流水、变味、变色等情况，看起来让人真假难辨。有了这配方，商贩们相互窃喜"再也不用担心我们的注胶肉被检查人员发现了，妥妥的"。

对于这个完美的配方，商贩们自己也不知道有没有毒，或者即使知道有毒，他们也照样继续"天要下雨，娘要嫁人，我要卖注胶肉，反正我自个儿不吃"。

2012年3月份查出江苏省盐城市滨海县一个小小的县城，有60%以上的在售猪肉都是注胶肉，而且注胶肉已经形成了一条完整的地下产业链，涉及江苏盐城，山东临沂、日照等多地，在这之前也有不少地区查出了注胶肉问题。

当注胶肉问题被曝光后，国家食品药品监督管理总局也加强执法管理，但同样屡禁不止。在2014年12月23日兰州有一位市民举报西部市场有注胶肉，市民表示他从西部市场买的一块肉，泡在水中清洗，可是没泡多长时间，发现水盆中有一层黏性的东西，于是他用手摸，发现水中确实有东西，于是举报。食品药品监督管理局介入调查。

注胶肉所注入的卡拉胶，又称为角叉菜胶或鹿角菜胶，是从红藻中萃取的天然多糖植物胶体。是一种以（1→3）-β-D-吡喃半乳糖和（1→4）-α-D-吡喃半乳糖重复二糖单元作为基本骨架，交替连接而成的硫酸多糖。具有凝胶、增稠和保水性，被广泛应用于食品工业领域，常见于牛奶、饮料、果冻、冰淇淋、软糖等等，用作增稠剂、胶凝剂、悬浮剂、乳化剂和稳定剂等，被称为是安全的食品添加剂，同时也用于工业、医疗等方面。

然而，有不少的实验已经证明，动物长期口服降解或未降解的卡拉胶可引起肠黏膜损伤、溃疡性结肠炎和导致肿瘤发生，这些不良后果是相当严重的。至于对人有没有伤害，有多大的伤害，现在还是个未知数，我们不能因为未知而大量使用。食用卡拉胶尚且如此，工业卡拉胶危险系数更大，因为工业卡拉胶的生产过程中会残留一些有毒物质。如果不良商贩为了获得更大的利润而采用工业卡拉胶，那将是非常危险的事。

注胶肉除了注入卡拉胶外，还有其他色素、增稠剂等，但这些添加剂也很多是有毒性的。比如食用色素红色6号会引发儿童荨麻疹；食用色素红色7号（红7）对人体有慢性毒性，实验证明"红7"会增加甲状腺的肿瘤；人类吃了增稠剂阿拉伯胶有可能会引发气喘或鼻炎等。有很多添加剂都是不安全的。商贩为了让注胶肉的色泽、质感、弹性等多方面更加接近正常生肉，就会添加各种添加剂，谁也不知道这里面有多少种是对人体有害的。

除此之外，商贩所添加的水或者血水可能含有很多微生物或者细菌，直接灌注到动物体内，进入到动物细胞和血液中，无疑大大增加了这些肉制品的食用风险。以及大量的胶水注入动物体内，导致动物体内发生什么变化，会产生什么毒素，或者动物自身分泌什么有害物质，我们都无从得知。所以光从健康方面就足以严惩商贩这种犯罪行为，更何况在肉中掺假，以胶充肉行为，是欺骗消费者行为。

对于商贩来说，增加自己的商品竞争力，降低成本是有必要的，但必须是合法的、安全的，质量有保障的。而对于消费者来说，物美价廉的商品当然是首选，但往往也是容易出问题的。所谓一分钱一分货，物美不等于安全，价廉不等于受益，我们切莫贪小便宜而上当。我们要一起和执法人员共同监督商贩，保证我们消费者自己的食品安全。

当然我们的执法人员也要加强管理，确保每一检查环节的严格审查，从源头抓起，不法商家才不会有犯罪的机会，才能真正杜绝这些犯罪行为。因为谁也不知道注水肉除了有这个升级版的注胶肉外，还有多少个注水肉升级版，或者注水肉终极版1号、2号…，检测这些新的东西永远让我们处于被动状态。

下面教大家辨别注胶肉的小方法，一般注胶肉比正常肉硬，口感比正常肉差，而且不易煮熟。注胶肉的颜色会与正常白条肉有一点区别，其肉色紫红，摸着发黏，并能闻到一点刺激性气味。

☕ 肉食品安全问题永未止步

本篇我们讲了几个典型的肉食品问题，但实际上肉食品问题远不止这些，主要来自三个方面：

一是生物污染，包括大肠杆菌、沙门氏菌等细菌感染；禽流感、疯牛病等病毒感染；疟原虫、猪肉绦虫等寄生虫污染；青霉素、氯霉素等抗生素污染。

二是化学污染，包括农药、抗生素和瘦肉精等兽药、重金属等污染。

三是物理污染，包括放射性物质、异物等污染，比如注水肉、注胶肉等。

前面举的例子，只是冰山一角，肉食品污染存在于各个环节。从原料采购环节、生产加工环节、流通销售环节及最后进入到人体内的环节，步步惊心。

那么我们应该如何做呢？最重要的还是我们的生产模式问题，零散的生产、销售只会让各个环节脱节。生产者没有统一的标准生产，这使得执法部门不能用统一的法规进行管理。在欧洲国家肉食品生产是大规模、集中化、标准化的生产与销售，这样能够做到统一、规范。一旦出了问题，就知道是哪个环节的问题，这样责任也明确，有助于打压非法谋取利益的商家。集中标准化生产销售，也有助于生产者提高产品质量，同时还能降低生产成本，节约资源，执法人员也能提高工作效率，有效管理食品安全问题。

之前，我们提到过法国的"护照牛"，便是这种大规模、集中化、标准化的代表，我们可以来看看他们是怎么做到的。

在法国，农场只要有小牛降生，便要给小牛戴上两个圆环，一个耳朵上一个。这两个标志便代表着这头牛一生中的身份。将小牛的出生、谱系、进出栏、喂养情况等有关信息一一登记在畜栏登记簿上，以及关于这头小牛长大、生病治疗、迁入迁出、屠宰等的所有数据和信息都会登记在这本登记簿上，之后全部记录到计算机里，存储了每头牛的一生信息。所以他们的牛肉跟踪管理可以一直追溯到牛的饲养户，环环相扣，一直到超级市场的售货柜台或肉店的货架子上。

这种身份标志文件是由每个省专门负责牛的身份识别的机构编制的。由此一来，每头牛都有一个独一无二的号码，这个号码标在耳环上，也登记在牛的护照上。牛不管到哪里，不管转卖几次，不管是被卖到屠宰场还是另一家饲养户，都要有其护照跟随。与每头牛相应的这个独一无二的号码包括表示国家的字母（FR）和10位数字，前两位数字表示省编码，紧接着四位是饲养户的识别码，最后四位是牛在农场的出生顺序号。

与牛终生相随的牛护照也包括有卫生状况信息，由省兽医服务局颁发的一张绿色不干胶识别标签要贴在每份识别文件上。为方便信息登记，护照上有条形码，可供自动读取护照上有关的主要信息。为了使整个跟踪管理系统运转良好，尤其是为了避免欺诈，对这一系统要进行严格的检查，识别耳环只能由农业部授权的工厂制造，护照由安全防伪型的纸张做成，而且省一级的机构经常对饲养户进行不定期的检查。

屠宰场的宰杀牛要按批次组合在一起，当牛来到屠宰场时，必须有护照。如果某一个农场出于卫生原因而被隔离，牛的护照上所携带的有关信息必然会被识别。屠宰场会立即拒绝接受护照上带有这类信息的牛。如果屠宰场接受来牛，会给每一头牛分配一个屠宰号码，该屠宰号码与牛的身份号码相对应。屠宰号码用墨水印在宰杀的牛体上，同时也打印在分割成一块块的牛肉上。然后，屠宰场会将身份特征一样的牛归为一个批次。送往肉店的牛肉，仍然可以通过登记在送货单和发票上的屠宰号码识别其来源。同样，送往加工厂的分割肉，在每道工序中也都可以通过屠宰号和批次号识别。这种跟踪管理的规定可以保证在整个过程的各个阶段证明牛肉的来源。如果没有注明原产地的标签，如果一个地方出现问题，消费者会立即停止购买所有的牛肉。

看完"护照牛"的生产过程您是否也很诧异，居然有这么严格的一套生产体系。而国内的养殖却是一个什么情况呢？要么是小散户，要么就是较大养殖场高密度养殖。小散户量小无法控制，而高密度养殖的则过多依赖疫苗、抗生素等药物预防疾病，乱添加饲料以促其生长，管理不规范。动物在饲养、贸易和屠宰过程中受到过度拥挤、饥渴、恐惧、寒冷酷热及长途运输等造成的应激，导致动物体内产生过多的有害物质。特别是在宰杀方面先不说其行为粗暴、残忍，单当着众多牛的面前暴力宰杀动物，对那些目睹同胞被宰的动物会产生多大的恐惧，分泌多少有害物质，谁也不知道。美国爱尔姆·哈力斯在其著作《恶念致毒》所说的那个实验不管真实与否，但在强烈的精神刺激下，不管是人还是动物体内肯定是会发生变化的，具体有多大伤害就不得而知了。整个过程下来发现我们现在的养殖业导致动物失去了自然的生长条件，也失去了合理规范的管理，这些都大大降低了肉食品的质量。

虽然我们不能说这样的生产模式就不会出现问题，但可以肯定的是，这样的模式至少会给每个环节的生产者以一定的震慑，全程可追溯也会加强人们对食品安全性的重视和知晓率。

☕ 相对平衡说

肉食品的种种陷阱让人触目惊心，在恐惧的同时，我们是否应该更多的思考这背后的原因，以及如何去避免类似的事件再次发生。层出不穷的肉食品安全问题一次次挑战我们的底线，自然我们会去责怪当事人。责怪养殖户盲目的添加，责怪收购商的不分好坏，责怪经销商的不择手段，但同时，我们是否也该反思一下自己。

　　我们总是希望用最少的钱能够得到最好的东西，市场是一个利益为导向的地方，当货真价实的东西价格贵，竞争不过这些看似"物美价廉"的东西时，总有人会铤而走险，满足我们的心理需求。

　　万事万物都是处于平衡之中，长时间的养殖、实实在在的食物喂养、严格的检测、运输，这些都是需要成本的，如果低于成本，每一个经手的人都有可能成为投机倒把之人。每个人都想有付出就有收获，这是人之常情，无可厚非，所以唯有如此他们才能保持内心的平衡。这样说我们并不是鼓励这样的做法，而是希望我们在要求这些生产商诚信有良心的同时，也要从自身做起，克制一些内心的欲望，多看看您买的东西，价格跟价值是否平衡。如果价格超过了价值，也许是您买贵了；如果价格低于价值，也许是您运气好，也许您就是这些无良商贩的目标人群。如果我们都能平衡自己的欲望，每个人在得到利益之前都想想，这样的利益是否可取，也许就能从根本上杜绝这些问题的产生。

第五章
食用油的选择

　　在我们的餐桌上，除了果蔬和肉食品，还有一个不容忽视的角色，那就是我们的食用油，大部分的菜式都需要食用油的搭配，各种烹饪都是必不可少。超市里，食用油的货架琳琅满目，不同的明星代言不同的油，有人说这个好，有人说那个好。随着人们的健康意识增强，有人说食用油吃多了对人体不好，于是视之如敝屣，干脆不吃。各种各样的观点，看得多，听得多，反而愈加迷惑，该怎么选择才是最好的？

☕ 初识食用油

　　人体的生长、发育、活动、繁殖以及新陈代谢等生命过程离不开营养素，人体需要的营养素主要有七大类，分别是碳水化合物、蛋白质、脂类、矿物质、维生素、水和膳食纤维。其中，脂类是脂肪及类脂的总称，脂肪由脂肪酸及甘油组成的酯类化合物，是人体三种供能营养物质之一，参与贮存和供给能量，同时还是机体组织和生物膜的构成成分，维持体温和保护作用，还能促进脂溶性维生素（比如 β -胡萝卜素）的吸收等。类脂也是机体的重要组成部分，参与体内新陈代谢活动等。总之，脂类是机体的重要组成部分，不可或缺。而我们人体脂类的主要食物来源是动物脂肪及植物油。虽然我们平时吃的其他一些食物也含有脂类，比如肉类、谷类、豆类、蔬菜及坚果等，但大概还有一半左右的脂类需由食用油提供。所以，因为怕食用油带来的高血脂等慢性病就完全不吃食用油，是不对的。

　　既然要吃，又要吃得健康，到底每天吃多少才是健康的范畴呢？以一个25岁从事轻体力活动的男子为例，他每天所需要的能量是10.0kJ（2 400cal），需要脂肪提供的能量是总能量的20%～30%，也就是需要脂肪提供2.0～3.0kJ（480～720cal），每克油脂能提供36.75J（9cal）的能量，即需要油脂53.3～80g。如果他一天食用了草鱼200g、猪瘦肉122g、米饭772g、馒头183g及牛奶267g，那么他需要食用的食用油是18.6～45.3g。这样算起来好像很复杂，其实落实到生活当中不必这么复杂，注意不要吃得过分油腻，同时又能满足自己身体需要就可以了。还有一个简单的方法，就是在厨房放一个有刻度的油壶，这样在炒菜的时候就能很好地控制自己的用油量，而不至于放太多或太少了。

知道了用油量，接下来就是我们选择食用油时最迷惑的问题，怎么样才能选到一桶好食用油。我们在超市面对各种食用油的时候，大部分时间是根据自己的生活习惯和广告效应而选择，其实我们的内心并不知道从什么方面来评价食用油的好坏。

食用油除了口感上的调和之外，从营养学的角度来讲，它主要是为我们提供能量、脂肪酸和其他营养物质，比如多酚物质、矿物质、维生素等。我们食用的油脂的主要成分是三酰甘油，三酰甘油分子是由一个甘油分子和三个脂肪酸分子酯化而生成的。由于不同脂肪酸物理化学性质不同，所以油脂熔点也不同，在常温下可以表现为固态和液态，比如，在常温下，我们的动物油一般是固态，而植物油一般是液态。

脂肪酸决定了油的状态，那么什么是脂肪酸呢？脂肪酸主要是由碳原子与碳原子之间连接而组成的一条脂肪链，碳原子数从4个到24个不等。碳原子与碳原子之间可以是单键连接，也可以是双键连接。如果碳原子与碳原子之间的连接都是单键连接的话，那么这个脂肪酸就叫饱和脂肪酸。而如果碳原子之间有双键链接，那么碳原子就不稳定，很活泼，容易发生双键断裂成单键，碳原子再和其他的原子连接，比如和氢原子连接等，那么我们就把这种双键连接的叫作不饱和连接，这种脂肪酸就叫作不饱和脂肪酸。如果有一个不饱和连接的脂肪酸，我们叫单不饱和脂肪酸，两个及两个以上的就叫多不饱和脂肪酸（见下图）。

概括来讲，脂肪酸是由饱和脂肪酸、单不饱和脂肪酸和多不饱和脂肪酸组成，而食用油则是由这几种脂肪酸共同组合而成。不同比例组合而成的食用

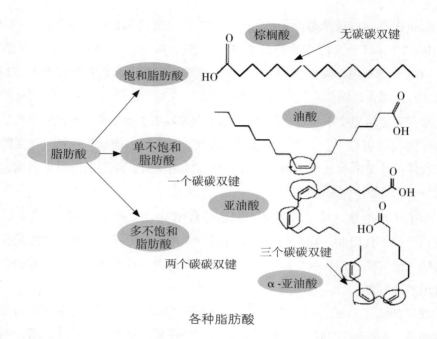

各种脂肪酸

油表现为不同的状态，不同的食用油其脂肪酸的组成比例不同。我们评价一种食用油营养价值的高低时就是看这几种脂肪酸的比例如何，而首先我们需要了解的就是这三种脂肪酸的作用是什么？

　　饱和脂肪酸因为其会增加血清总胆固醇水平和低密度脂蛋白胆固醇（就是我们通常所说的有害胆固醇）水平，堵塞血管，增加冠心病的发病率，促进糖尿病和肥胖的发生而一直遭人嫌弃。但其实饱和脂肪酸在被消化之后，能与甘油共同合成细胞膜所需要的成分，所以对于人体来说也是必不可少的。

　　单不饱和脂肪酸可以在人体内自身合成，能调节人体的免疫功能，减少内脏周围及皮下脂肪的生成，常见的单不饱和脂肪酸有油酸和棕榈油酸。棕榈油酸具有很多对人体有益的生物活性，在一般的食用油中含量很低或者不含有，而在沙棘果油和海洋动物油中含量较高。但我们通常说的单不饱和脂肪酸是指油酸，国际营养学界把油酸称为"安全脂肪酸"，因为它可以降低血液总胆固醇和有害胆固醇（如LDL）的水平，却不会降低有益的胆固醇（如HDL）。但任何事物都有两面性，油酸摄入过多会影响体内必需脂肪酸和前列腺素的代谢。

　　多不饱和脂肪酸根据其分子结构可分为ω–6系列多不饱和脂肪酸和ω–3系列多不饱和脂肪酸。ω–6系列多不饱和脂肪酸包括亚油酸（LA）、花生四烯酸（AA）及γ–亚麻酸（GLA）等；ω–3系列多不饱和脂肪酸主要包括α–亚麻酸、二十碳五烯酸（EPA）和二十二碳六烯酸（DHA）等。其中亚油酸和α–亚麻酸是人体必需脂肪酸，人体不能自身合成但是生命活动必不可少的，它们参与体内重要物质的合成及其代谢过程。虽然亚油酸是必需脂肪酸，适量的亚油酸对健康是有益，但过量则会诱发炎症反应、水潴留、血压升高和免疫力下降。这就是为什么以色列人摄入的脂肪与能量都比美国少，而以色列人患肥胖病和糖尿病的比率却高于美国的原因——是因为长期摄入含亚油酸丰富的油脂。α–亚麻酸是功效最多的天然物质之一，能够有效预防心脑血管疾病、高血压病、高脂血症、糖尿病及延缓衰老。现在人们普遍对亚油酸摄入充足，而缺乏α–亚麻酸。二十碳五烯酸（EPA）和二十二碳六烯酸（DHA）是大脑脂肪的主要成分，EPA还参与体内免疫调节，抑制炎性反应和血栓形成。如果EPA和DHA缺乏，会影响婴幼儿发育。而α–亚麻酸的摄入不足，也会导致EPA和DHA转化合成过少。

　　ω–6系列多不饱和脂肪酸对人类健康的影响是双向的，摄入不足与摄入过量都会对人体的健康产生危害；而ω–3系列多不饱和脂肪酸主要是摄入不足，几乎不存在过量问题。随着生活饮食结构的改变，我们体内的ω–6/ω–3脂肪酸的比例由原来的1：1，逐渐攀升到了20：1～50：1，出现严重的脂肪营养失衡。研究表明ω–6/ω–3脂肪酸的最佳比例是2：1，所以简单地说，我们评价一种油脂好不好，就看看里面饱和脂肪酸是不是少一些，单不饱和脂肪酸是不是多些，多不饱和脂肪酸中的ω–6/ω–3是不是能接近2：1。下表是各种食用油不同脂肪酸种类所占的比例。

　　不同比例的脂肪酸所组成的油脂呈现出来的性能也不一样，比如大豆油，稳定性较差，容易被氧化，所以适合凉拌或清炒；山茶油稳定性好，发烟点温度较高，则可以用于各种方法的烹饪。下边我们具体来介绍一下常见的食用油各自有何特点，希望对您选择食用油有所帮助。

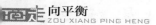

各种食用油不同脂肪酸种类所占的比例

常见油脂		饱和脂肪酸	单不饱和脂肪酸	多不饱和脂肪酸 ω-3	多不饱和脂肪酸 ω-6
植物油	草本植物油				
	大豆油	10.6%～19.9%	17.7%～28.0%	6%～10%	50%～59%
	花生油	9%～18.5%	35.0%～67.0%	0.05%～0.3%	13.0%～43.0%
	菜籽油	2.5%～7.0%	51%～66%	5.0%～13.0%	11%～23%
	芝麻油	12.7%～19.7%	34.4%～45.5%	/	36.9%～47.9%
	火麻油	8%～12%	12%	14.7%～17.4%	59.7%～62.9%
	亚麻籽油	10%	5%～25%	45%～65%	20%
	玉米油	8.6%～15%	20.0%～42.2%	1%	34.0%～65.6%
	葵花籽油	7.7%～14.1%	14.0%～39.4%	/	48.3%～74.0%
	棉籽油	23.1%～29.3%	15%～22%	0.4%	47%～58%
	紫苏油	5.6%～7.2%	13.6%～26.9%	57.7%～69.4%	9.0%～11.5%
	葡萄籽油	10%～18%	12%～28%	1%	58%～78%
	米糠油	13%～21%	40%～52%	0.5%～1.8%	29%～42%
	小麦胚芽油	20%	25%	5%	50%
	月见草油	10.7%	2.6%	/	86.7%
	杏仁油	5.1%	67.8%	0.1%	27%
	南瓜籽油	16.5%	34.7%	0.4%	48.4%
	沙棘油	9.3%～25.8%	12.6%～23.5%	24.9%～38.5%	30.2%～36.3%
	木本植物油				
	山茶油	10%	82.4%	0.2%	7.4%
	橄榄油	11.1%	81.6%	0.3%	7.0%
	椰子油	42.8%～53.5%	36.0%～44.0%	/	9.0%～12.0%
	核桃油	8.7%	15.6%	13.5%	62.2%
	枸杞油	9.2%	13.2%	3.2%	74.4%
	棕榈油	42.8%～53.5%	36.0%～44.0%	/	9.0%～12.0%
动物油	猪油	47.9%	43.6%	0.2%	8.3%
	牛油	65%	20%	0.7%	14.3%

84

☕ 大豆油

　　大豆油是由黄豆为原料所制取的食用油，目前我国市场上大部分豆油都是用美国等国进口的转基因大豆生产的转基因大豆油。大豆油的消化吸收率达98%，是营养价值较高的食用油。它含有丰富的亚油酸和油酸，其中亚油酸占50%～59%，油酸占17.7%～28.0%。未精炼的大豆油还含有卵磷脂、植物甾醇及许多天然活性物质。由于这些成分很容易氧化，导致大豆油的保质期大大缩短，所以我们市场上所卖的大豆油都是精炼大豆油。虽营养价值有所下降，但更有利储存。大豆油含丰富的不饱和脂肪酸，所以它的热稳定性较差，不适合高温烹饪，比如爆炒、煎炸等。大豆油适合一般人群食用，但在选购上需注意观察是否有沉淀物或浑浊，以及是否在保质期之内。对于大豆油的储存，尽量避免光照，高温等。

☕ 花生油

　　花生油的脂肪含量较高，所以有些女性一谈花生油就色变，她们认为这些脂肪会导致体重飙升。事实上，她们只说对了一半，花生被称为"长生果""白寿果"，虽然含脂肪高，但其所含的脂肪80%以上是不饱和脂肪酸，所以不仅不会长胖，还特别有营养。花生油不仅气味芬芳，滋味可口，而且是比较容易消化吸收的食用油。花生油含油酸35.0%～67.0%，亚油酸13.0%～43.0%，还含有植物甾醇、麦胚酚、磷脂、维生素E、胆碱等生物活性物质。能降血脂，减少炎症反应及血栓形成，还可以延缓脑功能衰退，是营养价值较高的一种植物油。花生油的热稳定性比较好，适合各种烹煮方法，尤其适合于煎炸食物，不易发生氧化变质。但花生容易受黄曲霉素的污染，而黄曲霉素是20世纪以来最引人注目的致癌毒素，故在选购花生油时须注意花生油的品质，最好选择大家比较公认的品牌，质量更有保障。花生油的储存方法一样是避免光照及高温，于15℃以下的温度，密闭贮藏。

☕ 菜籽油

　　菜籽油即是我们经常说的菜油，取自油菜籽，是我们国家的主要食用油之一。菜籽油含不饱和脂肪酸非常高，达90%以上，其中油酸的含量达51%～66%，有的甚至能达到70%。我们在前面说过油酸可以降低总胆固醇和坏胆固醇的水平，对防治心血管疾病具有非常重要的意义，所以从这个方面来说，菜籽油对人体健康是有利的。同时，菜籽油也是α–亚麻酸的良好来源，在众多食用油中，其α–亚麻酸含量算是较高的，故菜籽油是非常健康的食用油。但一些高芥酸的菜籽油含有大量的芥酸和芥子苷等，对人体生长发育不利，有心脏疾病及高血压病的患者尽量少吃高芥酸菜籽油。现在市场上推出了不少低芥酸的菜籽油，所以我们在选购菜籽油时，可以尽量选择低芥酸菜籽油。低芥酸菜籽油是口感清爽的食用油，适合各种烹调，并能充分保证食物的原有风味。但由于菜籽油有一些"青气味"，不太能为大众所接受，所以不太适合用于凉拌菜。

☕ 芝麻油

　　我们经常用一个谚语来说一个人着眼于小事却忽略大事，叫"捡了芝麻，丢了西瓜"，这个谚语容易让人造成误解，以为芝麻不如西瓜。其实从营养角度来说，芝麻是更甚于西瓜的，而芝麻油更是如此，芝麻油是食用油中的珍品。芝麻油含人体必需的不饱和脂肪酸和氨基酸，居各种植物油之首。还含有丰富的维生素和人体必需的铁、锌、铜等微量元素。能够延缓衰老，软化血管和保持血管弹性，其含有的卵磷脂还可维护大脑功能，故食用价值特别高。芝麻油香味浓郁，所以民间俗称香油。但这种香气成分沸点低，因此不适合用于烹调或煎炸等，一般用于制作凉菜。除了食用价值外，芝麻油的药用价值也非常高，它对于习惯性便秘、口腔溃疡、牙周炎、咽喉炎等均具有治疗作用。还可以用于润肤祛斑美容，预防脱发和过早出现白发等。但有一点需要提醒大家的是，芝麻油虽好，不要过量哦。除了患有菌痢、急性胃肠炎、腹泻等病症者应尽量少食芝麻油外，一般人群都可食用。

☕ 火麻油

　　说火麻可能很多人都不知道，它有个赫赫有名的名字——大麻。听到这个名字，很多人的第一印象就是毒品，不错，就是那个毒品大麻。大麻之所以是毒品，主要是大麻植株的叶和花中含有一种叫四氢大麻酚的罪魁祸首，它对人体危害大。但神奇的广西产出的大麻却是不含四氢大麻酚，这里的人们常年食用火麻油、火麻汤，不但没有形成毒瘾，而且还成就了广西巴马世界长寿地区的美誉。火麻油富含必需脂肪酸，我们看到前面那个表格，可以发现火麻油 α-亚麻酸的含量，除亚麻籽油、紫苏油和沙棘油外，比一般的食用油都高，比例达14.7% ~ 17.4%。学术界认为食用油中 ω-6/ω-3脂肪酸的最佳比例是2：1，而火麻油中 ω-6/ω-3脂肪酸的比例是3：1。在自然界的天然油脂中，火麻油是大自然中唯一一种能够溶解于水的油料，也是唯一最接近人体营养需要的油脂。其还含有人体细胞必需的8种氨基酸，β-胡萝卜素、叶绿素、叶酸、植酸、烟酸、卵磷脂、植物甾醇类等营养素，是最具营养平衡性的油脂，故被称为"长寿油"。但正因为其富含多不饱和脂肪酸，容易被氧化，故不适合用于煎炸等高温烹饪方法，储存时主意最好要冷藏或冷冻，避光，密闭。

☕ 亚麻籽油

　　作为火麻孪生兄弟的亚麻，又叫胡麻，也是人类最早种植的作物之一。民间传说食用亚麻籽有延年益寿的功效，虽然有些夸大，但亚麻籽的确具有非常高的营养价值。亚麻籽油含有非常丰富的不饱和脂肪酸，是陆地上 ω-3系列脂肪酸含量最高的植物油之一，被称为"植物脑黄金"。同时，亚麻籽油含有对人体健康有重要作用的木酚素，是已知食品中含量最高的，因此亚麻籽油号称为"木酚素之王"。除此之外，亚麻籽油含有较高的木脂素，这是一种能够清除体内自由基、抗氧化作用的植物雌激素。亚麻籽油含有的 α-亚麻酸达45% ~ 65%，是 α-亚麻酸含量最丰富的油脂之一，故对于提高人体免疫力，降血压、降血脂、防治心脑血管疾病及延缓衰老有重要作用。虽然有这么多的营养素，但由于其营养不均衡，其他的营养素较少，故不适宜单独长期食用，应与其他食用油共同或交替食用。亚麻籽油和火麻油一样，因其含有非常丰富的多不饱和脂肪酸，很容易被氧化，所以尽量不用来煎炸食物，适合用于一般炒菜。尤其适合于老年人食用，但储存时需注意避光、冷藏。

☕ 玉米油

玉米一直是重要的粮食作物，它不但营养价值高，而且热量很低，是深受很多女性追捧的减肥食物。同时，玉米含有七种"抗衰剂"，分别是钙、谷胱甘肽、维生素A、镁、硒、维生素E和脂肪酸。作为玉米的产物——玉米油，其营养价值也是非常高的。玉米油又叫粟米油，是由玉米胚芽提炼的油，富含不饱和脂肪酸，其中油酸的含量占20.0%~42.2%，亚油酸的含量占34.0%~65.6%。亚油酸是人体必需的脂肪酸，对预防心脑血管疾病具有重要意义。而且，玉米油富含维生素A、维生素D、维生素E等，为补充人体所需的维生素提供了重要的来源。玉米油中其他功能成分含量也较高，如植物甾醇（亦称固醇），是玉米油不皂化物的主要成分。玉米油含甾醇1441mg/100g（比葵花籽油496mg/100g及大豆油436mg/100g均高）。其中β-谷甾醇占60.3%，燕麦甾醇10.5%。甾醇是降血脂药物类固醇的原料，甾醇和其他药物复配的谷甾醇片有良好的降血脂及血清胆固醇的作用。不少人认为玉米油的稳定性好，适合高温煎炸，但实际上，高温煎炸不仅使玉米油中的不饱和脂肪酸氧化，而且产生很多对人体不利的氧化物，所以建议食用时尽量不要用过高温度，储存方法同以上几种油脂一样。

☕ 葵花籽油

经常嗑瓜子的人会发现一个现象，就是剥开瓜子壳，里面的瓜子仁只要掉在干燥的纸巾上面一会，纸巾就会有点湿湿的。这是因为葵花籽的含油量比较高，所占脂肪高可达60%。葵花籽油被称为"高级营养油"，其所含的营养成分含量高而且种类多。它含有丰富的亚油酸、维生素E、植物固醇、磷脂、胡萝卜素等。另外，葵花籽油中生理活性最强的α-生育酚的含量比一般植物油高。而且亚油酸含量与维生素E含量的比例比较均衡，便于人体吸收利用。另外，葵花籽油中还含有较多的维生素B$_3$，对治疗神经衰弱和抑郁症等精神疾病疗效明显。它含有的一定量蛋白质及钾、磷、铁、镁等无机物，对糖尿病、缺铁性贫血病的治疗都很有效，对促进青少年骨骼和牙齿的健康成长具有重要意义。所以，葵花籽油是营养价值很高，有益于人体健康的优良食用油。根据天然食用植物油的氧化稳定性由高到低依次为芝麻油、橄榄油、三四级菜籽油、玉米油、一级菜籽油、花生油、大豆油、一级葵花籽油、茶籽油、三级葵花籽油、亚麻籽油。所以可知葵花籽油的热稳定性较差，更适合一般的清炒或凉拌等油温要求不高的烹调方式。氧化稳定性越差的食用油越需要注意其密闭性和低温保存。

☕ 棉籽油

由于热稳定性的原因，不是所有的食用油都适合用于煎炸。用于食品煎炸的油脂应该具备以下的特点：烟点高、煎炸稳定性好及煎炸过程的损耗少，煎炸食品的起酥性和风味好，煎炸食品营养健康，且保质时间长。同时，煎炸油中亚麻酸的含量不宜大于3%，否则不但会容易损失油脂，还难以获得品质稳定的煎炸食品。棉籽油正好符合这些条件，成为最适合用于煎炸的一种油脂。棉籽油中脂肪酸的含量，棕榈酸21%~26%，硬脂酸2.1%~3.3%，油酸15%~22%，亚油酸47%~58%及亚麻酸0.4%，其中油酸和亚油酸含量为62%~80%，具有很好的氧化稳定性。另外，棉籽油中生育酚含量为400~700mg/kg，具备天然的抗氧化能力，油脂中的天然抗氧化剂随油脂被煎炸食品吸收，可保护煎炸食品不易氧化，故比较适用于煎炸。很多人说油脂中，饱和脂肪酸含量高的油脂煎炸稳定性好。的确如此，但是饱和脂肪酸含量高的油脂，其煎炸食品中饱和脂肪酸含量也高，人们过量摄取饱和脂肪酸含量高的油脂，对健康造成不良影响。故棉籽油虽常用作煎炸油，但其煎炸食品是不太健康的。需要注意的是，棉籽油分为两种，一种是棉籽原油，一种是精炼棉籽油。棉籽原油中含有一种叫"棉酚"的物质，具有很强的杀精作用，对人体有害，所以不能用于食用。精炼棉籽油适合烹调食物，就是我们通常所说的食用棉籽油。

紫苏油

在我们的常识当中，吃鱼和核桃是非常补脑的，可以让人变得更聪明，记忆力更好。的确，这两种食物是非常好的补脑食材，但是我们在这给您介绍一种比这两种更好的补脑食材——紫苏油。为什么说紫苏油的补脑作用比鱼和核桃好呢，主要是因为紫苏油中的多不饱和脂肪酸α–亚麻酸的含量非常高，达57.7%～69.4%，是目前所知植物油中α–亚麻酸含量最高的油脂，前面我们讲亚麻籽油中α–亚麻酸含量很高，而紫苏油比它的还要高。α–亚麻酸是神经细胞合成的基础原料之一，在体内可转化为生命活性因子DHA和EPA，是决定人类智慧发育的关键性营养素，被称为"脑黄金"。DHA和EPA是促进大脑神经细胞发育的最佳营养成分，故紫苏油对婴幼儿大脑发育，智力发育及视力发育极有好处，是孕育健康聪明宝宝必不可少的孕期滋补品。老年人经常食用，则可健脑益智，预防老年性痴呆，降血脂降血压，防治心脑血管疾病，及提高人体基础代谢，增强抵抗力和延缓衰老等。故紫苏油非常适合小孩、孕妇及老年人食用。紫苏油适合凉拌或者其他油温不高的烹调方式，以保证其营养的充分吸收。说到补脑，顺便提一下深海鱼油，是很多人推荐服用的补脑保健品，主要是其从深海鱼体内提取油脂，含有DHA和EPA。但不少研究表示深海鱼油对健脑、提高智力作用并不明显，其安全性还有不少未知，有报道其重金属汞超标，所以我们还是需要谨慎选择。

葡萄籽油

我们经常说"吃葡萄不吐葡萄皮"，事实上我们不仅要不吐葡萄皮，还应该要不吐葡萄籽。这是因为葡萄籽里含有非常多营养物质，其中包括原花青素，是目前为止所发现的最强效的自由基清除剂，具有非常强的体内活性。

而我们这里所要介绍的葡萄籽油也是种营养很高的优质食用植物油，葡萄籽油含有丰富的不饱和脂肪酸，主要是油酸和亚油酸，其中亚油酸的含量高达58%～78%。葡萄籽油含有丰富的营养成分，比如含较高的多酚、甾醇、维生素V、维生素C等物质。这些物质使得葡萄籽油具有一定的抗氧化性。而其中含有最重要的两种物质是亚油酸和原花青素（OPC）。亚油酸是人体不可缺少的必需脂肪酸，OPC是超强抗氧化剂，能有效清除体内多余的自由基，保护人体细胞组织免受自由基的氧化损伤，其抗自由基氧化能力是维生素E的50倍，维生素C的20倍。同时，葡萄籽油还含有维生素B_1、维生素B_3、维生素B_5、叶绿素、微量矿物元素、果糖、葡萄糖、钾、磷、钙、镁等，所以葡萄籽油的食用价值非常高。葡萄籽油的油烟点高达216℃，适合于高温烹饪。因为其热稳定性较好，所以可以有效地延长货架保质期，不容易因光照、热辐射和与空气接触而产生氧化酸败的现象。各个年龄的人群都适用葡萄籽油，对老年人来说尤为适合。

☕ 米糠油

看到米糠油，您是否第一反应就是那个用来给猪吃的下脚料——米糠。的确，米糠油又称稻米油、大米油，是稻谷碾米过程所得副产物米糠（含米胚芽）经稳定化处理、浸出制油、油脂精炼所得的一种油。但米糠油并没有我们想象中的跟米糠一样"卑微"，而是营养非常丰富的食用植物油。在欧美韩日等国家，它是一种与橄榄油齐名的健康营养油，深受高血脂、心脑血管疾患人群喜爱，并早已成为西方家庭的日常健康食用油。米糠油中油酸及亚油酸含量高，油酸占42%左右，亚油酸占38%左右，这两者比例接近国际卫生组织推荐的油酸与亚油酸的比例1：1。其饱和脂肪酸含量低，且富含多种天然生物活性组分（谷维素、生育酚、植物甾醇、角鲨烯等），具有很好的氧化稳定性。米糠油具有特殊芳香气味、耐高温煎炸、储存时间长和具有医用价值等优点。且米糠油具有优质的煎炸性能，煎炸时不起沫、不聚合、抗氧化能力极好，能赋予煎炸食品良好稳定的风味，对鱼类、休闲小吃的风味有增效作用，并能提高产品的贮存稳定性，故米糠油还是大规模生产风味土豆片、煎炸小吃食品、搅拌型煎炸食品的高质量煎炸用油。

☕ 小麦胚芽油

　　小麦胚芽油是以小麦芽为原料制取的一种谷物胚芽油，它集中了小麦的营养精华，富含维生素E、亚油酸、亚麻酸、二十八碳醇及多种生理活性组分，是宝贵的功能食品，具有很高的营养价值。小麦胚芽油中维生素E的含量为植物油之冠，已被公认为一种具有营养保健作用的功能性油脂，具有很高的营养价值，被营养学家誉为天然维生素E的仓库，又叫"液体黄金"。维生素E中 α、β、γ、δ 四种类型全具备，生理活性效能是合成维生素E的30倍，易被人体吸收。由于小麦胚芽油有其独特的超强抗氧化性，抗自由基的特性，所以小麦胚芽油用在美容保健方面较多，而作为食用油则较少。它可延缓皮肤老化，滋润性强，可淡化细纹、妊娠纹、疤痕，增加肌肤湿润力，对干燥、缺水、老化、皱纹肌肤极有帮助。可减少脸上长青春痘所留下的痕迹。适合各种肤质，对黑斑、干癣、湿疹有一定效果，亦具有防晒功能，因此深受女性追捧。但其食用价值也是较高的，其富含多不饱和脂肪酸，其中 α–亚麻酸含量也相对较高，能够防治心脑血管疾病。故小麦胚芽油的适用人群主要是女性，用于保养皮肤，养颜美容，祛除皱纹；用于中老年人，调节血脂，降低胆固醇、增强血管弹性，预防中风，以及高血糖的辅助治疗，降血压，延缓衰老等。

☕ 月见草油

　　月见草又称夜来香、山芝麻，为柳叶科多年生草本植物，其种子榨出的油被称为月见草油。月见草油中含有亚油酸、油酸、棕榈酸、亚麻酸等多种脂肪酸和维生素，不饱和脂肪酸含量约占脂肪酸总质量的89.29%，其中亚油酸占73.5%～81.9%，γ–亚麻酸占6.9%～12.6%。亚麻酸具有抗炎、抗氧化、抗血栓、降脂、降糖、减肥等功效，而 γ–亚麻酸为人体必需脂肪酸，是组成各组织生物膜的结构材料，也是合成一系列前列腺素的前体，具有很强的生物活性。近年来，月见草油的生物学功能引起人们越来越多的关注。大量研究表明，月见草油具有良好的降脂、降糖、减肥、抗炎、抗氧化、抗血栓等多种生物功能，对老年慢性疾病具有医疗保健作用；对糖尿病、高脂血症、动脉粥样硬化、冠心病等具有显著疗效。因为月见草油营养成分偏性较强，各种比例不均衡，故更适合作为降低血脂、血压及帮助治疗动脉硬化等多种疾病的营养保健油品，而不太适合作为日常生活的食用油。

杏仁油

杏仁是广受大众欢迎的一种食物，因为杏仁和其他坚果一样，富含抗氧化物质，能够祛斑除皱美容，延缓皮肤衰老，故天性爱美的女人尤其爱吃坚果。很多人虽然经常食用杏仁，但他们对杏仁的了解还是较少。杏仁可分为甜杏仁和苦杏仁，甜杏仁无毒，苦杏仁有毒。甜杏仁一般是用来食用的，我们食用的杏仁坚果便是甜杏仁；苦杏仁一般用来入药，能够止咳平喘。苦杏仁在加工提取为杏仁油时，需要先进行脱毒处理才能食用，因此这里我们讲的杏仁油主要是指由甜杏仁为原料加工压榨而提取的。杏仁油中含有丰富的不饱和脂肪酸，其单不饱和脂肪酸———油酸含量最高，在67.8%左右，仅次于橄榄油81.6%和茶油82.4%，及富含蛋白质、维生素、无机盐、膳食纤维及人体所需的微量元素，是一种营养价值很高的植物油。杏仁油能够护肤、美发、除皱，延缓衰老，尤其适合女性食用。同时，杏仁油因其独特的性质，被应用在许多领域，如精密仪器、钟表油、高级涂料和高级化妆品等，具有很高的经济价值。但杏仁油中含有丰富的不饱和脂肪酸，因此杏仁油在加工、储藏和使用过程中因空气、光照、酶及金属离子等的作用，易发生自动氧化反应，从而酸败变质。因此杏仁油的储存尤须注意低温、密闭，避免光照。杏仁油适合低温烹调方法，比如用于凉拌菜等。

南瓜籽油

如果说杏仁油对女性来说是一种嘉奖，那么南瓜籽油对男性来说也算是一种福利。南瓜籽油含有丰富的不饱和脂肪酸，如亚麻酸、亚油酸、油酸等。此外，南瓜籽油还含有植物甾醇、氨基酸、矿物质等多种生物活性物质，尤其是锌、镁、钙、磷含量极高。此外，南瓜籽油中还含有维生素B_1、维生素B_2、维生素C、维生素E、维生素P、泛酸等。南瓜籽油中维生素E含量相当高，达到410～620mg/kg，远远超出了膳食营养素参考摄入量（DRIS）的建议量。维生素E能够促进精子的生成和活动，增加卵巢功能，使细胞膜和细胞内免受过氧化物的氧化破坏，从而有效地清除体内自由基，在防止衰老、肿瘤等方面起着重要作用。南瓜籽油中还含有一种可称为雄性激素的活性生物触媒剂成分，能够消除前列腺的初期肿胀，对泌尿系及前列腺增生具有良好的治疗和预防作用，能增强男性性功能作用。由于其对男性具有多方面的保健作用，被人们誉为"男性的守护神"。对于40岁以上的中年人而言，经常食用南瓜籽油对确保健康非常重要。与橄榄油相比，其营养价值不相上下，但南瓜籽油的胆固醇含量却比橄榄油低得多，因而深受人们的青睐，是目前世界公认最优秀的药食两用植物油。

沙棘油

沙棘油对于很多人来说是很陌生的，甚至连沙棘也不熟悉，那么我们先来简单了解一下沙棘。沙棘是一种在地球上生存超过两亿年的，能在沙漠和高寒山区的恶劣环境中生存的，特别是在"地球癌症"——砒砂岩地区唯一能生长的植物，其长出来的果实叫作"长寿果""第二人参""生命能源"及"维C之王"。沙棘果的营养价值极高，含有非常丰富的维生素及其他营养素。同样，由沙棘果或者沙棘籽中提取出来的珍贵天然油脂——沙棘油，也是非常好的油脂。沙棘油含有人体所必需的多种营养活性物质，包括多种不饱和脂肪酸、胡萝卜素、类胡萝卜素及其衍生物、天然维生素E等多种脂溶性维生素以及36种黄酮类和多酚类物质，还有甾醇、花青素、槲皮素等近160多种生命活性物质，是一个完整的生命活性因子宝库，是极佳的营养保健品。沙棘油具有抗菌、抗病毒、抗肿瘤、抗溃疡、抗衰老、抗辐射、增强免疫力等作用。故现在很多人将其开发成沙棘油胶囊，与灵芝孢子油一样珍贵，甚则有过之而无不及。沙棘油和月见草油一样，更适合做营养保健品服用，不太适合作为日常食用油。

☕ 山茶油

　　山茶油是我国最古老的木本食用植物油，是世界四大著名木本植物油之一。在元代末，朱元璋就将江西山茶油封为"御膳用油"，可想而知其在当时地位之高。山茶油与橄榄油一样，单不饱和脂肪酸含量非常高，油酸含量在80%以上，饱和脂肪酸含量仅为10%左右，所以被称为"东方橄榄油"。实际上，山茶油的营养价值要高于橄榄油。山茶油所含的不皂化物比橄榄油少，更容易消化吸收。同时，山茶油还含有橄榄油所没有的生物活性物质，如山茶苷、山茶皂苷、茶多酚等。山茶苷具有加强心脏功能和抗癌的作用，山茶皂苷具有双向调节免疫功能和溶血栓的功能，茶多酚具有降血脂、降血压、降血糖、抗辐射、预防肿瘤等作用，故山茶油被称为"油中之王"。当然，它还含有其他营养成分，比如富含维生素A和维生素E，还含有一些甾醇、香树素等。因为山茶油的营养价值高及易吸收，所以经常给产妇用作产后调理，所以很多地区又将山茶油叫作"产子油"或"月子宝"。山茶油还具有护发养颜作用，及经常用来外伤涂抹，效果非常好。山茶油因其具有较强的抗氧化性，稳定性好，发烟点温度高，达252℃，所以适合各种烹调方法，包括烧烤、煎炸等。

☕ 橄榄油

　　橄榄油是现代营养学家较为推崇的一种油，被认为是迄今所发现的油脂中最适合人体营养的油脂，有"植物油皇后"之美誉。橄榄油油体透亮，有果香味，口感爽滑，有淡淡的苦味及辛辣味。橄榄油含有丰富的不饱和脂肪酸、多种脂溶性维生素及多酚类抗氧化物质，营养价值非常高。与山茶油一样，长期食用能够提高有益的胆固醇水平，降低有害的胆固醇水平，从而有效预防心血管疾病。另外，橄榄油也具有很好的美容价值，能够消除面部皱纹，有护肤、护发、防治手足皲裂的功效，能有效保持皮肤弹性，润泽皮肤。市面上的橄榄油分为初榨橄榄油、精炼橄榄油和果渣油，油的品质依次递减，其中初榨橄榄油是通过冷榨法提取出的，而精炼橄榄油和果渣油是用浸出法从油渣中提取和精炼出的橄榄油。理论上橄榄油所含的 ω–6/ω–3脂肪酸的比例是4：1，同人乳中的脂肪含量比例相似，但实际上能达到6：1～12：1，就算是品质很好的橄榄油了。在烹调食用方面，和山茶油一样，因其稳定性好，不易氧化，油烟点温度高，非常适合用于作为煎炸用油。山茶油和橄榄油的营养价值都非常高，应注意保存，一般用玻璃瓶密闭、阴凉、避光保存。

椰子油

椰子油与前面我们所介绍的几种高营养价值的油脂不同，其饱和脂肪酸的含量非常高，而不饱和脂肪酸的含量很低，但这是不是就说明椰子油不好呢？其实并不然，您接着往下看。椰子油是我们日常食物中唯一由中链脂肪酸组成的油脂，中链脂肪分子比其他食物的长链脂肪分子小，易被人体消化吸收，能刺激人体新陈代谢。故食用椰子油不但不会增肥，而且具有很好的减肥效果，尤其减去小腹部位的脂肪。椰子油具有很高的稳定性，不易氧化，而且其中链脂肪酸具有天然的综合抗菌能力，能有效地杀灭体内病毒，并将体内的毒素排出体外。所以椰子油虽算不上是营养价值非常高的油，但是非常健康的食用油。另外，椰子油还被用于卸妆、洁面。椰子油是一种较为清淡的媒介油，不油腻且容易被皮肤吸收，不会堵塞毛孔，是处理油性和问题肌肤的理想油类。它几乎适用于各种肤质，具有润肤、护肤、防晒等作用，是活化肌肤的圣品。由于椰子油是饱和油，烹调加热不会产生自由基，所以适合各种烹调方法。

核桃油

在很多老百姓的心目中"吃啥补啥"，中医学中也有 "以形补形"的说法，比如吃猪肾补肾，吃猪血补血，吃猪脑补脑。而在植物性食物当中，核桃是长得最像人脑的一种食材，所以中医很早就认为其具有补脑作用。事实上，现代营养学研究表明核桃的确具有补脑的作用，富含多种重要的营养成分。核桃油是以核桃为原料压榨而成的植物油，具有非常高的营养价值。核桃油的不饱和脂肪酸含量非常高，达90%以上。其中亚油酸含量最高，达62.5%；α-亚麻酸含量占13.5%，α-亚麻酸被称为"植物脑黄金"，是大脑发育的重要营养素。多项研究表明，ω-6系列多不饱和脂肪酸与ω-3系列多不饱和脂肪酸摄入比例不科学是心脑血管疾病、糖尿病、肾功能损害、过敏性疾病以及癌症等现代生活习惯病的重要发病因子。膳食中ω-6系列多不饱和脂肪酸和ω-3系列多不饱和脂肪酸摄入平衡对于防止现代生活不良习惯病至关重要。世界卫生组织推荐其比例是5～10:1，学术界认为最佳比例是2:1，而核桃油的这个比例接近4:1，在众多食物油中很少能达到这个比例，可知核桃油的营养价值不是一般油能媲美的。同时，核桃油还含有人体必需的多种矿物质元素及维生素A、维生素E、维生素D、维生素K等多种对人体有益的维生素，还有其他一些重要物质，如多酚化合物、黄酮类物质（OPC）、角鲨烯等，营养价值非常高，适合各类人群食用。核桃油的热稳定性不高，易氧化，所以不宜高温烹调，注意避光低温保存。

枸杞油

枸杞作为大众耳熟能详的一味中药材，在日常生活中也常作为食材融入百姓的饮食中。在《神农本草经》中记载枸杞"久服，坚筋骨，轻身不老，耐寒暑"。故不仅医生喜欢用枸杞作为补药，普通百姓也喜欢用枸杞作为上好滋阴补血食材。枸杞油就是用枸杞籽加工制取的油脂，枸杞籽中含有大量的生物活性物质，其中含油量为18%～22%，枸杞籽油含大量不饱和脂肪酸、磷脂、维生素E，并含有多种微量元素和生物活性物质，如超氧化物歧化酶（SOD）等。具有降低胆固醇，降血糖，防止高血糖、高血脂，抗衰老及促进儿童大脑发育等生理功能。其中β-胡萝卜素的含量也非常可观，β-胡萝卜素能保护视力，这与中医认为枸杞补肝肾、明目的作用观点一致。此外，β-胡萝卜素还能起到清除人体自由基的作用，提高人体免疫功能，并能预防癌变、防止肿

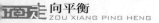

瘤转移和动脉粥样硬化。所以枸杞油不失为名贵保健油。

棕榈油

棕榈油是指从油棕树的棕榈果肉中压榨出的一种富含三酰甘油的油脂。其中，从棕榈果肉中压榨出的油称为棕榈油，从果仁中压榨出的油称为棕榈仁油，传统上所说的棕榈油仅指棕榈果肉压榨出的毛油和精炼油。这个毛油是原料油，不能直接供给人类食用，精炼油是由毛油加工精炼而成，根据熔点不同，作用也不同。熔点低于等于24℃的棕榈油用于煎炸或者炒菜等，一般是呈液态；熔点高于24℃的棕榈油一般用于人造奶油、代可可脂或者肥皂等工业，一般是固态。棕榈油中饱和脂肪酸和不饱和脂肪酸各占50%，具有较好的氧化稳定性，是优秀的煎炸用油；棕榈油富含天然维生素E（生育酚），生育三烯酚含量高达600～1 000mg/kg。生育三烯酚化学结构类似于生育酚，近年来研究表明其具有比生育酚更优越的生理功能。而且棕榈油还含有类胡萝卜素，维生素A等生物活性物质，因此棕榈油具有很好的抗氧化功能。作为一种饱和度较高的油脂，棕榈油是不是一种升高人体血清胆固醇水平、引起血脂紊乱的植物油，这一结论受到越来越多的争议。但可以明确的是棕榈油对人体血脂的调节作用优于氢化植物油，所以在食品加工工业中可以使用棕榈油替代氢化植物油，以减少反式脂肪酸的摄入。众多研究表明棕榈油是一种完全符合人体健康需要的食用植物油，但这一结论尚有一定争议。

猪油

我们现实生活中常常存在这样一些现象——谈"肥"色变和断绝食用猪油，因为在一般观念中，猪肥肉和猪油总是和油腻、肥胖、胆固醇高紧密相连，许多中年人更是把它们列为"禁品"。实际上适当的食用一些猪肥肉和猪油对身体是有益的，只选择吃猪瘦肉和食用植物油对身体是不利的。猪瘦肉中蛋氨酸含量很高，在人体某些酶的催化作用下可形成同型半胱氨酸，而同型半胱氨酸也是一种能够引起动脉硬化的因素，因此只食用植物油会使机体长期处于低胆固醇的状态而导致食欲不振、伤口不易愈合、头发早白、牙齿脱落、骨质疏松、营养不良等现象，还会增加多种致病菌感染的危险和心理问题。所以我们应该正视猪油，正视脂肪。猪油也称荤油或大油，是由猪肉或脂肪中提炼出，常温状态下为白色或浅黄色的固体，属于油脂中的"脂"。猪油是一种饱和高级脂肪酸甘油酯，是人体热量最适宜的贮存形式，人体必须脂肪酸和脂溶性维生素的主要来源，植物油中所没有的花生四烯酸和 α-脂蛋白的重要来源。而且其炒菜时的特殊香味，可增进食欲，是一种很好的食用油。猪油适合一般人群食用，但肥胖或者有心血管疾病者尽量少食用。中医学认为，猪油味甘、性凉，有补虚、润燥、解毒的作用，对于便秘、皮肤皲裂、肺燥咳嗽等症状有很好的疗效。

牛油

牛油是从牛的脂肪组织中提炼出的油脂，是一种高熔点的油脂，脂肪酸种类多，饱和脂肪酸含量高，达65％以上，主要为棕榈酸、硬脂酸、豆蔻酸；不饱和脂肪酸中油酸的含量高达20％以上，人体必需的脂肪酸亚油酸、亚麻酸较少，不能满足人体对必需脂肪酸的需要，所以牛油不宜过多食用，以免引起冠状动脉硬化和血栓等疾病。但牛油中含有丰富的维生素A、矿物质、脂肪酸、糖化神经磷脂和胆固醇。维生素A是脂溶性维生素，因此在牛油中容易吸收，牛油中含有硒，有很强的抗氧化作用，而糖化神经磷脂可以抵御胃肠感染，适量的胆固醇有维持肠道健康、脑部和神经发育所必需的，所以牛油还是有一定的营养价值。由于牛油具有很好的风味，被广泛应用于食品工业，如用于烘焙食品（面包、饼干、蛋糕等）、起酥油、人造奶油及煎炸油、方便面、速冻食品、调味料等。在中国西南地区（如四川、重庆），有将牛油作为火锅底料的原料之一的传统。粗制牛油多用作肥皂、脂肪酸、润滑脂等工业原料。

看完这么多的油脂特点，您是不是觉得有点头晕，还是不知道如何选择油脂的品种。的确，现在可供我们选择的食用油品种太多，而且每种油还又分了一级、二级、三级、四级，这让我们在选择上左右为难。另外还有一个问题，细心的人也许已经发现，市场上食用油的标签上，在制作工艺上有压榨法和浸出法这样不同的说法，那么这两者有什么区别呢？

☕ 食用油的由来

食用油一般有两种方法出油，一种是压榨法，另一种是浸出法。我们传统使用的是压榨法，现在大部分的油用的是浸出法。浸出法就是将食用油提取的原材料溶于六号轻汽油中，然后通过高温提取。

压榨法是只通过物理的压榨将油脂直接从原料中分离出来，全程不添加任何的化学添加剂。压榨法根据压榨前原料是否进行热处理，可以分为热榨和冷榨；根据原料残渣是否经浸提后再次压榨，可分为二次压榨和一次压榨。热榨是将原料破碎，经过热处理后再进行压榨，可以钝化酶的活性，同时也可以抑制微生物的繁殖。冷榨则是在常温或者低于常温的条件下进行压榨，冷榨可以避免加热过多对原料产生的化学反应，可以保持油的滋味、外观的高品质以及纯天然的特性。冷榨油中磷和游离脂肪酸的含量较低，无须提纯精炼即可食用，因此，在国外有"冷榨天然食用油"的商品名。

浸出法，是将油料破碎压成胚片或者膨化后，放入有机溶剂中充分浸泡，将油料中的油脂萃取溶解出来，然后通过加热、汽提的方法，通过"六脱"工艺加工而成。"六脱"指的是脱脂、脱胶、脱水、脱色、脱臭、脱酸六道工艺。浸出法可以大大提高出油率，以大豆为例，浸出法的出油率要高出压榨法50%，并且剩下的油粕质量高，是很好的饲料，用于饲养家畜效果好。那么六号轻汽油又是什么呢？

六号轻汽油的主要成分为正己烷和环己烷。正己烷是一种低毒、有微弱特殊气味的无色液体，主要用于丙烯等烯烃聚合时的溶剂、食用植物油的提取剂、橡胶和涂料的溶剂以及颜料的稀释剂。正己烷具有一定的毒性，会通过呼吸道、皮肤等途径进入人体，长期接触可导致人体出现头痛、头晕、乏力、四肢麻木等慢性中毒症状，严重的可导致晕倒、神志丧失、癌症甚至死亡。环己烷又称为六氢化苯，是无色有刺激性气味的液体，用作一般溶剂、色谱分析标准物质以及有机合成，可在树脂、涂料、脂肪、液体石蜡中应用。环己烷对眼和上呼吸道有轻度的刺激作用，持续吸入可引起头晕、恶心、嗜睡以及其他的麻醉症状，液体污染皮肤可引起痒感。看到这里，大家可能会开始恐慌了，这样的东西会残留在我们的食用油当中吗？其实，正己烷的沸点为68.7℃，环己烷的沸点为80.7℃，沸点低容易挥发，很少残留。而且在浸出法提取食用油时，国家对六号轻汽油的残留量有一定的标准，在标准范围内，对人体的健康影响不大。现在市面上常见的食用油中，一般的橄榄油、茶树油大多为压榨法，大豆油等用浸出法较多。

现代工艺的浸出法大大提高了出油率，因此用此方法提取出的食用油价格也相对较低，而压榨法的食用油价格相对较高。如果崇尚自然、经济能力许可的话压榨法提取的食用油是不错的选择。而如果选择浸出法提取的食用油，则应尽量购买大的企业生产的，这样其残留的六号轻汽油控制在对人体无害的标准之内，可以安心使用。

看了这么多，不知道您有没有一个清晰的选择了呢？其实我们介绍的每种油都有其长处，也各有短板，每种油脂有不同的适用人群，下边，我们为您简单的归纳了不同人群适合的食用油，希望对您有所帮助。

不同人群、不同用途适合的食用油品种

适合人群	食用油品种
男性	南瓜籽油、月见草油
女性	杏仁油、橄榄油、山茶油、小麦胚芽油
老年人	米糠油、葡萄油、紫苏油、亚麻籽油、橄榄油、山茶油、葵花籽油、小麦胚芽油、月见草油、沙棘油、枸杞油
小孩	紫苏油、亚麻籽油、核桃油、沙棘油
孕产妇	山茶油、紫苏油
一般人群	大豆油、花生油、菜籽油、火麻油、玉米油、椰子油、猪油
一般烹调	大豆油、花生油、菜籽油、火麻油、玉米油、紫苏油、杏仁油、亚麻籽油、南瓜籽油、核桃油
高温烹调	棉籽油、橄榄油、山茶油、葡萄籽油、米糠油、椰子油、棕榈油、猪油、牛油
用于凉拌	芝麻油
保健用油	沙棘油、枸杞油、月见草油、小麦胚芽油

需强调的是，并不是说适合男性的食用油不适合女性，适合老年人的食用油不适合小孩。而是指某种油对某类人群尤其适合，比如南瓜籽油，它对男性具有多方面的保健功能，所以它更适合男性食用，但女性一样可以食用；同样，杏仁油因其具有非常好的美容养颜功效，所以更适合女性食用，但男性也可以食用。只是说平时在选购油脂时，可以稍微偏向选购适合自己的这类油。在烹调方面，如果要爆炒或者煎炸食物时，尽量选择适用于高温烹调的食用油，因为其不仅能保证食物的风味，而且产生的有害物质相对其他油来说会更少，食用也会更安全。沙棘油、枸杞油、月见草油和小麦胚芽油不作为日常烹调用油，而作为营养保健油，一般做成胶囊，市场上以营养保健品出售。

每种食用油都含有其独特的营养价值，在某方面有优势时，在另一方面可能表现出不足。所以我们在购买食用油时，可以交替购买，比如这次买大豆油，下次就买花生油，再下次就买玉米油等，这样轮换可以保证我们所需的营养素摄入平衡。或者可以一次买几种油，中午用一种油，晚上用另一种油。也有人建议说在烹调时，每种放一点。比如在总量不变的前提下，花生油1份，玉米油1份，大豆油1份，这样配合使用是否可以让我们摄入的营养相对平衡或者产生危害还未有定论，争论较大，暂时无法论证。但可以肯定的是长期只食用一种油是不好的，这样容易导致"过犹不及"问题，过量的食用某种油超过了身体所需的量，必然会导致同种油脂过剩所带来的问题，如血脂异常、肥胖等。而其他油脂摄入不足也会引起神疲乏力、营养不良等问题。

☕ 相对平衡说

食用油的选择，其本质也是平衡的问题。在很久之前，动物油也是人们的日常食用油之一，但是越来越多的肥胖、高脂血症等慢性病的出现，让人们开始畏惧动物油，从而完全放弃动物油转而食用植物油。广告中昨天说花生油好，今天说橄榄油好，后天又说山茶油才好，种种不同的说法让人们不知所措。是该相信广告每天跟风换油，还是独立坚持使用自己习惯的那一种呢？其实两种都不可取。流行的不一定是好的，好的东西也只是对一部分人好而已，没有一种好的东西对所有人都适宜，在油的选择上也是如此。过量的动物油对健康有害，但适量的动物油是人体必需的，不能因噎废食。

　　每种油都各有长短，因此，在日常生活中，可以根据个人的体质和年龄状态来选择适合的食用油，可以每过一段时间更换一种食用油，以此来平衡身体所需的营养物质。在选择食用油时，我们平衡的原则是：量要平衡，够我们日常身体所需即可，不过量但也要足够；营养要平衡，多种油可交替使用，平衡身体所需的各种营养物质；动植物油要平衡，动物油和植物油各有其营养价值，要合理选用。

第六章
"餐桌上的农药"——反式脂肪酸

随着人们对健康知识的关注，"反式脂肪酸"一词也逐渐进入人们的视野，在人们的印象中，它是跟肥胖息息相关的，到底是不是这样呢？我们一起来了解。

要说反式脂肪酸，就先要知道什么是脂肪酸。脂肪酸可分为三类，根据它是否含碳碳双键及数量多少，分别是饱和脂肪酸、单不饱和脂肪酸和多不饱和脂肪酸。其中不饱和脂肪酸又根据双键碳原子上相连的原子或原子团在空间排列的不同（氢原子在双键同侧为顺式，异侧为反式）可以分为顺式脂肪酸与反式脂肪酸（见下图）。

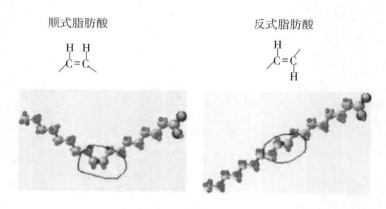

顺式脂肪酸和反式脂肪酸

天然存在的不饱和脂肪酸大部分是顺式脂肪酸，但在一些外界条件的影响下，如声、光、热、催化剂或加氢反应等，天然不饱和脂肪酸会从顺式脂肪酸转化为反式脂肪酸。反式脂肪酸主要由碳、氢、氧三种元素组成的一类化合物，又称逆态脂肪酸，是碳链上至少含有一个反式双键的不饱和脂肪酸及所有异构体的总称，是人体非必需的脂肪酸。

反式脂肪酸分为天然反式脂肪酸和非天然反式脂肪酸。那么这个反式脂肪酸为什么叫作"餐桌上的农药"呢？它有什么危害呢？我们一起来看看。

☕ 初识反式脂肪酸

天然的反式脂肪酸主要来自于反刍动物（如牛、羊等）脂肪组织及其乳制品，主要由饲料中的不饱和脂肪酸经反刍动物瘤胃中的丁酸弧菌属菌群的酶促生物氢化作用生成。反刍动物体脂的反式脂肪酸含量占总脂肪酸含量的4%～11%。牛奶、羊奶中的反式脂肪酸占总脂肪酸含量的3%～5%，且它们中的反式脂肪酸以单烯键不饱和脂肪酸为主，双键在C6～C16之间。随季节、地区、饲料组成、动物品种的不同，乳制品中反式脂肪酸的含量和组成也会有较大差异，例如羊奶中的反式脂肪酸含量低于牛奶。美国食品和药品管理局（FDA）的一些专家提出异议，认为来自于反刍动物的反式油酸不应该包括在反式脂肪酸的定义内，因为这种反式脂肪酸在体内代谢过程中可以通过去饱和而转化成共轭亚油酸。目前普遍的结论是这类天然的反式脂肪酸对人体的危害较小。

非天然的反式脂肪酸主要是指由油脂的氢化，油脂在精炼、储存和食品加工过程中所产生的反式脂肪酸。这类反式脂肪酸是对人体有害的，能够导致人体发生多种疾病。大家应该听过"氢化油"吧，接下来我们来聊聊与反式脂肪酸息息相关的氢化油，追根溯源，反式脂肪酸能有今天的关注度，得拜氢化油所赐。

第一次世界大战期间，很多国家的农业受到了打击，用来做糕点的动物油脂供应不足。美国的科学家利用氢化技术，让植物油具备动物油脂的功能，用以代替当时价格较高的动物油。这样的氢化植物油由于呈固态，比液态天然植物油好储存，价格又低于天然动物脂肪，而且保质期长、口感好，因此受到人们追捧。

随着氢化技术的完善，氢化植物油的大量生产，氢化油因其良好的口感和理化性质在烘烤食品、煎炸食品、膨化食品、西式糕点、咖啡伴侣等食品中广泛使用。这一技术不仅解决了油脂匮乏问题，还丰富了人们的食物种类。但是，几十年后，问题慢慢地凸显出来，人们的健康受到了威胁，于是大家开始思考氢化油的安全问题，经过大量的研究后证实，氢化油中含有大量对人体有害的反式脂肪酸。

其实，并不是只有这个氢化技术才产生反式脂肪酸，反式脂肪酸在自然条件下也会生成，只是非常少而已。还有一些途径也会产生比较多的反式脂肪酸，比如油脂的精炼过程。天然植物油中反式脂肪酸的含量极少，但是油脂在加工精炼的过程中，不饱和脂肪酸一直处于高温的环境当中，在接触到空气中的氧气后，油脂中的二烯酸酯、三烯酸酯等会发生热聚合反应．通过异构化作用增加了反式脂肪酸含量。另外，油脂在烹调时过度加热或者反复煎炸也可导致反式脂肪酸的产生。

彼时的香饽饽，此时的隐形杀手，大家最关心应该就是它对人体的危害。大量的科学研究证实反式脂肪酸降低了有益的高密度胆固醇（HDL）的含量而使有害的低密度胆固醇（LDL）增加，加速动脉硬化，大大增加了心血管疾病的发病率。除此之外，根据有关报道和研究，反式脂肪酸还存在以下隐患：

一、影响婴幼儿的生长发育。由于婴幼儿的生理调节能力较差，反式脂肪酸对多不饱和脂肪酸代谢的干扰会导致胎儿和新生儿体内必需脂肪酸的缺乏，使胎儿和新生儿更容易患上必需脂肪酸缺乏症，影响中枢神经系统的发育，干扰婴儿的生长发育。

二、导致血栓的形成。与顺式脂肪酸相比，反式脂肪酸在体内抑制因凝血因子导致的血小板凝集能力要差得多，它可以增加血液的黏稠度和凝集力，为机体提供更加适宜血栓形成的内环境，因而使人容易产生血栓。

三、可能诱发Ⅱ型糖尿病。过量摄入反式脂肪酸易使血糖含量升高，降低红细胞和脂肪细胞对于胰岛素的敏感性，增大对胰岛素的需求量，加重胰腺的负担，增加患Ⅱ型糖尿病的风险。

四、造成大脑功能的衰退。那些大量摄入反式脂肪酸的人，认知功能的衰退更快，原因是"由于血液中胆固醇增加，不仅加速心脏的动脉硬化，还促使大脑的动脉硬化，因而更容易造成大脑功能的衰退"等。

　　随着人们对反式脂肪酸的了解，人们对反式脂肪酸的安全性愈来愈重视。目前许多国家如丹麦、美国、加拿大、瑞典、德国、荷兰、巴西、韩国、日本等都先后颁布了关于反式脂肪酸的法律、法规以及建议。世界卫生组织、联合国粮农组织在《膳食营养与慢性疾病》中建议"反式脂肪酸最大摄取量不超过总能量的1%"，也就是每天不能超过2g。在2015年6月16日，美国食品和药物管理局宣布，将在3年内完全禁止在食品中使用人造反式脂肪酸，以助降低心脏疾病发病率。而我们国家在2011年10月也颁布实施了对食品标签"必须注明反式脂肪酸含量"的有关规定。不过值得庆幸的是，我们国家的反式脂肪酸摄入远低于欧美国家报道的水平，根据卫生部的数据显示，我们国家的反式脂肪酸日均摄入量是0.6g。当然这只是平均水平，农村地区的反式脂肪酸摄入普遍较低，但城市也有不少人群对反式脂肪酸的摄入高于国际水平，所以需要一分为二的来看，不能盲目乐观。

☕ 如何避开"反式诱惑"

　　看到这，人们特别是长期居住在城市的居民开始暗自掂量着自己是不是也不知不觉地摄入了很多反式脂肪酸，心里不免恐慌。那么怎么初步检测自己是不是摄入很多反式脂肪酸？很简单，只要看看自己是不是经常吃什么蛋黄派或草莓派、带酥皮的点心或零食、各种饼干、方便面、薯片、奶油蛋糕、奶油面包、巧克力、咖啡伴侣、沙拉酱、冰淇淋、珍珠奶茶以及各种油炸食品等，因为这些食品中都含有反式脂肪酸。估计此刻很多人会中枪，大叫不好，有的甚至一个不落全中，谁叫这些食品如此美味，让人垂涎三尺难以抗拒呢！不少女孩子甚至是这些食品的铁杆粉丝，叫人如何是好，到底还吃不吃？

　　曾有专家对我国饮食品市场上从2005年至2009年的52个著名品牌共167种商品，对每种商品油脂含量、反式脂肪酸种类含量进行了监测。结果发现，抽检食品中87%的样品含有反式脂肪酸，包括所有的奶酪制品，95%的"洋快餐"、蛋糕、面包、油炸薯条类小吃等，约90%的冰淇淋以及80%的人造奶油和71%的饼干等。这个比例大到让我们惊心，反式脂肪酸不知不觉竟然蔓延到了这么多美味的食物当中，这让许多人惊慌失措。然而，恐慌并不能解决任何问题，我们此刻需要的是冷静下来，了解反式脂肪酸，然后最大限度地避免遭受它所带来的危害，正所谓"知己知彼，百战不殆"。

第一，学会读懂标签，就是商品上所贴的营养成分标签。凡是标有"氢化植物油"等字样的食品，都表明其含有反式脂肪酸。除了氢化植物油之外，不少饮食品的成分表中标注含有"植脂末""精炼植物油""植物奶油"等成分，其实这些油脂中都含有氢化油。也就是说，在目前的技术水平下，这些食品中都含有反式脂肪酸。

我们知道氢化植物油含有反式脂肪酸，那植脂末、精炼植物油和植物奶油分别又是什么东西？植脂末俗称奶精，是以精制植物油或氢化植物油、酪蛋白等为主要原料的新型产品。植脂末能改善食品的内部组织，增香增脂，使口感细腻，润滑厚实，一般用于速溶麦片、蛋糕、饼干、速溶奶茶等。

精炼植物油就是将植物油经过蒸馏、脱胶、中和、漂白、脱蜡、除臭、防腐等工序加工后的植物油。精炼植物油虽然不等于反式脂肪酸，但往往含有反式脂肪酸。

植物奶油的主要成分是氢化植物油脂，再加上乳化剂、稳定剂、蛋白质、糖、食盐、色素、水、香精等辅料制成。这种植物奶油有着非常好的口感，高档植物奶油可以做到入口即化，而且不容易变质。很多糕饼企业用其来制做生日蛋糕、面包夹心等食品。但不管做得再好，它都只是由氢化植物油及一些辅料加工而成，没什么营养价值，更没有任何奶的成分。

从2011年10月起国家规定食品标签"必须注明反式脂肪酸含量"，所以一般正规商家生产的商品都会标有反式脂肪酸的含量，或者表明其原料是否有氢化植物油、植脂末、植物奶油等。不过有一点需要注意的是，商品标签上如果标有反式脂肪含量为0，那并不代表它就没有反式脂肪酸。根据我国《预包装食品营养标签通则》规定，在食品配料中含有或生产过程中使用了氢化和（或）部分氢化油脂时，应标示反式脂肪（酸）含量，如果每100g产品中含反式脂肪酸含量小于等于0.3g，可标注为"0"。当然，并不是只有我们国家这么要求，同样的情况，美国要求所有食物的反式脂肪酸含量超过3.6%，加拿大要求超过2%才需标注。所以不要以为买了这些所谓的反式脂肪为0的就是绝对的安全的，它同样存在反式脂肪酸，只是量少而已。

第二，烹调时尽量避免过于高温。我们说反式脂肪酸的产生不仅在那些氢化植物油上，在未氢化的植物油也可能产生，比如高温爆炒或者煎炸时，也容易产生大量的反式脂肪酸。特别是对于热稳定性较差，容易被氧化的油脂，尽量不要用来煎炸食物。如需高温烹调，可选用煎炸用油，比如橄榄油、山茶油、葡萄籽油、米糠油、椰子油、棕榈油等。

第三，少吃各种烘焙、煎炸食品及饮料，多吃瓜果蔬菜。一般的烘焙制品，如曲奇饼、饼干、蛋糕、面包圈、松饼等；薯条、炸鸡等油炸食品；薯片、粟米脆片、糖果、爆米花等零食；冰淇淋、奶茶等饮料，这些几乎都含有植物起酥油或人造牛油，常食用这些食物、饮料，不仅营养不均衡，而且会导致摄入过多的反式脂肪酸，危害健康。瓜果蔬菜富含人体所必需的多种营养成分，而且能量较低，还含有很多解毒物质，能将人体各脏腑器官所积累的一些代谢产物或毒素排出体外，维持我们的健康。

其实，说到底还是人类过于追求美味，过分为满足口腹之欲而改变一些食物原有的味道而导致了各种健康问题。自然界提供了美味与不太美味等各种口味的食物给人类，就是让人类自然满足营养与味觉的需求。例如水果，以前的水果很多都是酸甜的，为人类提供丰富的维生素C及其他营养成分。人类不能在体内自身合成维生素C，必须通过多吃水果来补充。但现在人类普遍喜欢甜味，于是水果就因此被优化得越来越甜，以至于维生素C含量大大下降，而糖分大大提高，营养价值大打折扣，肥胖和糖尿病等各种问题都出来了。而反式脂肪酸的大量出现也正是因为人们为了追求香、脆等口感，造就了反式脂肪酸今天的辉煌。

☕ 相对平衡说

因为肥胖等慢性病的发病率升高，反式脂肪酸也越来越多地受到人们的关注。在对待反式脂肪酸这个问题上，我们主张尽量少摄入这些多次加工的食品，追求更多相对绿色有机健康的食品。一般来说，越接近原生态的食品越为绿色健康，但这并不代表我们需要生吃这些食物，不然火的发明不会大大提高人类的生存质量的。

　　一味追求天然不加工的食物，同样也会让我们生病；而过于追求精细加工的食物，也会产生对人体有害的成分，比如反式脂肪酸。我们需要在原生态的天然无加工食物和精细加工食物中找到一个平衡点，不过度追求口味，顺应自然的规律。科技的发展带给我们比以往更多的选择权和改变权，但同时也在另一方面带来了一系列的危害，反式脂肪酸就是很好的例子。它让我们在享用美味的同时付出了健康的代价。因此，在面对这样的事物时，我们应该理智地分析，不要过度地追求口腹之欲，等到发现危害时又痛批发明和生产此物的人。万事万物皆有平衡，这个平衡的条件不是一成不变的，我们需要在不断进步的社会当中找到属于自己的平衡，这样，健康的平衡天平才能持之以恒。

Part 2
新技术下的平衡

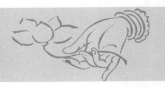

    餐桌之外，随着科技的发展，我们的生活变得愈加便利。人类的身体对于自然的适应是一个缓慢的过程，而科技的发展是飞速的。近百年来，科技成果大大提高了人类的生存质量，各种古人无法企及的事正在被我们一步步实现。

    在这样快速发展的时代当中，我们应该怎么样让慢了拍子的身体变化来适应现代发展，更准确地说，是怎么样让我们的身体和时代的发展达到一个动态平衡的发展。这样，既可以保证身体健康，又可以更好地让新技术服务于人类。

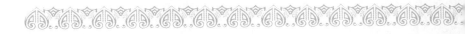

第七章
初识转基因

近日，李太太和隔壁的张太太一起去某超市购物，李太太在超市无意中发现自己经常购买的大豆油突然标有"转基因大豆油"的标签，因为标签小，所以平时都没注意。李太太看到这个小标签后，回想自己曾在看电视时听到专家说转基因食品有安全隐患，于是赶紧问身边张太太。张太太说我听说这个转基因大豆不是很安全，美国人自己都几乎不吃的，我们也别吃啦。可是李太太看了看超市里的大豆油都标有转基因标签，开始嘀咕着"如果不能吃，为什么要生产呢？再说了，吃了这么多年的大豆油，这一下不能吃大豆油，还真不知道该吃什么油了。"

对于像李太太这样的困惑，相信我们身边很多人都曾有过。近些年来，对于转基因食品是否安全的争论愈演愈烈，支持和反对转基因食品的人各执一词，互不相让，公说公有理，婆说婆有理，可事实到底是怎样呢？

在转基因没有出现之前，我们的农耕文化算是非常丰富，看似简单的一些做法隐藏了很多玄机。比如农民会将玉米和大豆一起套种，这样可以明显增加大豆和玉米的产量而又减少施肥，而玉米和花生一起套种则不行。还有很多类似的做法，可以大大提高产量和质量。举个例子，江苏省宝应县为打造一个生态农业基地，通过综合整治和耕地保护工程，改善了土壤理化性状，提高了土壤肥力，适宜于水稻、蔬菜、果树等作物的生长；通过食物链原理，在稻田套养蟹、稻田养鸭，剩余饵料和蟹、鸭粪肥田，同时稻田对蟹、鸭生长具有避光、降温作用，蟹、鸭又吃食稻田杂草及害虫，促进稻蟹、稻鸭之间的物质流通，共生互利，改善稻田生态环境，保持蟹、鸭的原生野味性，有效地控制化肥农药对水稻及水域的污染，不仅提高了农作物的产量，而且减少了污染，产出了原生态的有机产品。可能有人会说现在环境恶劣没法生产原生态食物。但是请问，在这个环境污染严重的工业化时代，有哪一片土地能够幸免呢？但在这环境恶劣的情况下，他们依然根据传统农业文化进行原生态的生产，而且获得非常好的结果。

一部分人选择上边那种从原来的体系中寻找方法，回归本源；而另一部分人则选择研发一些新物种——能够对抗这些环境灾害的物种，于是转基因就出现了。但转基因是什么，可能很多人不清楚，只知道它是新事物。的确，一个新事物的安全性，我们不知道，因为没法验证，但面对新事物如何取舍？下面看看这个例子。

您应该听说过凤眼莲的引入吧，如果您对这个名字不熟悉，我们来换一个它大众化的名字——水葫芦。最初水葫芦是作为观赏植物引入中国的，19世纪50、60年代被作为猪饲料推广。但是到2000年，南方的水葫芦开始泛滥，整个珠江水系遍布了水葫芦，河道被堵塞，大气与水中气体的交换降低，影响水底生物的生长，造成了生态危害。水葫芦的疯狂生长破坏了当地的生态多样性，政府也意识到这个问题，因此开始着手治理水葫芦的危害，目前已经卓有成效。

由此例子我们可以看出，任何新生事物的出现特别是大面积推广，都应该经过严格的大量测试，否则，造成的危害可能是不可逆转的。对于转基因会不会带来同样的问题，我们不得而知，毕竟我们国家的转基因安全评价体系较其他国家更为严格，我们可以权且保持一个谨慎的态度，也无需盲目的反对。

信息时代的来临，人们接受新信息的速度越来越快，转基因的各种信息由此出现在普罗大众的视野当中。每个人对待转基因食品的态度都不同，在各种声音当中，最为代表性的有如下两种：支持转基因食品的人认为，科技的进步能大大地提高农作物产量，进而提高人们的生活水平，满足人们越来越多样精致的追求；持保留态度或反对的人则认为，科学的实践已经走得太快，打破了自然界植物自身的平衡，没有了时间的验证，缺少对科学研究的谨慎性。被破坏的平衡，会发生什么呢？是无法预知的。在得出结论之前，我们必须先要搞清楚转基因到底是什么，它到底转了什么？只有这样，才不会被碎片化的信息左右自己。

我们都知道，生物的DNA上记录着遗传基因，它们是建构和维持生命的化学信息。就人类来说，基因决定了我们的性别、长相、身体状况、是不是有终身无法治疗的疾病，甚至决定了后代的生活等一系列的问题。而通过修改基因，科学家就能够改变一个有机体的部分或全部特征。因此，转基因就是利用现代分子生物技术，将某些生物的基因转移到其他物种中去，改造生物的遗传物质，再制造出具备新特征的食品种类，使其在形状、营养品质等方面向人们所需要的目标转变。简单地说，就是A物种有某方面的优点，而正好B物种没有这方面优点，于是我们就把A物种内这个能够产生这方面优点的东西拿出来放到B物种内，从而让B种也能产生这方面的优点，于是我们把这个过程叫作转基因技术。而这个新B物种就是我们说的转基因生物，以转基因生物为直接食品或为原料加工生产的食品就是"转基因食品"。

1994年，美国孟山都公司研制的延熟保鲜转基因西红柿在美国批准上市，此后，转基因食品的研发迅猛发展，转基因食品的品种及产量也成倍增长，目前孟山都公司成为转基因食品的领头公司。今年是转基因作物商业化的第22年，全球196个国家已有28个国家中的1 800万农民种植了1.81亿公顷农田的转基因作物，也就是说全球90%左右的农田是非转基因农田，有10%左右的农田种植转基因作物。我们国家转基因种植面积占全球总转基因种植面积的2.1%，排名第六。排名在前五的分别是美国40.3%、巴西23.3%、阿根廷13.4%、印度6.4%和加拿大6.4%，这五个国家共占了全球总转基因种植面积的89.8%。但英国、法国、德国、日本及俄罗斯等国却未进行转基因商业化发展种植。全球转基因种植主要是玉米、番茄、大豆、棉花和油菜等，而我国至今主要种植的是棉花和木瓜，对于转基因水稻、番茄等均在试验阶段，转基因大豆主要是进口，用于加工成食用油等。

☕ "旧时新物"的启发——两个新事物的不同结局

因为运用于食品之中，转基因如同历史上所有的新生事物一样，其安全性从一开始就受到了人们的关注。然而，多年过去，人们对于转基因是否存在安全问题仍然没有一个明确的答案。每个新生事物的出现都会受到这样那样的质疑，也许，我们可以从其他已经被时间所证实的事物中得到一些启发。

第一个例子是味精的故事。

故事要从1908年开始讲起，一位叫池田菊苗的日本东京大学化学教授对妻子做的鲜美的海带汤突发奇想，想找到其鲜美的原因。于是在他的努力下，从海带中提取了谷氨酸钠，一种只要在汤里加一点点就可以使汤变得鲜美的物质，并将其称为"味之素"。在1923年，一位中国人发明了更为简单地提取谷氨酸钠的方法，并改名为"味精"。于是味精从此进入我国的厨房，并随着中餐在世界的分布而得到了普及。

不料在40多年后，一位美籍华人在一篇杂志上报道自己可能因为吃了味精而出现饭后四肢发麻、心悸、浑身无力等症状。结果这一消息经媒体放大后在西方民众引起轩然大波，并诞生了一种叫"味精综合征"的新病。

于是对味精的恐惧很快就蔓延到整个食品加工业。当时"天然食品"这个概念刚刚出现，味精看上去像是一种工业产品，不符合天然食品的要求。于是很多食品包装袋上纷纷印上"绝对不含味精"的字样，希望消费者放心。可是，很快就有营养学家指出，食品中添加的动植物高汤中主要成分就是谷氨酸钠，大部分肉类和豆腐制品中也都含有谷氨酸钠，和味精没有本质区别。

"味精和这些天然添加剂本质上是一样的，都含有谷氨酸钠。"美国迈阿密大学的生化学家尼鲁帕·查奥哈利博士认为："这东西就像盐或者糖一样，都是自然界原来就有的。适量使用味道很好，但过量了就会有怪味，而且对身体不好。"

可是，仍然有不少人坚信是味精让他们感到四肢发麻，很像过敏的症状。这是为什么呢？为了揭开其中的秘密，世界各国的科研部门都投入了不少人力物力展开调查，可绝大多数相关实验均没有发现味精有毒的证据。

1987年，世界卫生组织和联合国粮农组织先后发表调查报告，认为味精在适量的情况下对人体没有害处。1995年，美国食品和药品管理局（FDA）也发表报告，得出同样结论。但是，FDA仍然规定那些添加味精的食品必须在包装上注明"含有味精"的字样，给消费者一个选择的权利。不过，FDA却不允许食品包装上注明"本品不含谷氨酸钠"的字样，因为绝大多数食品中都会含有谷氨酸钠，即使没有添加味精也一样，这种标签有误导的嫌疑。

为什么FDA如此谨慎呢？因为确实有些研究报告得出结论说味精可能会对极少数人有一定的影响。这是什么原因呢？原来，科学家认为，味精的生产过程中很可能会混入少量杂质，这些杂质最有可能是"味精综合征"的罪魁祸首。但值得一提的是，几种方法生产出来的味精可能混入杂质的量都十分微小，如果消费者购买的是正牌味精，基本上不用担心。科学家在做实验的时候选择的肯定是正牌味精，这就是绝大多数实验都证明适量味精对人体无害的原因。

从味精的发现到现在已经100多年了，也没有发现任何不良反应。经过多年实践证明，味精是安全无害的。

第二个例子是女用杀菌剂的故事。

有一种被认为是"妇女抗艾的新希望"——女用杀菌剂，是一种外用杀菌药膏。女性在性交前一小时内自己放入阴道内、可以阻止性病（包括艾滋病）的传染。女用杀菌剂的使用不需要得到男方的许可，如果被证明有效的话，这将是人类历史上第一次把预防性病的主动权转交到女性的手里，具有非常重要的意义。

在外行看来，这东西很容易做。只要在实验室里找出一种能杀死艾滋病毒的化学物质，把它溶进药膏中，不就大功告成了吗？可事实上，这种药研制起来相当困难。因为要满足原材料必须廉价、储存时间必须很长、易被吸收且没有副作用的要求。所以能够符合这三条的杀菌剂就不那么好找了。

曾经有人想用非特异性的细胞毒素和壬苯醇醚，但最终理论或试验研究都告以失败。最后，在千辛万苦的寻找中找到了硫酸纤维素，商品名叫"Ushercell"。这种物质的分子表面带有很多阴性基团，能够和艾滋病病毒表面的阳性基团结合，把艾滋病病毒中和掉。要知道，艾滋病病毒就是依靠表面的阳性基团和皮肤细胞表面的阴离子结合，从而进入人体的。一旦这种阳性基因被中和，便等于失去了进入人体大门的钥匙。

这个原理看上去很有说服力。为了防止出现壬苯醇醚所犯的错误，科学家又在志愿者身上进行了小范围的试验，发现硫酸纤维素对阴道壁没有刺激作用，不会造成内壁细胞破损。

从理论上看，Ushercell似乎满足了所有条件，可它还是不能上市，必须先进行大规模临床试验。科学家在南非和印度等地找来了1 333名高危女性（比如性工作者），随机地安排她们使用硫酸纤维素杀菌剂，或者不含硫酸纤维素的安慰剂。结果，一年之后就有35人感染了艾滋病。负责研发的加拿大Polydex公司委托了一家独立的调查机构进行调查，在最终试验结果还未出来的情况下对试验数据进行了初步分析，发现使用杀菌剂的女性感染艾滋病的概率比使用安慰剂的还要高。于是，Polydex立刻做出了终止试验的决定。公司的科学家在接受采访时承认，这次试验失败完全出乎他的预料，他实在想不出原因到底在哪里。

两个例子同属新生事物，但是结局完全不一样，所以，对于新生事物的出现，我们不能一概而论的说新的事物就是进步的象征，一定是好的。当然，也不能一味地守旧，拒绝新生事物，认为其是洪水猛兽。在对待转基因食品问题上，也应该是如此。

☕ 转基因可能和味精一样安全无害

从前面提及的故事来说，转基因和这个味精的情况差不多，为什么这么讲呢？味精来源于我们的食物中，天然存在，当然也包括人工合成。转基因作物其实也是天然存在，只是说法不一样而已，物种的进化或者变异都是属于基因的自然改造，包括之后的杂交育种，也是人为促进基因发生改变，这时的改变已经开始慢慢地朝着人们想要的方向进行。而转基因则是在杂交育种的基础上进一步发展，只是目标更加明确罢了。

转基因物种获得的基因很多是从其他物种中提取的，而不是同种物种或者同类种属，比如从苏云金芽孢杆菌的抗虫基因——Bt蛋白基因放到玉米的基因里，从而让玉米具有抗虫的功能。转基因抗虫作物，转的是Bt蛋白。Bt（苏云金芽孢杆菌）蛋白只对螟虫等鳞翅目昆虫有专一的毒杀作用。虫子取食这种作物后，Bt蛋白在昆虫中肠的碱性条件下被特有的酶剪切成毒素，再与肠壁上特异的受体结合，导致昆虫肠穿孔而死，所以转了Bt蛋白基因的作物可以抗虫。

哺乳动物的胃液为强酸性，肠胃中不存在与Bt蛋白结合的受体。Bt蛋白进入哺乳动物胃肠后，与其他蛋白质一样，在胃液的作用下降解为氨基酸，变成可以被哺乳动物利用的营养成分。

多年的研究已反复证实，Bt蛋白对哺乳动物、鸟、鱼以及非目标昆虫无害，也不会像化学农药那样残留在环境中，因此不会对生态环境和生物多样性造成不良影响。Bt蛋白使用历史已有百年，用Bt蛋白开发的生物农药已有70多年的安全使用记录，是有机食品中使用量最大的生物抗虫剂。

而杂交育种的基因来源都是同类种属中获得的，这是一个让大家接受杂交育种而不接受转基因的重要因素。反对的人认为这样的情况在自然环境下是不会存在的，人类这种做法无异于违背自然规律。在涉及转基因是否对人体有害时，大家都担心这个转基因作物吃进肚子后，也会改变我们的基因，然后影响下一代，甚至更远的后代。还有部分人担心这些转基因作物可能会转移到其他物种，产生如"超级杂草"等新的危害。有趣的是，这种担心反而让人们证实了自然界中确实存在不同种属物种之间的转移，这种转移是天然存在的。华盛顿大学人类基因组研究室的遗传学家用基因检测技术发现人体内所有的基因中有99%属于外来基因，也就是细菌的基因。整个地球上的所有生命都在共享同一个巨大的基因库。基因可以在不同个体间进行交流，而交流的桥梁正是病毒。因为整个大自然的物种之间组成了无数个生物链，这些生物链又相互影响相互作用，形成了一个稳态的大生物链。

故自然界的物种能够从原始状态进化到现在的高级阶段，除了自然环境的影响，很大原因就是物种之间的相互影响，通过生物链，一级一级相互影响。从这一角度来看，转基因其实从地球有物种的存在开始就已经存在，只是现代转基因技术是我们人为地加快其脚步。其大步伐的前进可能存在着一定的风险，所以各国对转基因的态度还是比较谨慎。有的国家表明绝对禁止转基因物种，转基因种植国家虽支持转基因，但也还是较为慎重，对转基因食品进行标识，这与味精未完全肯定其安全前也是进行了标识的做法是相似的。

国际上关于转基因标识管理主要分为4类：一是自愿标识，如美国、加拿大、阿根廷等；二是定量全面强制标识，即对所有产品只要其转基因成分含量超过阈值就必须标识，如欧盟规定转基因成分超过0.9%、巴西规定转基因成分超过1%必须标识；三是定量部分强制性标识，即对特定类别产品只要其转基因成分含量超过阈值就必须标识，如日本规定对豆腐、玉米、纳豆等24种由大豆或玉米制成的食品必须进行转基因标识，设定阈值为5%；四是定性按目录强制标识，即凡是列入目录的产品，只要含有转基因成分或者是转基因作物加工而成的就必须标识。我国是唯一采用第四种标识方法的国家，也是对转基因标识产品品种最多的国家。

转基因产品标识问题是一个非常复杂的问题，不是简单的标与不标之说，如果进行格外地标识，会给消费者"转基因产品安全存在一定问题"的暗示，从而误导消费者以为转基因食品有潜在风险而不敢购买。另一方面，作为消费者，有自己选择的自由，有对产品的知情权。我可以接受转基因食品是安全的，但我不喜欢在我还没做好消费它的心理准备时，别人把它强加给我，谁也不想被人剥夺人们选择自己喜爱的食物的权利。所以我们国家针对我们的国情进行了定性按目录强制标识。

毋庸置疑，转基因食品作为现代科学技术的产物，确实具有很多的优点。根据我国人多地少的基本国情，目前国家之所以要推广转基因技术，是因为转基因食品相比普通产品有许多不可多得的优势。其中最重要的一点就是转基因食品产量大，抗病虫能力较强，生产成本也不高，可以解决大范围的温饱问题，这一点在发展中国家尤为重要。另外，转基因产品的耐贮性也比较强，可以让食物的保质期和保鲜期大大提高。最后，转基因食品受气候等自然因素的影响较小，可满足人们对不同时令食品的需求。或许有一天转基因食品也能像味精一样慢慢得到实践的认可而广受欢迎。

☕ 转基因也可能像女用杀菌剂一样经不起考验

虽然我们研究转基因和应用转基因的出发点是好的，也希望它能够造福于人类。但事实一定会按照我们预设的轨道运行吗？就像之前说到的女用杀菌剂一样，理论上及实验研究上都非常充分，但在临床的检验中却被淘汰。至于转基因食品是否也会在临床检验中淘汰尚未知，因为至今还没有完完整整地去接受一次检验。人体是一个复杂的生化网络，仅靠某种理论，或者实验室条件下得出来的数据很难说明问题，必须在现实世界中进行科学的检验。目前还没有人能够单独只吃转基因食品几年、十几年，甚至几十年。所以关于转基因，它本身是非常好的一项生物技术，或许能够给我们带来巨大的福利，但在还没有完全证实其安全之前，我们是否应该稍微保持一个谨慎的态度，而不是贸然地前进。

转基因食品的不成熟和不确定性成为人们的担忧，因为目前尚未有大量针对长期使用转基因食品人群的追踪研究，因此转基因食品的长久安全性尚需进一步证实，尤其是某些慢性病如免疫系统疾病、恶性肿瘤、过敏性疾病等是否与之相关也需要进一步研究证实。

第一是转基因食品的"毒性问题"，这也是转基因食品面临的首要问题。通过对于基因的人工提炼和添加，可能在达到某些人们想达到的效果的同时，也可能增加和积聚了食品的风险性。多数研究学者通过动物实验证实了转基因食品是安全的，但毕竟动物不能完全等于人类，更重要的是目前也没有一个追踪10~20年的动物实验证实转基因食品的安全性。

第二是人体免疫系统的反应问题。人体的免疫系统是复杂的，具有识别"自己"和"非己"的特性。因此，在面对经过人工修饰的转基因产品时，人体的免疫系统在识别、反应等方面处于怎样的状态仍有待进一步证实。

第三转基因的营养问题也不容忽视，有人质疑转基因食品的营养成分与传统天然食品的营养成分是否完全一致。

第四是转基因食品的抗生素抗性问题。现代生物技术将其他生物基因转入植物，比如将标记基因中的抗生素抗性基因等引入食用作物，这是传统育种技术无法实现的。标记基因本身并无安全性问题，有争议的一个问题是会有基因水平转移的可能性。如抗生素标记基因是否会水平转移到肠道被肠道微生物所利用，产生抗生素抗性，从而降低抗生素在临床治疗中的有效性。

第五是关于转基因留种的伦理问题，生物进化、亲子相传、留种繁衍生生不息为生命之道，然转基因的出现打破了这个自然规律。依靠转基因作物而生存的农民的命运掌握在转基因公司手中，不给种子便会酿成灾难。此前某些大型转基因公司还准备研制转基因猪、牛等，并通过专利而控制猪、牛生崽。生小牛本是母牛的本能，但转基因的出现将自然赋予它的这个权利剥夺。若地球上的生命都慢慢成为转基因物种，这些生命的生杀之权只掌握在少数几个转基因公司手中，那对于整个人类社会来说，将会是一种怎样的情况？

总而言之，转基因食品的产生是现代生物技术的产物，转基因的利与弊还有待进一步验证。并不能全盘否定转基因食品，但也不能百分百地确定转基因食品绝对安全，而是以一种更客观的眼光看待新生事物地产生和发展。正因为转基因食品的潜在不确定性，各国对转基因食品的安全检验要求应该比传统农作物的安全检验标准更加严格。

除此之外，转基因也可能影响到我们整个生物链、整个生态群，虽然我们之前说自然界本来就存在着转基因，但那个过程是极其缓慢的，整个生物链能够处于动态平衡之中。比如，蛇在进化多年中突然获得了移动速度加快的基因，于是蛇在捕捉老鼠时更加成功，结果老鼠的量就开始减少，那么这就可能会促使老鼠获得新的基因来增强自己的能力，这样蛇捕捉老鼠不再有速度优势，蛇和老鼠之间又重新获得了平衡。但是转基因技术让新物种产生太快，可能其他物种还没来得及改变就已经灭绝了。比如我们现在种植的很多转基因都是抗虫转基因作物，那么虫子吃了这转基因作物就死了，那么虫子少了，吃虫子的麻雀很可能少了，这就会导致麻雀的天敌增多，这样下去就会导致整个生物链的平衡遭到破坏。所以对于转基因物种对生态环境的影响我们需要研究的还很多。

我们写本文的目的，不是要支持或者反对转基因，而是想表明一种心态，一种中庸的态度，这也是我们一直所强调的，能中和者必长寿。但作为一种科学技术，转基因本身没有好与不好之分，关键是我们怎样去应用它，用在什么方面。我们想做的和能做的只是告诉你这些事实，至于要不要做"第一个吃螃蟹的人"，这是您自己选择的权利，我们交还给您。

☕ 相对平衡说

毋庸置疑，转基因食品作为现代科学技术的产物，确实具有很多的优点。中国具有人多地少的自然环境特点，目前国家之所以要推广转基因技术，是因为转基因食品相比于普通产品有许多不可多得的优势。转基因食品产量大，抗病虫能力较强，生产成本也不高，可以解决大范围的温饱问题，这一点在发展中国家中尤为重要。此外，转基因食品受气候等自然因素的影响较小，可满足人们对不同时令食品的需求。

另外，转基因食品的不成熟和不确定性也让人们担忧，因为目前尚未有大量针对长期使用转基因食品人群的追踪研究，因此转基因食品的长久安全性尚需进一步证实，尤其是某些慢性病，如免疫系统疾病、恶性肿瘤、过敏性疾病等是否与之相关也需要进一步研究证实。

我们在给某种物种转入一种基因的同时，应当知道，当我们创造出一个转基因的植物时，我们得到的是一个被创造出的新的基因组合。基因是可以相互组合影响的，被人为加入的基因不会孤立的存在，它也许会比其他基因创造出更多的组合，而这些，我们都一无所知。就如同外来的物种，到了一个全新的环境之中，没有了制约它的天敌，会造成物种的不平衡，破坏旧环境本来的生物平衡链。但如果我们能够充分利用生物平衡链，我们不仅能够保证我们能够收获到合理的产量，而且能享受健康绿色食品，同时还减少环境污染。

天然食物是大自然给予人类的馈赠，我们应怀着感恩的心去接纳和享用，对自然应怀有敬畏之心，不随意浪费也不随意改变。在一定范围内，我们可以让自己有更好更多的口味选择，但更多的时候，我们需要克制自己内心的欲望，理智地看待身边的新生事物。

第八章
我们身边的转基因食物

对于转基因的安全问题，我们须保持一个谨慎的态度，不能盲目地完全赞成或者反对。选不选择转基因是一回事，但我们应该知道哪些是转基因，特别是市场上有哪些转基因食品。对转基因不放心的消费者肯定还有很多，他们很多人都不知道哪些是转基因食品哪些不是，今天怀疑这个，明天怀疑那个，这样下去以后都不知道还能吃什么了。那么我们今天就教大家认识一下市场上的转基因食品，让您可以放心地去市场挑选。

首先，我们来了解一下全世界到底有多少种转基因作物。至今为止，其实只有几种，全球种植转基因的国家和土地也不多。全球近200个国家不到30个国家种植了1.81亿公顷的转基因作物，也就是说只有10%左右的农田种植转基因作物。现在全世界所存在的转基因作物有以下这些，其中食用作物有：玉米、大豆、油菜、甜菜、苜蓿、番木瓜、南瓜、番茄、甜椒、茄子、西葫芦、葡萄、芥菜、小麦、大麦、亚麻、李、甜瓜、马铃薯、菠萝、烟草和甘蔗；非食用作物是桉树、棉花、红花、匍匐剪股颖和白杨；花卉作物则是康乃馨、矮牵牛和玫瑰。

在这30多种作物当中，作为食用的有20多种，看到这里您可能会有疑问，之前我们不是说只有几种吗？怎么现在又冒出来这么多。其实，截至目前，我国的转基因作物只有几种，虽然国家批准发放7种转基因作物安全证书，分别是耐储存番茄、抗虫棉花、改变花色矮牵牛、抗病辣椒、抗病番木瓜、转植酸酶玉米和抗虫水稻。但实现大规模商业化生产的只有抗虫棉花和抗病毒番木瓜，抗病辣椒和耐储存番茄在生产上没被消费者接受，故未实现商业化种植。而抗虫水稻和转植酸酶玉米虽在2014年12月11日获得续签，但没完成后续的品种审定，未进行商业化种植。

这也就是说我们国家市场上出现的由本土生产的转基因食品只有木瓜。此外，我们国家还从国外进口一些转基因作物，分别是大豆、玉米、棉花、油菜和甜菜5种，其中转基因大豆数量最多，主要是用作加工的原料。2015年，我国进口大豆数量达到8 169万吨，大多为转基因大豆。这些大豆主要进入榨油厂作为食用油的加工原料。所以在市场上能看到的转基因食品不多，就只有番木瓜（基本上是转基因）、大豆、玉米、油菜、甜菜及其由这些食物加工成的相关制品。

可能有人还会担心，虽说国内本土生产的转基因食品不多，但国际上这么多的转基因作物，万一流入到中国市场呢。其实，这个不用担心，第一，只要国家不发放其他转基因进口安全证书，就不会有其他转基因作物进入国内；第二，国际上虽然30多种转基因作物，但很多还只在试验阶段，或者小地区种植，进行商业化大量种植的只有10种，分别是大豆、玉米、棉花、油菜、甜菜、苜蓿、南瓜、番木瓜、茄子和白杨。所以即使是在国际市场上转基因的食品也是不多的。

☕ 饱受争议的转基因食材的真面目

知道了这些主要的转基因食品，我们在挑选的时候就不必恐慌了。可是很多人认为紫薯、黑花生、黑枸杞、圣女果、彩椒、小南瓜、土豆这些食物是转基因的，到底是不是呢？

首先来看看饱受大众争议的紫薯。紫薯，属旋花科、甘薯属的草本植物。紫薯肉色泽艳丽，呈深紫色，故又将紫薯称为黑薯、紫心山芋、紫心甘薯或紫肉甘薯。20世纪90年代初，从日本九州和冲绳的农业研究机构KNAES及KONARC分别通过杂交育种得到了高产且色素含量很高的优良紫薯品种阿雅紫（Ayamurasaki，编号为九州113）和紫优（Marasakimasari，编号为九州132）开始，已有近30年的种植和食用历史。我国的紫薯研究工作者围绕紫薯种质资源做了许多工作，从品种的引进、适用评价、有效育种及加工利用等方面入手，培养选育出多个优良紫薯种系，形成了高产、多抗、适宜我国开发利用的特性。所以紫薯是通过传统培育方法选育出来的，并不是转基因产物。

　　紫薯本身兼具粮食作物、经济作物和药用作物的多种价值，使其成为甘薯中有较高经济价值的品种。紫薯营养成分丰富，含有膳食纤维、淀粉、维生素、微量元素（硒、铁、钙、钾等）等物质，营养成分明显高于普通红薯，还含有花青素、黏性蛋白、胡萝卜素、脱氢表雄（甾）酮（DHEA）、神经节苷脂等多种功能性因子。其中，具有抗氧化作用的硒元素，抗癌保健效果明显；神经节苷脂具有恶性肿瘤逆转能力，能够抑制人体宫颈癌细胞和黑素瘤增殖；DHEA可有效防止结肠癌和乳腺癌，改善自身免疫并延长寿命；黏液蛋白属胶原多糖类物质，有防疲劳和修复器官损伤等作用。

　　相比紫薯，黑花生则是我国自己培育出来的独特品种。那是在1991年的一天，在安徽肥东县的一个品种提纯复壮圃花生田里突然出现了一棵天然变异株，种植者收获时该花生植株半直立，分枝多，结果数多，且果形等与亲本有显著差异，内种皮呈黑色，这引起了种植者的兴趣，于是将其单独留种。种植者于第二年，将这黑花生单粒播种58株，经种植比较，当年选择熟期中等，单株营养生长量大、根瘤活性较强，单株结果枝多，单株结果数多的花生一株留种，编号9H-6。接着第三年，也就是1993年，种植第二代，从中选择单株4个。在1994年繁殖时4个株系性状一致基本定型，并混合收获。于是，一种新的性状稳定的黑粒花生品系——黑花生91-1已诞生。这就是最早的黑花生品种，之后经过不断地培育筛选，现已培育出富硒、高产、高质、抗旱、抗病性强的黑花生品系。

　　富硒黑花生是一种绿色环保食品，富硒黑花生中硒和黑色素的含量是普通品种的 20 倍以上。硒被科学家称之为人体微量元素中的"抗癌之王"，同样黑色素也具有抗氧化、降血脂、美容等作用。绿色富硒黑花生食品是当前市场上最为稀有、奇特、优质的营养保健食品，富含人体所需的 20 种氨基酸和维生素 E、维生素 B 族以及卵磷脂和黑亮活性物质，其营养丰富，口味鲜美，色泽诱人，常食可调节人体生理功能、提高血红蛋白的含量、滋肤美容、明眼乌发、益智长寿等，受众人喜爱。

　　说黑枸杞是转基因则更是冤枉了，它其实是生长于青海格尔木大草原上的野生植物，营养价值较高，近些年来作为保健品原料十分盛行，但它跟转基因并没有什么关系。

圣女果、彩椒则是属于选育培育出来的。小南瓜又叫西洋南瓜，是印度南瓜类型的品种，也不是转基因物种。对于土豆，虽然现在有转基因土豆，但只是在国外，我们国家现在还没有出现转基因土豆上市。所以真正出现在我们市场上的转基因真的不多，仅仅只有番木瓜、玉米、大豆、油菜和甜菜5种转基因食品，不必草木皆兵。

☕ 三招识别转基因食品

虽然品种不多，但放在市场之中，普通大众也是很难识别的，那么如何能识别转基因和非转基因食品呢？我们可以通过下面的方法选购：

第一，看标签。为满足消费者的知情权和选择权，2015年4月24日，十二届全国人大常委会第十四次会议审议通过了新修订的《食品安全法》，对转基因食品标识问题作出规定。其中第六十九条规定，生产经营转基因食品应当按照规定显著标示，要求生产、经营转基因食品需要显著标示，给予消费者知情权和选择权。

我国实施与国外相比较为严格地按目录、定性、强制标识制度。列入转基因标识目录并在市场上销售几种转基因生物在我国都需要标识，目前市场上的转基因食品如大豆油、油菜籽油及含有转基因成分的调和油均已标识，所以大家只需在购买大豆油、玉米油、菜籽油、玉米粉及其他一些加工食品时认真查询是否标有"转基因大豆""转基因玉米"等字眼即可鉴别。

还有一些不会明确说明是否是转基因产品，而是出现一组数字来标识，那么我们如何分辨它是不是转基因呢。很简单，我们说的那个一组数字就是食品上贴有椭圆形的小标签——PLU码（Using Price Look-up Codes），用来标明产品的生产类型。如果PLU码是四位的号码，那么该食品是常规生产的（conventionally produced）。常规生产就是说材料可能是转基因，也可能不是。如果PLU码是以8开头的五位号码，那么他就是确定的转基因产品。如果PLU码是以9开头的五位号码，那么该产品就是有机（organic）产品，就确定不是转基因产品了。例如：#4403是普通黄香蕉，#94403就是有机黄香蕉，#84403就是转基因黄香蕉。

第二，看外形。我们刚才说了，国内确定的转基因作物之一就是木瓜，基本上我们现在市场上看到的木瓜都是转基因木瓜，所以这个不用再辨别。至于玉米、大豆和油菜，我们虽说它们主要是用来作为加工原料，但现在不少大豆和玉米也作为主食出现在我们的身边。所以转基因大豆和玉米相对更容易摄入。

大豆的鉴别。

非转基因大豆：为椭圆形状，有点扁。肚脐为浅褐色，豆子大小不一。打出来的豆浆为乳白色。成熟的、经过筛选的黑龙江地产的大豆呈圆形、颗粒饱满、色泽明黄，黑龙江北部部分地区种植的抗腺品种外豆脐呈浅黄色，我国南方原产大豆部分有黑脐。

转基因大豆：圆形，滚圆。肚脐为黄色或黄褐色。豆子大小差不多。打出来的豆浆有点黄，豆制品也带黄色。

还有一种方法便是发芽检验，为此我们做了一个实验，将5组自家留种大豆和转基因大豆用豆芽机发芽，将大豆浸泡时间、发芽的温度、湿度和发芽时间都是固定统一。几组实验下来，结果发现自家留种豆都发芽了，而转基因黄豆和黑豆全部没发芽（见下图）。

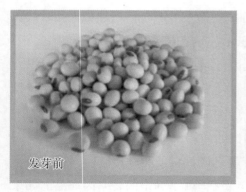
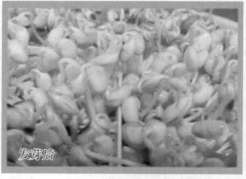

发芽前 发芽后

自家留种黄豆1

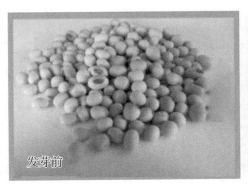
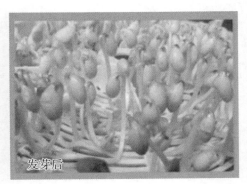

发芽前

发芽后

自家留种黄豆2

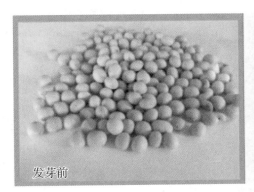
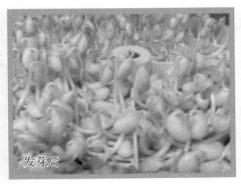

发芽前

发芽后

自家留种黄豆3

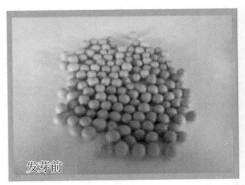
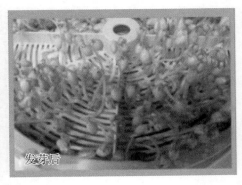

发芽前

发芽后

自家留种黄豆4

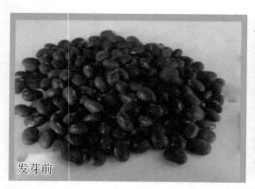 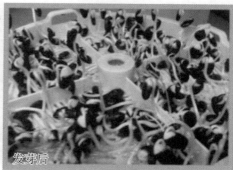

发芽前　　　　　　　　　　发芽后

自家留种黑豆1

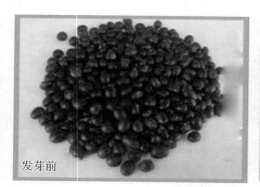 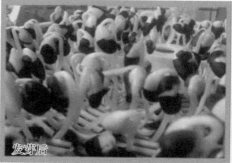

发芽前　　　　　　　　　　发芽后

自家留种黑豆2

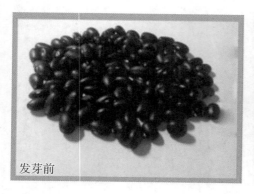 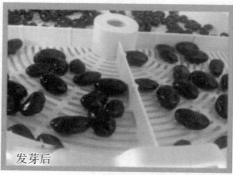

发芽前　　　　　　　　　　发芽后

转基因黑豆1

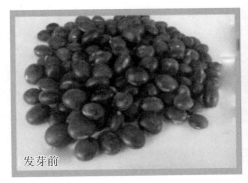
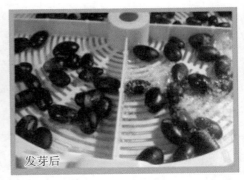

转基因黑豆2

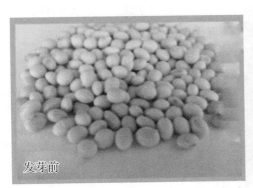
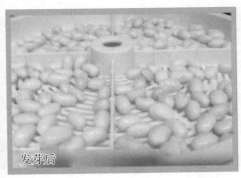

转基因黄豆1

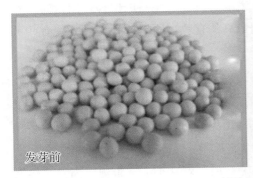
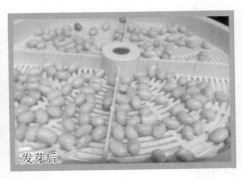

转基因黄豆2

非转基因大豆与转基因大豆发芽实验鉴别图

虽然我们的实验表明转基因大豆不能发芽，但因为此次实验本身的缺陷，不能很明确地肯定转基因是否发芽。因为我们的大豆是在豆芽机发的，不是在土地里发芽。而且我们的数据量较小，仅15组而已，所以仅供参考。对于转基因大豆是否发芽问题还需更加严谨的实验进行研究，转基因大豆发芽与否也不代表转基因大豆是否有害，只是为大家提供一种可能能够鉴别转基因大豆的方法而已。

玉米的鉴别。

转基因玉米甜脆、饱满、体形优美、头尾颗粒差不多。非转基因玉米大小一般参差不齐，形状多样，体形不匀称。有人说可以通过其甜味及颜色鉴别，于是把甜玉米、糯玉米和紫色玉米，甚至五彩玉米都认为是转基因食品，其实这是不对的，这些都是传统选育技术培育出来的品种。

这样通过外形的鉴别难度较大，而且如果是选育较好的大豆、玉米品种，其外形一样可以是饱满，匀称的，所以难以鉴别。

转基因油菜主要是用作菜籽油的加工原料，所以看营养标签可以鉴别。

第三，尽量少购买这些食品。对于不少人来说，要去看产品的营养标签，或者去仔细观察其外形，来鉴别是否是转基因食品是一件很痛苦的事。所以他们认为什么简单什么好，那么不去购买这些大豆、玉米及油菜制品，不去吃木瓜是最有效的规避转基因的方法。可以购买其他种类的食用油，比如花生油、葵花籽油、橄榄油等。但是因为怕吃到转基因大豆、玉米，而放弃了非转基因大豆、玉米，有点得不偿失，毕竟大豆含有非常丰富的植物蛋白，而玉米又是所有主食中，营养价值和保健作用最高的食物。所以这种规避方法有些可惜。

这三种方法，第一种是最为可行的方法。只要在购买时，尽量选择比较正规的商场、超市，一般都会有标识的。事实上，转基因食品也没有那么恐怖，不必太过关注、太过紧张。说到这，让我想起一个有趣的现象，那就是我们每个人都知道喝酒很伤身体，抽烟百害无一利，熬夜熬的不是夜是生命等，这些是已经非常明确能够对人体伤害很大，但没有多少人会重视，而对于转基因一个未知数，却能让整个国家，乃至整个世界为之轰动。

☕ 相对平衡说

转基因的利弊之争不是一天两天的事情，大众对于转基因的认识大都来源于专家与媒体的报道。在如今信息爆炸的时代，碎片化的信息摄入是大众获取知识的一大特点，这样的方式导致我们对于一件事的看法没有一个全面、系统地了解，如同盲人摸象。以偏概全的方式让我们片面地去看待转基因这一问题，在时间检验之前，我们都不能一味地肯定或是否定。

大众的恐惧来源于不了解，还有不能分辨。我们对未知的事物会抱有恐惧，是因为内心的不确定和无从辨识。我们写下此文的目的就是将客观的事实呈现出来，将选择的权利交到大众手中。香烟盒上总是印着"吸烟有害健康"，然而还是有人不惧危险，照样吞云吐雾，但这是他们自己的选择。我们希望市场能够明确地告知我们哪些是转基因食品，至于如何选择，将取决于我们内心的天平。

第九章
茶——亦饮、亦药、亦道

我们在不断探索认识自己的身体，同时也在不断寻找发现对身体健康有利的条件。在这个科技的时代里，推陈出新的科学手段也在对抗着那些对我们身体不利的因素。然而我们不能忽略了那些存在上千年而又对我们身体健康卓有成效的天然物品，比如——茶。古语云"开门七件事，柴米油盐酱醋茶"，从这句俗语可以看出，茶在我们生活中扮演着不可或缺的角色。在中国，茶被称为"国饮"，在国际上也是公认的世界三大饮品之首，位于咖啡、可可之前。

茶树多生于山谷之中岭坡之上，承受雨露日月精华的滋养，因而有着"尘外仙芽"的美誉。鲜嫩的茶叶由枝头采摘而下，需经过揉捻、烘焙、紧压等诸多工艺处理后，方能成为可供人们冲饮的茶叶。茶的生命历程可谓经历一场凤凰涅槃，经历烈火烘焙后在沸水中重生。除了中国，世界各地也多有爱茶之人，有的地方把饮茶品茗作为一种艺术享受、礼仪来推广，而饮茶的方式习惯也各有千秋。如喜爱现煮浓茶的英国人、喜爱冰茶的泰国人、往茶里加入果酱或甜酒的俄罗斯人等。中国是茶的故乡，也是茶文化的源头。茶不仅可为饮、为药，更升华为"道"，茶的发现与应用始于神农时期，盛于唐朝，更于宋代，糅合了佛教、儒家、道家等多家思想而形成了独特又深厚的"茶道"。这一篇章我们就带大家一起来认识茶，领略茶的韵味。

☕ 茶为饮

中国是产茶大国，茶的种类繁多。根据茶叶发酵过程和程度的不同分为：发酵茶、半发酵茶、未发酵茶三类；根据茶叶的品质，按干、湿、色泽的差异，基本可分为绿茶、黄茶、白茶、青茶、红茶和黑茶等六大类；而在日常中，我们通常习惯将茶归为性凉而清冽鲜爽的绿茶、性温而甘醇浓郁的红茶和花香扑鼻的花茶三类。

茶自被人类开发以来，历经新鲜叶片的咀嚼食用，到鲜茶煎煮而饮，再到晒干炒青，直至发酵的发展过程，终于到如今我们接触的诸多品种。茶的饮用方法以茶饼、茶膏、散茶等形式，由烹煮到冲泡经历了数代的变更，而形成了形形色色、或简或繁的茶事。在敢于尝试的现代人的探索和改进中，茶经历了多次的革命，被赋予了更多的功能，同时在使用上更加多元化与便利。

茶可以说是一种雅俗共享的理想饮品，而说起爱喝茶不得不提及潮汕工夫茶。工夫茶并不是一种茶，而是一种茶叶的冲饮方式，可以说是中国具有代表性的传统茶道之一。潮汕人将茶叶称为"茶米"，可以看出茶叶在潮汕人的心中就如大米一样为生活所必需。但是近年来越来越多的医学调研报告发现了潮汕地区食管癌的高发病率与潮汕工夫茶有一定的联系，传统的潮汕工夫茶讲求"烫"，在冲泡时用的是沸水，而喝的时候仍是非常高温。而人的食管黏膜最高只能耐受50~60度，接近80度的工夫茶茶汤容易将食管黏膜烫伤。潮汕人爱茶，如此长期地喝热烫的工夫茶，让食管黏膜一次次在高温中被烫伤，未能修复又再一次烫伤。这其实就是打破了我们食管黏膜自我修复的平衡，反复地烫伤容易导致基因突变，从而导致癌症的发生。即便目前的医学界上仍未有可靠的实验数据证明这一个说法准确性，我们仍应该警惕，防患于未然，喝茶应当把握适当的温度。不烫不凉，温饮最相宜。

古人言"淡茶温饮最养人"，其实正是我们一直强调的平衡思想在茶饮中的体现，它强调了茶饮浓度与温度上的平衡。茶叶的多少与冲泡的时间长短决定了茶汤的浓淡，淡茶清新怡神，而浓茶不仅口感苦涩，还可能让你醉的忘乎所以。一听到"醉"，大家联想到大概都是酒精，却没想到这个被称为"理想饮料"的茶也会让我们喝醉吧。

因为工作原因我结识了一位热爱中国文化的外国朋友，有一回我们几个在一块把茶言欢。几人交流甚欢于是全然不觉喝了多少茶。谁知，当我们起身准备散场的时候，这个一米八的外国朋友"咚"的一声倒回了座椅上，呼吸似乎很急促，手脚微微颤抖，嘴里嘟嘟囔囔说着我们听不清楚的话语。以为是什么突发重疾，一行人慌张之下叫来了救护车。在医生的检查与病因排查下才明白原来并不是什么吓人的急症重病，而是"醉茶"。

茶叶中含有茶碱，茶碱是一种中枢神经的兴奋剂，当人饮用过多的浓茶后，会导致血液循环加速、呼吸急促等一系列不良反应，因为其症状与醉酒相似故称为"醉茶"。过浓和过量的饮茶都会容易引起"醉茶"，尤其是空腹或没有喝茶经验的人。由此可见，茶的平衡不仅影响茶汤的品质、茶饮的口感，还跟我们健康息息相关。

除了真正的茶叶之外，我们也有以茶之名却并非茶，而是由形态、色泽与茶相近似而引申得名的饮品，如人参茶、罗布麻茶、杜仲茶、姜茶等。这些有"茶名"和"茶形"却无"茶叶"的新型茶从被开发以来得到了人们的广泛追捧。这种类型的茶大多性质平和，我们将这些具有一定养生保健功效、可以长期饮用或者可以在某一季节适宜常饮的茶称为茶饮茶。这些茶性质平和，长期饮用也对人体的阴阳偏盛偏衰没有太多的影响，不会导致机体过寒或过热，下面我们列举一些茶饮茶。

1. 大豆芽茶：大豆发芽前虽含有丰富的蛋白质、氨基酸、并富含不饱和脂肪酸等。但同时还含有抗营养因子，如胰蛋白酶抑制因子、植物凝集素、植酸等，影响了大豆中各种营养素的消化利用率。大豆发芽后，抗营养因子被降解，大分子物质如碳水化合物、蛋白质、脂肪等被分解为小分子化合物，以利于消化吸收；其具有保健功效的很多成分含量明显增加，特别是维生素C、酚类、大豆异黄酮、DPPH等。大豆发芽后还含有的硝基磷酸酶，对癫痫病有一定的辅助治疗作用；还有一些酚类物质、花青苷等也能促进健康。

大豆芽茶对于女性来说是一种不可多得的茶饮，其富含的大豆异黄酮对乳腺癌及雌激素相关疾病的预防具有较好的效果，同时还具有抗氧化应激、清除体内自由基、延缓衰老、抗肿瘤抗癌、消炎、预防肥胖和心血管疾病的作用。

2. 小麦芽茶：小麦是世界上最早栽培的农作物之一，富含淀粉、蛋白质、脂肪、矿物质及多种维生素。虽说小麦发芽会影响其用作面食，事实上发芽的小麦营养价值却得到了提升。小麦芽茶是在小麦发芽到某一时期，经低温烘焙、粉碎等处理而制成，此时的小麦芽中多种矿物质如铁、钙，以及氨基酸、硫胺素、核黄素、叶酸、多酚类、γ-氨基丁酸等含量达到最高，同时一些抗营养物质如植酸则降到最低，粗蛋白、粗脂肪和粗淀粉也降到最低。

小麦芽茶是补充叶酸的天然饮品，同时其富含的γ-氨基丁酸，除镇静、安神、降血压外，对于糖尿病也有较好的预防作用。中药中常用谷芽、麦芽来顾护胃气，二者功效相似，都有一定健脾胃的作用。谷物芽茶饮一般都具有一定的抗氧化、防衰老作用。

3. 姜枣茶：生姜3~5片，大枣3颗，糙糖适量。

生姜温肺胃，大枣益气养血，糙糖活血补血，制作时先煮大枣和姜片，最后放入糙糖。此茶香甜可口，可以温阳胃气、调经止痛，尤其适合胃寒和因寒凝血瘀而痛经的女性，一般来说晨起温饮最宜，午后则不宜多饮。

注：糙糖即是我们平常所讲红糖，因其加工过程较为简单，是甘蔗经榨汁、浓缩而形成的带蜜糖。红糖的加工没有经过高度精练，反而是几乎保留了蔗汁中的全部成分，除了含有一般糖所含的成分外，还含有多种维生素和微量元素，如铁、锌、锰、铬等，营养成分较一般糖为高。很多年前，人们以吃到精米为时尚，而随着社会经济和科学研究的发展，人们发现之前一直遭到嫌弃的糙米居然富含我们所需要的B族维生素，因此，糙米开始盛行。其实，这个过程正是一个自然平衡的过程。对于红糖，也许很多年以后也会如此，因此，我更愿意叫它为"糙糖"。

4. 安神茶：薰衣草5g，合欢花5g。

这是一款花茶，适用于失眠多梦、记忆减退的人。古人都说"不觅仙方觅睡方"，可以说睡眠就是保养身体最好的良方了，睡眠质量尤其重要。睡眠是一个身体调节平衡的过程，而良好的睡眠也是身体，尤其是大脑功能良好平衡状态的体现。红茶、绿茶、黄茶、白茶、黑茶等这些传统茶叶都有提神醒脑功效，对于失眠者而言在夜晚应尽量少饮用，而这款花茶却具有良好的安神助眠作用。薰衣草、合欢花都被誉为爱情之花，但这二者却不仅仅只关乎爱情，更可宁神解郁安神。

这四种茶方分别对应女性的四个生理周期，尤其适合月经不调、腰膝酸软、月经量少、有血块的女性。每种茶喝一个星期，一个月喝完四种茶，这样即是一个完整的月经周期，下一个周期又是如此。除了调月经和促进排卵外，四期茶还可以从内部调整身体状态，使气色红润，肌肤从内散发出光泽，这可是做多少美容也比不上的。

☕ 茶为药

茶在最初的应用是以药用被人们所利用的，后来才逐渐发展成为一种饮料。关于茶的祛病保健、延年益寿的功效，历代典籍早有记述。《神农本草经》中记载："神农尝百草，日遇七十二毒，得茶而解之"。这句话的大意是说，远在上古时代，传说中的神农氏，亲口尝过百草，以便从中发现有利于人类生存的植物，一天之内多次中毒，但由于服用茶叶而得救。这虽然是传说，带有明显的夸张成分，但也可从中得知，人类利用的茶叶可能是从药用开始的。这也就是最早关于养生茶的记载。后世多有典籍载述了茶的止渴、提神、消食、利尿、治喘、祛痰、明目益思、消炎解毒、轻身延年的作用。

爱茶之人苏东坡更将茶奉为治病长寿的秘方，他一日拜谒慧勤禅师，忽觉身体抱恙，却因先后品饮七碗茶而颇感身轻体爽，病竟不药而愈，于是便写下"何须魏帝一丸药，且尽卢仝七碗茶"的诗句，这正是求仙不如喝茶的长寿秘方。而诗中所言的诗人卢仝也是一生爱茶如痴，他做的《七碗茶歌》也是传唱不衰"一碗喉吻润，二碗破孤闷，三碗搜枯肠，惟有文字五千卷。四碗发轻汗，平生不平事，尽向毛孔散。五碗肌骨清，六碗通仙灵。七碗吃不得也，唯觉两腋习习清风生。"生动传神地描绘了喝茶的不同感受。

难怪古人有语云："一日无茶则滞，三日无茶则病""宁可三日无粮，不可一日无茶"。茶不仅可以生津解渴，更可保健养生，其养生功效是任何饮料所不能比拟的。然而不同品种的茶饮的功能也是各有偏倚，各有所长。绿茶中含茶多酚和维生素C最为丰富，无论是延缓衰老、抗癌、降血糖降血脂、防治动脉硬化等药理功效均优于其他的茶种；红茶性温，能强胃、利尿，体能劳动者饮红茶最适宜，妇女产后饮红茶加红糖有助于恶露排出。乌龙茶含咖啡因较少，男女老少都适宜，具有明显的降脂利尿作用，也是减肥的良药。而花茶因气香宜人，则长于疏肝解郁、理气调神，正所谓"男人品茶，女人饮花"，花茶正是女人最适宜最经典的茶饮。

现代科学研究证实了茶叶含有丰富的营养素，对人类健康大有裨益，如保护牙齿的氟，提神醒脑的咖啡碱，延缓衰老的茶多酚等。可以说，茶对健康真是好处多多，然而茶对身体的调节也是有子午两极的。少量味淡无法达到强身保健目的，豪饮味浓却可能打破身体平衡，不偏不倚正好达到身体耐受的子午临界点才是最健康的饮茶之道。那喝茶的子午临界点又是在哪呢？我们究竟应该用多少茶叶配比多少水冲泡才是最健康的呢？我想这个问题大概只有您的身体能够回答，因为每个人对于茶的身体耐受能力不同，即使是同一个人在不同的时刻对于茶的耐受能力也是不同的。就如茶可以提神醒脑，提高工作效率，对于爱饮常饮之人而言，喝上几口淡茶并不见得有提神醒脑的作用，这几口淡茶与几口清水并无异，而如同那个初品茶的外国友人一样，一杯茶汤进肚便引起神经过度兴奋而导致"醉茶"。上午一杯浓淡适宜的茶水让你工作效率倍增，而晚上即便只是一杯淡茶也可能让你辗转反侧、难以入眠。平日里喝茶让你神清气爽，而在生理期里喝茶却可能扰乱你的内分泌而导致痛经、经期延长诸多烦恼，想要健康地饮茶，就要在生活中去感受自身身体的变化，读懂自己的身体，找到自我的子午临界平衡点。

恰当地喝茶可以养生保健，于是祖国医学将茶与药物和膳食结合，形成了独特的茶疗文化，将中草药与茶叶结合在一起，达到效果叠加的目的。唐宋时期开始，出现了研末外敷、以茶清和醋调服、茶丸剂、茶散剂等多种茶疗应用方式。在历代医家的探索之中形成了许多以茶为基础的茶疗方，在内科、儿科、妇科等多方面得到应用。《寿老养亲新书》中载有防治老年病的药茶方2首，一是槐茶方，二是苍耳茶。槐茶以嫩槐叶蒸熟、晒干、捣末，煎煮而服，以明目益气、除邪祛风为主要功效。而苍耳茶以苍耳子入药以治老人风湿痹痛、筋脉缓急。而明代《普济方》中专设"药茶"篇，载有药茶方8首。而在现代医学应用上，中药保健茶以绿茶、红茶或乌龙茶、花草茶等茶类为主要原材料，在中医理论的指导下配以具有特定疗效的单味或复方中草药而制成。现代技术的发展下，也有将煎煮提炼的中药煎汁喷在茶叶上干燥而成，或将中草药与茶叶搭配煎煮浓缩干燥而成。中药茶对于高血压、高血脂、冠心病、糖尿病等慢性疾病患者而言，是一种辅助治疗的保健饮料。可以说茶疗在中医治疗上也是应用颇多。而在民间也不乏各种茶疗方。我记得小的时候，冬天冒着寒风冷雨放学回到家，爷爷第一件事就是让我喝上一杯热乎乎的姜糖茶，甜中带有点微辣，喝下去身子马上就暖和了。一般小感冒的时候也从来不需要吃药打针，一两杯姜糖茶下肚，小感冒也就治好了。后来接触茶疗才知道，原来这也是一个治疗风寒感冒的经典茶疗方：数片生姜，适量的红糖加上一小撮茶叶，加上开水一冲泡便是一杯疏风散寒的茶饮，对付轻微感冒效果特别好。

部分经典茶疗方已被开发为中成药在临床上推广使用，如万应茶饼，以藿香、紫苏、香薷、茶叶等制成，服用时以开水冲泡，可疏风解表，健脾和胃，祛痰利湿，用于治疗外感风寒，食积腹痛，呕吐泄泻，胸满腹胀，痢疾。而广东人喜爱的凉茶也是茶疗文化的一大力量，五花茶、夏桑菊、王老吉等都是非常出名的广东凉茶，以清热解毒为主要功效。各种各样的茶疗方应时而出、适证以用，无论在实践上还是从理论上都达到了前所未有的高度，已成为祖国医药学防病治病、养生保健中的一大特色。如今各种降压茶、降脂茶、减肥茶大量涌现，使药茶的种类和作用不断丰富和扩充。

减肥茶的出现更是受到万千女性的追捧，很多人都希望能找到一种减肥的方法，可以任性地吃而且不需要挥汗如雨地运动，于是很多人选择了减肥茶来达到瘦身减脂的目的。但是喝减肥茶是不是真的有助于减肥呢？答案是肯定的，茶中含有的茶黄素类、多酚类、茶碱以及咖啡碱成分都有助于身体脂肪的代谢，尤其是血脂的代谢，足够的活性成分剂量可以达到减肥瘦身的功效。而市面上在售的减肥茶中更是添加了荷叶、山楂、番泻叶等有助于减肥的中药成分，可以说在一定程度上，喝减肥茶是有助于减脂控制体重的。另一方面，减肥茶有助于肠内宿便的排出，从这一角度而言，减肥茶也可达到排毒的作用。但是很多人却不明白，自己或身边的人在用减肥茶减肥却常常以失败告终，甚至是以损害自己健康为代价，小赵就是这样一个例子。

小赵是公司里的行政职员，二十几岁的姑娘特别爱漂亮。但是，她一直抱怨自己太胖了，穿职业装不好看，整天嚷嚷着要减肥。于是在同事的推荐下，她开始喝某个知名品牌的减肥茶，每天都以茶代水的喝。刚开始喝了一个礼拜，体重还真的下去了，一个星期就少了四五斤，这对要减肥的小赵来说真是个惊喜。她更加积极喝减肥茶了，但是一个月过去了，体重好像维持不动了，而且每天上班看上去好像特别没精神，黑眼圈也特别严重。一次公司聚餐，小赵的减肥问题成了众人的热点话题，小赵很无奈地告诉大家，减肥茶她一天也没落下，但是就不知道为什么没效果了，而且自己晚上睡不着，白天又没精神。终于在大家七嘴八舌的讨论下，才找到问题所在。原来在喝减肥茶的一开始之所以体重下降那么快，其实是因为减肥茶有利尿、排宿便的作用，降下来的体重其实是体内的水分和肠内的宿便的重量，后来身体重新找回平衡了，自然也就减肥效果不明显了。而且小赵在喝减肥茶的同时并没有控制自己的饮食，更加没有增加运动，仅仅依靠减肥茶的力量自然是微不足道的。再加上她每天都以茶代水，白天喝，晚上也喝，茶中所含有咖啡碱、茶碱都有兴奋中枢神经的作用，必然影响睡眠质量。而睡眠不足不仅导致身体新陈代谢下降，阻碍了减肥的进程，还会导致血糖升高，刺激食欲。难怪小赵的减肥计划就这么失败了，原来是因为不懂得如何有效利用减肥茶。

从小赵的减肥过程我们也可以看出来，茶疗虽然是一个不错的治疗手段，但是应当注意如何有效且正确地使用。寻找身体的子午临界点正是茶疗养生治病的关键，也就是说应用中药茶疗进行养生保健应当以"平衡"为指向，注意根据自身体质状况选用茶疗方，时刻以"平衡"为准则，切不可矫枉过正。

那什么是体质呢？自己又属于什么类型的体质呢？中医认为体质是多种因素交错影响而成的，有些是从娘胎之中便已形成的，有些是在生长发育、生活中逐渐形成的，多方面的因素形成了个体之间差异的体质状态。不同的体质类型在使用中药茶疗调理上有所不同，如若能辨明自己的体质，可以更准确地根据体质特征选择中药茶饮进行体质调理。生活中不少人会说自己是寒底或者热底，这种偏寒偏热之分其实就是体质的一种比较粗略的分类。

体质的分类方法有很多种，中医从阴阳五行、精液气血等多方面对体质进行分类确定。目前中医体质分类有了更详细的标准参考，在北京中医药大学王琦教授等多位临床医学专家、体质专家的多次论证与研究之下已建立了较为完善的体质辨识的标准化工具，也就是《中医体质分类与判定》标准，根据个人对于《中医体质分类与判定表》中全部问题的答案进行5级评分，综合分数得到所对应的体质，这个标准将体质分为平和质、气虚质、阳虚质、阴虚质、痰湿质、湿热质、血瘀质、气郁质、特禀质九种体质类型，对每个体质类型进行较为详细的体质特征描述。以下各类型特征特点节选自《中医体质分类与判定》内容：

1. 平和质：形体特征为体形匀称健壮。常见表现为面色、肤色润泽，头发稠密有光泽，目光有神，鼻色明润，嗅觉通利，唇色红润，不易疲劳，精力充沛，耐受寒热，睡眠良好，胃纳佳，二便正常，舌色淡红，苔薄白，脉和缓有力。心理特征为性格随和开朗。平素患病较少。对自然环境和社会环境适应能力较强。

2. 气虚质：形体特征为肌肉松软不实。常见表现为平素语音低弱，气短懒言，容易疲乏，精神不振，易出汗，舌淡红，舌边有齿痕，脉弱。心理特征为性格内向，不喜冒险。易患感冒、内脏下垂等病；病后康复缓慢。对外界环境适应能力较弱，不耐受风、寒、暑、湿邪。

3. 阳虚质：形体特征为肌肉松软不实。常见表现为平素畏冷，手足不温，喜热饮食，精神不振，舌淡胖嫩，脉沉迟。心理特征为性格多沉静、内向。易患痰饮、肿胀、泄泻等病；感邪易从寒化。对外界环境适应能力较弱，耐夏不耐冬；易感风、寒、湿邪。

4. 阴虚质：形体特征为偏瘦。常见表现为手足心热，口燥咽干，鼻微干，喜冷饮，大便干燥，舌红少津，脉细数。心理特征为性情急躁，外向好动，活泼。易患虚劳、失精、不寐等病；感邪易从热化。对外界环境为耐冬不耐夏；不耐受暑、热、燥邪。

5. 痰湿质：形体特征为体形肥胖，腹部肥满松软。常见表现为面部皮肤油脂较多，多汗且黏，胸闷，痰多，口黏腻或甜，喜食肥甘甜黏，苔腻，脉滑。心理特征为性格偏温和、稳重，多善于忍耐。易患消渴、中风、胸痹等病。对梅雨季节及湿重环境适应能力差。

6. 湿热质：形体特征为形体中等或偏瘦。常见表现为面垢油光，易生痤疮，口苦口干，身重困倦，大便黏滞不畅或燥结，小便短黄，男性易阴囊潮湿，女性易带下增多，舌质偏红，苔黄腻，脉滑数。心理特征为容易心烦急躁。易患疮疖、黄疸、热淋等病。对夏末秋初湿热气候，湿重或气温偏高环境较难适应。

7. 血瘀质：形体特征为胖瘦均见。常见表现为肤色晦黯，色素沉着，容易出现瘀斑，口唇黯淡，舌黯或有瘀点，舌下络脉紫黯或增粗，脉涩。心理特征为易烦，健忘。易患癥瘕及痛证、血证等。不耐受寒邪。

8. 气郁质：形体特征为形体瘦者为多。常见表现为神情抑郁，情感脆弱，烦闷不乐，舌淡红，苔薄白，脉弦。心理特征为性格内向不稳定、敏感多虑。易患脏躁、梅核气、百合病及郁证等。对精神刺激适应能力较差；不适应阴雨天气。

9. 特禀质：形体特征为过敏体质者一般无特殊；先天禀赋异常者或有畸形，或有生理缺陷。常见表现为过敏体质者常见哮喘、风团、咽痒、鼻塞、喷嚏等；患遗传性疾病者有垂直遗传、先天性、家族性特征；患胎传性疾病者具有母体影响胎儿个体生长发育及相关疾病特征。心理特征为随禀质不同情况各异。过敏体质者易患哮喘、荨麻疹、花粉症及药物过敏等；遗传性疾病如血友病、先天愚型等；胎传性疾病如五迟（立迟、行迟、发迟、齿迟、语迟）、五软（头软、项软、手足软、肌肉软、口软）、解颅、胎惊等。对外界环境适应能力差，如过敏体质者对易致过敏季节适应能力差，易引发宿疾。

看了上边这么多的分类，您有没有一点混乱呢？觉得自己既像这个体质，又像那个体质？那么，我们换一种思路来看（见下表）。

偏阴体质	平和体质	偏阳体质
阳虚质		阴虚质
气虚质	平和质	湿热质
痰湿质		气郁质
血瘀质		血瘀质

除了特禀质，我们可以根据体质的阴阳偏盛偏衰将余下八种体质大致分为三类，平和体质是我们理想的体质，阴平阳秘，阴阳处在一个相对平和的状态，而其余的体质都或多或少有阴阳的不平衡。这样一归纳，你对体质的认识是不是更加清晰了？

有了这一个判定标准，我们对于自身体质的判断也就更加明确了。如果把身体比作一把天平的话，那平和体质就是天平的左右恰好相当，身体处于状态最佳的子午临界点，不偏不倚，不寒不热。如果您现在的身体经过判定确认为平和质，那得恭喜您，您属于身体、心理多方面均属于平衡的健康状态的体质类型，这种体质类型可以说是我们养生调理的终极目标。但是拥有平和体质的您也不要因此掉以轻心，因为体质是一个相对稳定，但并非绝对稳定的状态。如果您倚仗着自己身体底子好，肆意妄为，往身体这把天平往左边增重过多，或者让右边懈怠过多，那身体的平衡自然就不攻自破，那体质也会因此而发生偏颇，让病邪轻而易举地得逞。而对于偏颇体质而言，将体质调整到处于中间临界平衡状态的平和质就是健康的首要任务。

体质的偏颇正是由于体质的天平往左或往右偏离了子午临界点而导致，中药养生茶可以说是一种外在的力量可以让我们更针对性、更指向性地去纠正体质的偏颇。对于柔弱、容易疲惫、总是懒洋洋的气虚质的人而言，应当重视补脾益气，平时可适当使用黄芪、党参、红枣、陈皮等搭配中药茶饮，冲泡或烹煮而饮。阳虚质的人由于阳气不足比起常人更容易怕冷，即便是在夏天，也总是手脚冰冷，冬天更是把自己包裹得严严实实。参类中药茶饮更适合这类人饮用，如人参、西洋参、党参、太子参等；另外如生姜、枸杞等温煦阳气药食同源的中药材也可搭配红茶泡饮，对于改善阳虚症状有一定的疗效。而比起怕冷的阳虚质，阴虚质的人则显得好动而燥热，有些阴虚质的人甚至可以在冰天雪地里吃着雪糕、喝着冷饮，但是在夏天，尤其是夏转秋的时节却特别心烦气躁。调理阴虚体质可多饮用麦冬、石斛、甘菊等组成的滋阴润燥中药代茶饮。痰湿体质之人多数为肥胖者或隐性肥胖者，所谓隐性肥胖指的是外表看上去并不胖，但是体脂肪，尤其是脏器脂肪堆积过多，这类型的人更容易罹患心血管疾病。控制体脂对痰湿体质的人来说是主要任务，在中药茶饮之中荷叶、山楂、普洱等配伍而成的茶饮是降脂减重的首选。《本草纲目》中说"荷叶令人瘦劣"，山楂可健脾胃，普洱经过发酵生成能分解脂肪的脂肪酶，三者搭配对于体内脂肪的代谢以及饮食中油脂的分解有较好的效用。湿热体质与痰湿体质的人一样，均属于脾的运化功能失常而导致，不同的是湿热体质之人除了水湿运化不畅，还夹杂着内热，因此在体质调理上除了祛湿还应当重视清热，清香

144

味苦而又有清凉后感的苦丁茶可用于调理湿热体质。血瘀质的最大特点在于"斑"，气血瘀滞容易导致瘀斑沉积。很多人会因为自己脸上长斑而不惜重金买化妆品、护肤品，但是其实在对付斑点的问题上，这些外用的都比不上内在调养，血瘀质的调理上可选用行气祛瘀的花茶类中药茶饮，如茉莉花茶、玫瑰花茶等。花茶类茶饮同样适用于需要调畅气机的气郁质，气郁质的典型代表当属"林妹妹"了，这类型的人总是多愁善感、唉声叹气，长期的情绪低落郁闷导致了体内血液循环不畅、肝郁气结，而气郁的特点又会引起失眠、心慌、易受惊吓等，如此恶性循环，严重破坏身体与心理的平衡状态。特禀质的人群体质特点较为特别，对外界环境的变化适应能力较差，因而日常中可适当饮用灵芝、何首乌等益气固表中药茶饮增强免疫力，提高对不良环境因素的抵抗能力。当然在利用中药茶饮纠正体质偏颇的时候应以身体的平衡状态为准，谨记我们的目标是将偏颇之体质拉回平和体质，而并非拉向另一个方向的偏颇体质。

养生茶疗方的选择上除了依据个人体质偏颇而择，还应重视"天人合一"，随自然四季更替变化而改变。中医认为天人相应，一年四季春生、夏长、秋收、冬藏，寒暑燥湿各有不同，将四季变化特点与人体五脏对应，强调在养生保健中应春养肝，夏养心，长夏养脾，秋养肺，冬养肾。

春天自然界中万物复苏、阳气升发，我们体内的阳气也在腾腾向上。而如若体内阳气无法得到升发，被抑制于体内，导致气机不畅，这时候很多人便会自觉自己有"上火"的症状，先是觉得口苦，头晕，早晨起来总觉得眼睛分泌物比较多，眼睛也总是像兔子一样红红的，布着血丝，有时候干涩疼痛。这时候一杯菊花决明子山楂茶饮可以疏导这被压抑的阳气肝火，三五朵甘菊、一小撮决明子、几片山楂干加上一小撮绿茶，开水冲泡饮用，甘中带酸，调畅肝胆，使体内阳气与大自然一起升发。

到了属火归心的夏季，天气开始炎热，人最容易心神不宁、心烦气躁，心脑血管疾病此时应当注重养心，舒缓压力、安心定志、调节心的平衡。因而夏季养心茶疗配方中可选择搭配安定心志的茯苓、远志、浮小麦、莲子心等中药材。

农历的六月是夏季的最后一个月份，是一年之中最为潮湿又炎热的时候，中医称之为"长夏"，此时湿热困脾，人总是觉得昏昏欲睡，食欲不振，荷叶茶最适合这个湿热缠绵气候。3g左右的荷叶配以普洱茶或铁观音，如觉食欲不振、口淡无味，可挤上几滴新鲜柠檬汁，健脾开胃，祛湿醒神。

转入秋天天气开始干燥，秋风也带来阵阵凉意，防燥润肺就是秋季养生的重点，在茶饮之中加入滋阴润燥的麦冬、沙参、橄榄、石斛等可以让肺部得到滋养，增强免疫力。

适合进补的冬季同样也是人体肾气最为活跃的时段，此时以性温偏补的中药茶饮更为适宜。如枸杞桂圆红枣茶就是冬日里最应季的暖饮，如受了寒风冷雨的侵袭，一杯热乎乎的姜糖茶也是驱寒最好的选择。我们的身体与自然是相融相通的，四季交替所带来的寒暑燥湿偏倚会改变我们身体内部寒热燥湿的平衡，选择适当的养生茶饮，可以让身体在这样不断改变的季节气候中维持相对平衡稳定的状态。在根据四季交替变化选择养生茶饮的同时也应时刻观察我们身体的变化，始终让我们的身体处于健康的子午平衡点。

伴随着科学技术的进步，茶中的营养成分和药疗作用不断被发现，茶疗方养生保健、祛病延年、防病治病的疗效在临床上不断地得到验证，而茶疗体系也日益趋向成熟。尤其是20世纪70年代以来，一股茶疗热正在悄然兴起。而现代中药药茶的剂型变化也给中药药茶的应用推广带来了新的生机。袋泡茶可以说是茶叶饮用方法上一个大革新。袋泡茶，顾名思义既是用袋子装着茶叶，冲泡时只需要把茶包放入沸水中即可。在袋泡茶发明之前，隔滤茶渣成了泡茶过程中一个较为繁琐的步骤。相信很多人在平时泡茶的时候都有这种烦恼，如果没有隔滤茶渣的漏网，在喝茶的时候总是要很费劲地用嘴唇来挡住茶叶，以避免吃到涩涩难以下咽的茶叶。而这个动作常常是以失败告终的，最后只能喝一口茶吐一口茶叶，实在是尴尬又费劲。一百年前，美国一个茶商在不经意间竟解决了这个窘迫的小问题。1904年6月，美国纽约茶商托马斯·沙利文为了推广产品，希望能让更多人品尝到自己茶叶以扩大销售，同时又希望压低生意成本，于是决定将少量茶叶样品装入一个小丝袋，寄送给潜在客户试尝。收到这些奇怪的小袋子后，疑惑的客户无从下手，只能尝试着把它们浸泡到一杯滚烫的开水中。结果完全出人意料的是这些奇怪的小丝袋原来泡出来的是茶，而且完全不需要烦恼如何隔滤茶渣，他的客户们对这个奇怪的小丝袋倍感惊喜，觉得茶叶装在小丝袋里使用很方便，于是订货纷至沓来。然而交货后，客户却又大失所望，原来他们收到的货依旧是散装的茶叶，并不是那种方便的小丝袋试用装，于是对沙利文抱怨投诉。这时候沙利文灵光一闪，从这件事得到了启示，很快用一种薄纱布代替丝绸制成小袋，加工成一种新型小袋装茶叶，世界上第一批袋泡茶就这样产生了。这个小小的发明不仅给沙利文带来了可观的利润，更给茶叶市场带了革新，从此袋泡茶风靡全球一百年。袋泡茶，其色、香、味更接近于饮茶的本色，色清而无沉渣，更易于随身备用。

袋泡茶的形式在中药保健药茶中应用甚广，中药茶包就是袋泡茶的一个衍生产物，中药茶包其实就是将中药茶剂放进一个纱布、无纺布或纸质材质的袋子中，使用时直接用开水冲泡或煎煮饮用。我也是在一个不经意的过程中接触了中药茶包这种方便的中药茶饮形式。平日里我都会根据自己的身体状况，在我的医生建议下配一些养生方来调整身体的平衡。有时候一剂药方泡发起来，体积一下子膨胀两三倍。尤其是像菊花、金银花之类的花类药，加上一小撮的茶叶，一整个杯子都是满满的药渣茶渣，喝起来特别不方便，最后要清洗的时候也麻烦。在一个朋友的建议下，我去买来了一次性的空茶袋，把每一次要喝的药茶装进这个小袋子中，拉紧抽绳，一个方便快捷的自制中药茶包就完成了。于是我在平日里就给自己做一些中药养生茶饮，保健强身。在这里跟大家分享几种我个人觉得好喝又实用的药茶，大家自己可以选择适合自己的方子自制药茶。不过要提醒大家的是，药茶只是针对某一种疾病或者针对某一段时期饮用的茶方，不能作为长期饮用的，否则容易导致阴阳的矫枉过正。

1. 桑菊茶：桑叶3g、胎菊3～5朵、甘草3g、薄荷3g、绿茶3g，冰糖适量。

很多人看到桑叶、菊花就会联想到了夏天解暑，确实，在炎炎夏日，有这么一杯入口有薄荷的凉爽，又带着淡淡香气的茶饮着实惬意。但是更准确而言，这一药茶方主要针对的是风热感冒。什么是风热感冒呢？其实辨别起来并不难，可以从几个方面判断：一是黄，如黄色的浓涕、黄色的痰、黄色的舌苔，此时多伴有偏红色舌体，这些都属于热性的症状；二是痛，最明显也最常见的症状就是喉咙痛，很多人春夏间感冒多是从喉咙痛开始的，一看扁桃体全是红肿；三是燥，觉得口渴心烦，同时大便也不通畅。如果发现自己是这种类型的感冒，可以在家里自己制作一个桑菊茶包，加开水冲泡饮用。在春夏季节，我若发现自己开始有便秘、喉咙痛这些风热感冒的端倪，便用桑菊茶及时把身体的平衡调整回来，少遭受很多罪。但是很多人在夏天的时候为了给自己身体避避暑，每天都要喝上一杯夏桑菊之类的解暑茶，这样子的做法其实是无视身体平衡状态而乱用药。身体的寒热平衡对于健康非常重要，桑叶、菊花、薄荷、夏枯草等这类辛凉解表的中药材在外感风热时可及时将身体的偏热状态调整至平衡，但若过度使用，反而会将身体拉往偏寒状态，导致身体的免疫能力下降，反而更容易感冒。

2. 消脂茶：荷叶3g、柠檬片3～5片、山楂10g、普洱3g。

现在的饮食太好了，不少人的餐桌上是有鱼有肉，荤多素少，肠胃负担自然就重了。加上很多人久坐少动，下肢循环不良，更容易导致脂肪堆积、下肢浮肿。茶具有很强的降脂去腻的效果，尤其是普洱茶，是茶类中消脂效果最佳的。而荷叶具有排毒降脂、利水消肿的功效，加上可去除肉食积腻的山楂和柠檬，这杯消脂茶对于戒不了肉食又想控制体重的人可以说是不错的选择，适度饮用还有助于脂肪肝的预防和治疗。由于普洱久泡后会太过浓，口感苦涩，我平时在冲泡时会将荷叶、山楂、柠檬与普洱分袋而装，如此方便将不宜久泡的普洱先取出。

3. 枸杞红枣茶：枸杞5g、红枣3颗、生姜2片、红茶3g。

这款茶饮喝起来有一种淡淡的甜味，是我平日里最喜欢的，尤其推荐给身边的女性朋友。女孩子化妆的时候都会在两腮扑上一层淡淡的腮红，最后涂上个好看的唇色，让自己看上去气色好，人也显得有精神。而这个药茶饮可以说是适合大部分女孩子的内服化妆品了。红茶性属温，可生热暖腹，养阳而助御寒，也就是说红茶可以增强人体抵御寒冷的能力，同时对胃肠功能具有一定的促进与保护功能。将温阳的红茶与补肝肾益精气的枸杞、滋阴养血的红枣、温中散寒的生姜搭配，经常饮用可使面色红润，手脚暖和。当然这个"化妆品"再好，在使用的时候同样需要坚持我们的"平衡"准则，及时根据自己的身体状态而适度饮用。对于体质偏热，容易着急上火，经常激动得面红耳赤、烦躁不安，又伴有口舌生疮、大便秘结等这类内热症状的人而言，这个药茶方却是火上浇油，不宜使用。

4. 清热代茶饮：鲜橄榄5颗、鲜芦根2枝。

这个茶饮在制作时需将鲜橄榄拍碎并去核，与切段的鲜芦根一起放进茶包，加水煎煮，缓慢饮用对于咽喉肿痛有着很好的缓解效果。相传清宫御医姚宝生就是用"清热代茶饮"治好了慈禧太后的咽喉肿痛。慈禧太后曾因肝火上炎，肺经风热而导致上颚咽喉作痛，也就是我们现代所说的扁桃体发炎。扁桃体发炎的肿痛感相信很多人都是亲身体验过的，自然是把慈禧太后折磨得痛苦不已。御医姚宝生便为慈禧太后开了这个茶饮方，利用其清泻肺胃之热，生津利咽，并嘱咐太后饮用时吞咽速度要尽量慢，使茶液充分浸润咽喉部，如此多次反复饮用，慈禧太后的咽喉肿痛果然是很快得到缓解。所以说如果平日里因为饮食不注意，导致扁桃体发炎，不用着急吃抗生素、消炎药，可试试自制这个清热代茶饮。

从传统茶饮到中药保健茶饮，茶对于调理人体身心平衡都有着积极的作用，但是饮茶的同时也不能忘记我们一直强调的"平衡"准则，尤其是饮用中药茶进行保健调理时，应根据自己身体状态、体质状况适当选择，并适时调整，对症饮茶。如高血压患者使用决明子、罗布麻等降压茶疗方时，不能一味追求降压，而应随时观察血压平衡，避免降压过度导致血压过低而引起不适。而在体质调理的过程中，也应适当评估自己体质状况。体质虽是一个相对而言较为稳定的状态，但是通过长期调理是可以得到矫正纠偏的，若体质已由偏颇状态调整至较为平衡的平和状态时，就应调整茶疗方案，避免将体质往另一个极端拉偏了。如调理湿热体质时多用清热燥湿的茶饮，如苦丁茶这类寒性茶饮，过度饮用可能会导致脾胃功能下降、胃痛等。

☕ 茶为道

中国人自古爱茶，在这玉泉清茗之中，包含的不仅仅是"柴米油盐酱醋茶"的生活和"延年益思"的健康，更蕴含着深厚的中国文化和浓郁的东方韵味。文人雅士以茶为媒、以茶为礼。江南四大才子唐伯虎与祝枝山之间就有这样的一段趣事。相传一日，祝枝山拜访唐伯虎，一进门便邀唐伯虎一同品茶。伯虎笑着说："恰巧我这有一则字谜。如若猜不出，请恕伯虎不接待。"说完，道出谜面："说话已到十二月，两人土上东西分，三人牵牛少只角，草木之中有一人。"祝枝山一听，得意地用手中的扇子敲了敲茶几："斟茶来。"伯虎见枝山已猜中便马上高兴地示意家童上茶，原来这四个字正是"请坐奉茶"。茶道更是以茶为媒介的一种精深文化，沏茶、品茶、饮茶，既是一种朋友间交流感情的社交活动，也是一种修身养性的方式。茶道讲究独特的品饮方法，追求茶叶、茶水、火候、茶具、环境——五境之美，加之以冲泡者、饮者的修为情绪，以求味与心的最高层次享受。

据考究，茶道这一词最初见于唐代《封氏闻见记》中："又因鸿渐之论，广润色之，于是茶道大行，王公朝士无不饮者"。茶道之父正是出身佛门的茶僧——皎然，他是茶文化的开创者，更是佛门茶道的集大成者，他所著的茶诗更是开千古佳作之先河。同时他也是茶圣陆羽的师者，正是在茶僧的帮助下，陆羽完成了世界茶叶史上的第一部经典巨作——《茶经》。可以说最初的茶道源自于佛门，禅茶一味，蕴"寂灭"于其中。而后吸收了道家的"清静"，道在茶中行，又糅合了儒家之"和敬"，奉茶以礼。可以说经过杂糅、提纯，最终茶道融合演化为一门身心俱享的艺术。《茶经》载录："上者生烂石，中者生栎壤，下者生黄土。"可见茶为生于天地间艰难之境地，可谓山水之夫子。而人本就是天地之物，回归自然，返璞归真，寻回人与自然之间的平衡感是人的天性。老子说："至虚极，守静笃，万物并作，吾以观其复。夫物芸芸，各复归其根。归根曰静，静曰复命。"庄子道："水静则明烛须眉，平中准，大匠取法焉。水静伏明，而况精神。圣人之心，静，天地之鉴也，万物之镜。"道家所提倡的"虚静观复法"正是人们明心见性，洞察自然，反观自我，体悟道德的无上妙法。如此看来茶便是对这份天性最大的满足，饮茶更是天性使然。难怪茶能得众人如此喜爱，更可化而为道。道家的"虚静观复法"在中国的茶道中演化为"茶须静品"的理论实践。宋徽宗赵佶在《大观茶论》中论茶为"至若茶之为物，擅瓯闽之秀气，钟山川之灵禀，祛襟涤滞，致清导和，则非庸人孺子可得知矣。中澹闲洁，韵高致静"，认为茶的芬芳品味，能使人闲和宁静，达到精神上的享受。

茶道虽起源于中国，也有不少贤哲在茶道领域中不断实践探索，但遗憾的是没能够旗帜分明地发展茶道事业。这或许是中国茶道重精神而轻形式、重感悟而轻传承所致。茶道在日本得到了总结和定义，日本茶道的"开山之祖"村田珠光将茶道精神提炼为"谨敬清寂"，而日本茶道的"鼻祖"千利休则改动了一字，以"和敬清寂"作为日本茶道的宗旨。"和"既意为和，也意为和悦。和即为平衡，支配着茶道整个过程的精神。茶事进行之时，人与自然环境之间维系着平衡，轻柔不刺激的茶香气、拂面的清风和着平和的沸水声、阳光柔和不刺眼，人与环境融为一体，气氛的融洽、和谐雅逸。而饮茶人之间同样保持着恰到好处的平衡，适当的距离、摒弃纷争、没有隔膜，只为沟通思想，共同创造和谐宁静。而敬，则是互相敬重，奉茶以礼，增进彼此友谊；清，既指环境中的清洁，更指内心的清静。茶道旨在对心灵灵魂的荡涤，丢弃尘劳烦恼，安逸宁静，清雅自在，物我合一；寂，即寂然默照，通过静中苦思人生，深入定禅，达到天人合一的高尚境界。茶道已经是将饮茶升华为一种艺术行为，而品茶悟道也不失为一种行之有效的心理疗愈过程。

有段时间，我的事业与生活都遇到了不大不小的麻烦，而这些麻烦好像是约好的一样，全都凑在了一起，让我心情烦闷得很。幸好，在这样的一种生活状态下，我在一个朋友的极力邀约来到了一家茶道馆。主人是朋友的朋友，四十几岁的中年人，穿着很朴素，刚见面就给了我一种仙风道骨的感觉。他引我们走进了一间装饰同样朴素的房间，房间里有着淡淡的香气，里面围坐着三五个不相识的伙伴，他们正在轻声地交谈，声音不大，所以即便人不少，却完全没有喧闹之感。这一刻的和谐已经让我本来烦躁的心平息了不少。我们三人也静静地坐了下来，毫不突兀地融入了他们之中。主人主动沏了茶，也娓娓道来品茶之道，声音平稳而舒适。列席的人都一一拿起了跟前的小茶杯细细品味，似乎带着某种虔诚与感恩。我在这个刹那也被感染了，端起精致却不浮夸的茶杯加入了这种茶道的生命享受之中。闻着茶香，唇齿之间感受着茶的温度与清香，我似乎被带回了小时候最爱逗留的那片小树林。我脱去高跟鞋，踏在铺满落叶的小路上，仿佛天地间只剩下我一人。我看不到树林的尽头，也无意去寻找出口，因为我正享受在这样的纯粹之中。主人再次斟茶，茶汤入杯的清澈的声音在房间环绕，我有种现实与幻境交错的错觉，我的大脑之中出现了一架天平，我脑中所纠结的不平衡、事业的烦恼、生活的烦恼在这一刻似乎都重新逐一找到了平衡点，这一刻我心里那些灰暗一下子被阳光照亮，缠人扰人的烦恼也被微风驱散。放下茶杯，我忍不住感激地分享了自己方才被茶道疗愈心理的感受，环坐的茶友心领神会地点头，原来他们也是同道中人，都在茶道中得到释放与享受。

茶道也许是一种仪式，如同心理治疗过程中的钟摆、碰撞球一般，茶成为一种媒介，让我们在茶的引导与辅助之下，更容易看清楚本心，从而更快得到释放。走出那间简朴的茶室，我觉得前所未有的轻松感，我对处于瓶颈的事业、凌乱的生活都有了更强烈的信心。也许茶道将是东方文化中特色的一种心理治疗学的手段，由茶道为品茶之人带来心理治疗、灵魂疗愈的境界。自此我也爱上了喝茶，爱上的最大理由也许不是因为茶的清香、也不是因为茶的保健功效，而更多的是茶给我带来的感恩、安宁、平衡的心理感悟。

☕ 相对平衡说

四五千年来，茶与中华文明相互交融。而茶与健康之间渊源更是至深，茶中丰富的营养成分及活性成分使茶成为我们生活中无法取代的饮品，茶的苦涩而回甘，更是让人对它难以割舍，甚至爱之成痴成瘾。然而在饮茶的过程中，同样应该谨记平衡之道，茶饮不可过烫、过凉、过浓，更不可贪杯。中药茶疗的流行以及茶剂形式的多样化给茶叶赋予新的使命，同时也给茶叶的发展带来新的生机。在使用中药茶疗进行养生保健的时候应当在专业医生的指导下，选择适合自己身体状态的配方，否则可能出现矫枉过正的情况，茶道的兴起、风行，更赋予了茶深厚的底蕴内涵。将禅宗之寂、道家之静、儒派之和兼收并蓄，形成了独特的文化精神。品茶之间，既让自己回归自然本性，平息被世俗烦扰的内心，外稳身体之衡，内守心灵之和。总而言之，茶为饮，可生津止渴；茶为药，可轻身延年益寿；而茶为道，更可修身养性。

茶与平衡有着千丝万缕的联系，茶为饮可以长期维持人的动态平衡，茶为药可以矫正失衡的身体状态，茶为道更可平衡内心的天平！

第十章
道地的中药怎么变得不灵了呢?

最早接触中药知识是在初中读鲁迅的《从百草园到三味书屋》里讲的"高大的皂荚树，紫红的桑葚……何首乌根是有像人形的，吃了便可以成仙"，那时懵懵懂懂地觉得中药真是一个神奇又万能的东西。

关于中药的故事不计其数，广为人们传颂的莫过于华佗创立的麻沸散，它的神奇在于能使人在手术前昏睡过去，对疼痛毫无知觉直到术后苏醒，它成为世界上最早的麻醉剂。这不禁让我们感叹传统中医竟然在几千年前就达到了今日的高度，简直不可思议。当然中药还有很多特效药，比如排石的金钱草、海金沙，通便的大黄，止痛的川乌、草乌等。

另外一个不得不提的中药就是青蒿，青蒿一直是我国传统中医药中著名的抗疟特效药。2015年诺贝尔医学奖让"青蒿素"这个名字一夜之间广为流传。曾经疟疾是危害人类健康的一种重要传染病，大肆传播，导致很多人死亡。据统计2013年，全球疟疾患者是1.98亿人，疟疾导致的死亡人数是58万。屠呦呦受中国典籍《肘后备急方》的启发，成功从青蒿中提取出的青蒿素，拯救了亿万人口，故在2015年10月获得了诺贝尔生理学或医学奖。然而不幸的事，虽然青蒿素对治疗疟疾效果好，但现在疟原虫对这个青蒿素也产生了耐药性，对于青蒿素的研究还得从复方入手。神奇的是，我国传统医学运用青蒿上千年，治疗疟疾却能屡试不爽，不会产生耐药性。同样，其他中药也是如此，辨证准确，一剂便效如桴鼓，未有耐药之说。

这让西医很是惊叹，中药的疗效竟能如此长久不衰，不像西药经常出现耐药性。其实，中医治病和西医治病不一样，西医以对抗性为主，用药对抗疾病，如用药抗菌消炎。西药是纯而又纯的单体，结构清楚，作用靶点单一。由于作用单一，局部对抗，毒副作用很大，历史上多次重大药害事故说明了这一点。

据调查统计发现，1998年，美国因药源性反应住院抢救者高达216万人，其中死亡者10.6万人。1997年，在我国，210万人因西药药物反应住医院，19万人因此而死亡，而中药毒副反应的报道仅5000例，且多属用药不当。当然我们不能磨灭现代西医给我们带来的福利，解决了很多中医无法解决的健康问题，但西药之毒副作用是其不可克服的一大弱点，有一句话叫"食至精则有害，药至精则有毒"。而中医用中药更多是调整而非对抗，且中医讲究"中病即止"，从不主张长期大量用药，几千年来，没有哪种中药因毒副作用被淘汰。有人不懂中医理论，长期大量吃关木通等以减肥，结果出现了毒副作用，然后便大肆抨击中医中药。

然而，近些年来，中药辉煌不再。随着近年来不少关于病人服用中药致重金属超标等问题的曝光，让不少相信中医的人们望而却步。几千年来都未出现的问题为何近年频频闯祸，我们的中药到底怎么了？

在几千年的发展历程中，中药主要来自野生生长，不同地区有着不同的气候环境，所以产出的药材品种也不一样，其治疗作用有着显著的差异。这个地方产的这种中药品质好、疗效佳，其他地区可能就相对比较差些，或者某种中草药只有在某地才生产，于是就有了道地药材之说。在东汉末年成书的中国最早的中药专著《神农本草经》，书中记载"土地所出，真伪新陈，并各有法"，强调了中药产地的重要性。几千年来中医药历经数代人的总结、提炼，用进废退、去伪存真、优胜劣汰、择优而立、道地自成，逐渐形成了类似"四大怀药"、"浙八味"等"安全、有效、稳定、可控"的道地药材，奠定了道地药材在中医药领域的核心地位。

道地药材，顾名思义，就是指在一特定自然条件、生态环境的地域内所产的药材，因生产较为集中，栽培技术、采收、加工也都有一定的讲究，以致较同种药材在其他地区所产者品质佳、疗效好。比如河南的四大怀药：怀地黄、怀菊花、怀牛膝、怀山药；四川的川贝母、川附子、川乌、川芎、川黄连、川牛膝、川黄柏、川丹参、川楝、川楝皮、川椒；云南的茯苓、三七；宁夏的枸杞；山西的党参等。

这些道地药材是经历了生态环境、生物物种、生产技术、人文传统及多因素共同作用凝结而成的。

比如具有益气养阴、补脾肺肾、固精止带的怀山药，它的道地性的形成是有一个较长的发展过程。我们都知道山药最有名的是河南怀庆的山药，但在我们的药物记载中，最早记载山药产地的是在山西，《山海经》"景山北望少泽，其草多藷藇"，这个"藷藇"就是指山药，而这个"景山"就是指我们现在的山西省闻喜县。后代的本草古籍陆续记载河南、山东、江苏、浙江、江西等地区均产有山药，并指出山西、浙江的山药质量为佳。直到明代以后，本草书籍记载的山药逐渐集中在河南古怀庆府，此地所产的山药白细坚实，入药疗效佳。故医者处方所开山药常标明怀山药，同时也让河南怀庆所产的山药名气大增，需求量增加，供不应求，于是驯化栽培山药就出现了，并大量栽培山药。随着栽培、采收加工技术的逐步成熟和完善，河南怀庆便逐渐成为山药最大的生产基地，于是形成了四大怀药之怀山药。多因素共同作用造就了怀山药，同时也造就了其他道地药材。

然道地药材随着时间的推移，也发生了很大变化，特别是野生药材的锐减和人工种植的泛滥，中药的品质问题不容乐观。中医药的迅速发展，让中药引种种植也大大地增加，在提高效益的同时，也带来了一系列的问题。

中药种植之益

1. 满足了市场需求：这是由药材本身的特性决定的，比如很多药材如灵芝、人参等生长周期长，产量低，对环境有特别要求。再加上环境的恶化，让不少药材濒临灭绝，所以药材种植尤显重要。而且随着人们的生活水平提高，就医意识加强，对药物需求量也大大增加，尤其是中药。中药由传统的汤、膏、丸、散等，逐渐发展成多种注射剂或颗粒，因此只有大量中药种植才能应对市场需求，解决少药的医疗问题。

2. 解决了中药濒危问题：我国是野生动植物药材生产大国，中药资源是我国传统医学的宝贵资源，更是我国中医药产业赖以生存和可持续发展的基础；对中药的合理持续利用，是人类社会长期稳定和发展的保证。但长期以来，尤其是进入21世纪之后，由于多种原因导致中药资源正面临着逐年下降之势，由于植被大面积被破坏，造成生态环境日益恶化，资源加速枯竭，珍稀药材濒危。比如铁皮石斛、冬虫夏草、羌活、重楼、木蝴蝶、雪莲、肉苁蓉、丹参、半夏、何首乌、紫草、柏子仁、八角莲等上百个品种以及藏、苗、瑶、彝、黎、壮等少数民族的部分药材都呈现出或濒临绝迹，或严重不足的问题。但现在经过大量的引种栽培或者经选育繁育缓解了这些中药濒危的压力。不过像高鼻羚羊角、麝香、穿山甲片等珍惜中药材，还必须依赖野生资源。

3. 为人们带来了经济效益：近几年，中国内地出现旱情严重，水资源严重匮乏，尤其是北方百姓，连喝水都成了问题，更不用说田地里的庄稼。农民普遍反映，种一年玉米、小麦或其他农作物下来效益不高，也赚不来千八百元，遇到干旱颗粒无收，但种植中药后为很多农民带来了希望。比如宝东镇平原村农民陈吉增家里有100亩旱田，一直以种植大豆为主，每年不仅产量不高，而且效益也不好。为有效利用土地资源，陈吉增根据中药材生长周期，在种植大豆的地里，套种了药材菟丝子，探索出了大豆和菟丝子套种的新模式。菟丝子长势喜人，按照最低产量估算，一亩地菟丝子的产量是60公斤，套种菟丝子一亩地能增收一千元。种植中药成为很多农民的致富门路，提高了人们的生活水平。

4. 有助于中药标准化国际化：作为中药发源地，我国目前的中药在国际上的地位并不令人乐观，国际中草药市场的年销售额为160亿美元，但我国却仅占其中的3%份额，而且其中大部分为原料中药材和保健药，这与我国作为中药大国的地位极不相称。这主要是我们国家对于中药的生产不规范、不标准，以及中药的加工研制比较落后导致的。现在中药进行大规模标准化生产，能够保证药材规范统一，使药材质量得到标准化，同时带动了一大批中药加工企业及中药制品的研发公司，促进了中药的发展，让我们的中药材进入国际市场打下基础。

☕ 中药种植之殇

1. 不适当的引种道地药材：同一种中药产地众多，不适当的引种使许多药材不具有道地性，同时药材的生长活动与自然气候、地理环境息息相关，特别是土壤成分对中药内在成分影响极大，我国的道地药材就是中药品种与生态环境的最佳统一。但当中药种植成为一种产业时，种植往往成了自发性的，由市场利益所驱动，哪种中药卖得好，就选择种植哪种，而忽略其所种植的气候环境是否合适，往往导致药材的质量下降，疗效也差。比如人参，自古至今，人参一向被世人视为药中上品，有"百草之王"的美誉。野生人参有其独特的生长环境，生长的地段多在海拔300～800米以下的低山，最宜于海拔400米处森林，坡度在25～40度之间，坡向以东南坡、北坡、西坡为佳，"窝风向阳"的山坡地最好。人参喜欢阴凉气候，最适宜的气温为20～25℃，土壤温度在18～20℃。主要生长于我国东北地区，生长年限一般在30年以上。这样产出的人参补气效果最佳，往往能于危急之时起到起死回生之效，因此作为名贵药材，其市场价格要远比一般药材高很多。但现今全国多地区进行温室栽培，产出的人参年限短、品质差，萝卜价，被人们戏称为"萝卜参"，这在一定程度上扰乱了人参药材市场。

2．种植不规范：2013年7月国际环保组织绿色和平组织（Green Peace）对美国、加拿大和英国等7个国家市场上来自我国的中药产品进行抽样检测，调查报告发现，其购自同仁堂、云南白药、天士力、九芝堂等9家品牌药店的当归、三七、枸杞、金银花等多种常用中药材，超过七成被检测出含有多种农药残留。之前一直觉得农药残留问题是果蔬的专利，现在在中医药国际化的进程中，一下就暴露了中药的安全问题。中药种植本需要具备相关专业知识，但药农大多数缺乏相关知识，为了提高产量，大量施肥；不合理的种植，或者连番种植破坏了土壤微生物群，导致大量的虫害，于是喷洒大量农药，最终导致中药重金属超标和农药残留问题十分普遍。中医与中药曾被誉为"国之瑰宝"，中药的质量关乎中医的发展，但"好药难觅"已经成为现代中医药发展道路上的桎梏，首先问题就表现在中药的种植生产上。

3．采收不合理：中药的采收时节和方法对确保药材的质量有着密切的联系，不同的采收时期对药物的疗效往往有较大差异。俗话说："三月茵陈四月蒿，五月六月当柴烧"，同一植物仅采收时间不同，对质量影响很大。不少药材未到收获季期或者最佳收获期即被采收入药，如：薄荷应在花期采收，此时发油含量高，而有人为了药品的产量偏在果实将成熟时采收；又如杜仲一般种植10年才开始采收，但药农为了早点获利，生长2～3年就采收销售。麻黄地上部分有效成分含量9、10月最高，但药农常在春季采收，故不能保证麻黄的药效；厚朴、杜仲、黄柏等皮类药材，一般要求15～20年才可采剥。但有些地区在3～5年幼树时期便开始采剥，造成了极大的资源浪费。人参中总皂甙的含量，以采收4～5年的最高；丹参的有效成分在7月采收最高；黄连中小檗碱在生长年限为6年的含量最高，甚至一年之中，又存在差异，以7月份的含量最高；又如甘草中的有效成分为甘草甜素，通过含量测定证明，甘草甜素的含量在生长期为6.5%，开花前期为10.0%，开花盛期为4.5%，生长末期为3.5%，故甘草在开花前期采收最为适宜，这些都是有其独特的规律。但药农很多都不懂这些，或者即使懂，但由于成本过高而选择趋利而做，由此采收时机不当使药材的质量大受影响。

4. 炮制不标准：中药炮制跟我们的食品加工一样，是需要非常规范、标准操作的，整个加工程序是需要经过层层检测才能通过。但目前我国的中药饮片生产企业参差不齐，大部分企业生产规模很小，生产条件落后，管理水平不高，根本不检测原药材及中药饮片质量，更不要说少数地方还隐藏着一些专门制售假劣中药饮片的地下加工点。据有关部门调查，各大药材市场周围的居民房几乎全部被不法药贩租用成为地下加工厂，条件简陋，处于刀耕火种的原始粗放状态，根本无质量保证可言。其现状触目惊心、令人担忧，给我国传统的中药饮片产业造成了巨大的灾难。2012年9月8日，12家中药饮片企业被曝光用化工原料染色药物。炮制加工的目的通常是增强药效，制约毒性，扩大其应用范围，但不规范的加工过程导致功效减弱，甚至救命的药变成了害命的毒。

除了上述问题之外，品种混乱也是很突出的一个问题。这跟中药本身特点有一定的关系，因为同一种中药品种非常多，比如我们常用的石斛就有48种，贯众有31种。品种的繁多，不仅容易导致药物混乱，而且还容易让不少不法分子掺伪作假，以假充真，尤其是石斛、虫草、人参等名贵药材。还有便是中药学名很多，而且各地不一样，如益母草，在东北称坤草，青海叫千层塔，四川叫血母草，学名多则更容易导致中药品种混乱。这些因素综合起来，让中药的市场管理非常困难，越困难则越容易出现质量问题。于是乎整个中药材的生产过程非常混乱，包括中药销售市场也是如此。

　　哪个领域热门就往哪个领域扎堆，这种跟风现象在现代企业中十分常见。如今中医药的发展为中药带来了市场，很多人都想从中分取一杯羹，甚至一些毫无中药知识的人也去种植中药、贩卖中药。又由于近年对名贵药材的各种炒作，导致药物价格大幅度提升，吸引着更多的人加入这个暴利行业，造成了中药市场鱼目混珠的局面，成为威胁健康的不定时炸弹。中药是为了治病救人，如果中药本身的药材质量没有保证，各种农药重金属超标，或者虚假药材，不仅治不好病人，还毁了中医。

☕ 中药应该如何发展，怎样才能保证我们用药安全呢？

　　2002年，国家推出了一个叫中药材GAP认证管理。什么是GAP认证呢？中药材GAP即是 "中药材生产质量管理规范"，指中药材从产前（如种子品质标准化）、产中（如生产技术管理各个环节标准化）到产后（如加工、贮运等标准化）的全过程，都要遵循规范，从而形成一套完整而又科学的管理体系。但当前已获得GAP认证的基地不多，GAP基地产出的药材，主要是企业为保证产品质量用于本企业的中成药产品而生产，而非进入销售市场。也就是说，GAP基地产出的药材在市场上所占份额极小，而且市场上流通的 GAP 基地的产品与非 GAP 基地的产品比，在价格上没有优势，所以导致了参与认证GAP的基地就更少。所以主要还是由大量的散户栽培中药材，这对中药材的质量监管带来了非常大的问题。

　　所以我们应该改变中药材的生产模式，全面推动中药材GAP生产，逐渐减少散农自发种植中药材；规范统一中药名称，或者实行市场上统一药物名称，避免药材混乱，比如刚才说的益母草，虽然其他名称不少，但益母草的名称在全国还是认可的，故统一称为益母草；建立健全中药材标准体系，推行中药材优质优价，让质量差的药材没有市场；充分考虑地缘经济文化，根据不同地区的中药材有不同的栽培及产地加工技术，大力推行中药材定向培育；注意减少环境污染，改善土壤微生态群，大力推行生态种植和精细农业克服连作障碍。这样能够让中药种植都得到GAP认证，保证我们的药材质量，保证我们中医的疗效。

一直以来，国人对中药污染的话题，并不是特别的关注。但如果不是我们倡导中药国际化却因为药理标准无法用西方思维解释而屡屡碰壁，如果不是因为我们中药出口遭受进口国严格审查，农药和重金属残留的中药材问题，就不会暴露得这么彻底。如果我们不对中药进行标准化生产，及严格监督生产，中药的疗效和安全将让更多人担忧，中医的发展也将停滞不前甚至倒退。

中药质量问题和我们今天在饭桌上遭遇的食品安全并没有本质的不同，当土壤被污染、大气被破坏、水流被弄脏，我们有什么理由希望，同样从土地中长出的中药材能够保持几百年前的品质不变。但如果治病救人的药材本身被污染，导致人们生了病，究竟谁来买单呢？

☕ 相对平衡说

中药本是治病救人之宝，然而随着供求不均、环境污染、利益驱动等原因，中药的安全性开始受到人们的质疑。看似是多个原因导致的问题，究其本质，还是因为平衡被打破了。供求的平衡被打破，原本的中药量无法满足日益增长的需求；药物的生长平衡被打破，各种适合的条件不复存在，重金属超标等问题使得救人的中药反而成为了健康的负担……

中医在国内遇到中药效果变差的问题，在海外推广受阻除了中药的成分复杂难以定量之外很重要的一个因素也是在此。要发扬和传播中医文化，中药质量确实是一个不可忽视的问题。中药如何实现可持续的发展，这是一个值得我们思考的问题，也许从平衡法则之中，我们可以找到思路。

第十一章
明枪易挡，家贼难防

　　我们一直在关注空气、水、土壤污染等一系列室外环境的污染问题，希望将自己一直放在室内而免受其害。的确，我们是这样做的，我们每天待在室内的时间达80%以上。然而讽刺的是，我们不但没有逃离污染反而深受其害。

　　广州王某夫妇2014年3月份买了一套90平方米的房子，并按自己的意愿进行中等的装修，半年之后搬进新家过年。原本是乔迁之喜，结果搬进新房不到半年，家里不到一岁的女儿佳佳患白血病去世了，这让王某夫妇非常痛心。他们怎么也想不通为何自己的佳佳在搬进新家前还很健康，怎么搬到新家就得了白血病。夫妻俩怀疑是这个新家有问题，于是在网上找了各种资料，发现有不少幼儿的情况跟自己的佳佳一样，在搬到新家或新装修后不久得病或死亡，原因是新家的有毒气体，如甲醛等严重超标导致孩子患白血病。于是他们夫妻俩也请相关检测人员帮忙检测，结果发现甲醛的室内环境浓度严重超标，达7.5倍，这让王某夫妇万分悲痛，觉得是自己害了女儿，没有房子不要紧，但是不能没有一个完整的家。

　　类似王某夫妇的情况还有非常多，现在普遍出现室内有害气体超标，尤其是新装修的房子。东北大学庄晓虹博士在2009年做了一个研究，选取百户新装修居室和百户非新装修居室，采集各户室内通风后门窗关闭12小时空气样本，分别运用乙酰丙酮分光光度法和气相色谱法进行甲醛、苯系物浓度的检测。对200户共800个数据进行对比分析，结果表明：新装修居室室内空气中甲醛超标严重，超标率为80%，最高超标近10倍。苯系物以甲苯和二甲苯的污染为主要特征，苯超标率为2%，甲苯超标10%，二甲苯超标23%。百户非新装修居室中甲醛污染仍十分严重，超标率为62%。苯的超标率仍为2%，甲苯和二甲苯的超标率均降至3%。

　　《东方时空》曾播出一则新闻，"2002年2月14日，北京市儿童医院小儿内科主任根据自己从2000年开始接诊白血病患儿时进行了家庭居住环境调查中，发现9/10的小患者家在半年之内曾经装修过，而且大多是豪华型装修。"很显然，装修材料导致室内环境有毒气体超标不是个案，也不是偶然，而是具有广泛性。

　　也许看完这些数据和报道您仍然没有太多的感受，心想着这些都是个案，大多数的人搬新家住新房，仍然完好无损。很多人都知道新房装修后要空置一段时间才能入住，另外，我们还有绝招来防止家居的污染危害呢。可是，这些绝招真的有用吗？

☕ 净化空气的三绝招

绝招一：空气净化器

　　空气净化器，又叫"空气清洁器"、"空气清新机"，是从空气中分离和去除一种或多种污染物的设备，对空气中的污染物有一定去除能力的装置，一般包括PM2.5、粉尘、花粉、异味、甲醛之类的装修污染、细菌、过敏原等。从1823年约翰和查尔斯·迪恩发明了一种可使消防队员在灭火时避免烟雾侵袭的新型烟雾防护装置开始，空气净化器得到迅速发展，品类繁多，运用吸附技术、负（正）离子技术、催化技术、光触媒技术、超结构光矿化技术、HEPA高效过滤技术等各种技术，根据不同材料不同技术，运用于不同场所。近年来的雾霾更是让空气净化器一度成为了畅销品。

　　根据其工作原理我们可以简单将空气净化器分为三类：被动吸附过滤式的净化器（滤网净化类），主动式的净化器（无滤网型），双重净化器（主动净化+被动净化）。

　　被动吸附过滤式的净化器，简单地说就是利用风机将室内的空气吸进来，通过滤网过滤，然后重新回到室内。这种装置的确可以将不少的空气污染物通过滤网拦截，但它有两大缺陷，一是滤网大小，二是滤网的寿命。滤网的网口太小，寿命则很短；滤网的网口太大，则有很多污染物可以直接通过滤网，而起不到净化空气的作用，比如PM2.5这种细小颗粒。当然风机的风速也决定着整个室内空气置换的速度。

主动式的净化器，就是指在这个净化器里面有个负离子发生器，通电后产生直流负高压，从而不断地将空气电离，产生大量的负离子，释放到整个室内环境中，然后与空气中的颗粒等结合而降落。这种主动式净化器摆脱了被动式的缺陷，但它同样有缺陷，那便是它通过电离空气，产生负离子的同时，还会产生臭氧以及其他一些有害物质，导致二次污染；而且负离子与颗粒结合所形成更大的颗粒虽降落，但未去除，可能再次飘散于室内空气中。

双重净化器听上去似乎是综合两种的优点，感觉避免了双方的缺点，形成优势互补，但实际上并没有完全解决其缺陷。滤网的有限寿命和电离所引起的二次污染同样存在。

可能有人会说，既然每一种空气净化器都有优缺点，那我各买一台回家，是不是就可以取长补短了呢？但事实上，最大的问题不是空气净化器本身的缺陷，而是像甲醛这些污染物是源源不断的，而且其释放的速度与空气中甲醛浓度密切相关。

什么意思呢？简单地说，即使你的空气净化器的净化效果非常好。但是，甲醛从装修材料比如大芯板、涂料、黏合剂、地毯及家具等释放出来。这边空气净化器在净化空气，那边甲醛在大量地释放，当净化器的净化率和甲醛的释放率相等时，甲醛的净化速度就保持不变，也就是室内空气中的甲醛浓度一直处于一个比较高的状态。

而且甲醛的释放周期较长，达3～16年，如果这些装修材料不合格或者过度装修的话，那么甲醛的释放周期可长达几十年。也就是说你将可能常年处于高浓度甲醛的室内环境中，至于有什么危害，我们会在后边告诉大家。

当然空气净化器对于苯系物等污染物来说，是不错的选择，因为这些苯系物的释放周期是短期的，一般是几个月。也就是加大苯系物的释放率可以缩短它的释放周期，等它们的释放周期过了空气中的苯系物浓度就会非常低了。

但问题是装修材料中这些污染物是多种的，也就是说有可能同时存在大量的苯系物、甲醛、氨及氡等污染物。所以不能因为能减少某个污染物而使自己暴露在高浓度的其他污染物中，应该让室内污染物都处于一个较低的水平，才能减少污染物对我们身体的伤害。至少目前的净化器还未能达到这种效果，以后能不能开发出新的净化器能减少这些污染物的释放就不知道了。

绝招二：绿色装修

现在大家的自我保护意识都比较强，在房子装修方面提出了绿色装修的要求，当然商家也积极响应消费者的健康需求。但消费者期望的绿色装修和商家提供的绿色装修是不是一样的呢？绿色装修和绿色装修材料有什么不同呢？

绿色装修材料可以简单理解为那些无毒、少毒，无污染、少污染的环保安全型装修材料。其基本内涵是指不用或慎用自然资源，保持大自然生态平衡，保持室内环境清洁、无污染，有利于环境保护和人体健康，并可循环使用的材料。一般分为生态型材料、环保型材料和健康型材料等。

而所谓的绿色装修，其实就是指在对房屋进行装修时采用绿色装修材料来进行房屋装饰，使用有助于环境保护的材料，把对环境造成的危害降低到最小。从严格意义上讲，是指在装修完毕后经过至少7天的通风，使装修过程中的有害气体以较高的力度散发，在使用前对封闭24小时室内环境进行环境质量检测，能通过国家检测部门检测，证实室内空气质量达到相关的标准，即可称之为是绿色装修。

但对于国家来说，希望看到的是不但在装修后能达到国家环境质量检测标准的，在装修过程中不给周边环境带来污染、使用的过程不给用户造成不利影响，在废弃后也不对自然环境带来危害的，才是国家需要的绿色装修。

很显然，绿色装修的效果是消费者想要达到的。相对一般的装修，绿色装修对消费者的健康更有保障些。

要达到消费者的绿色装修要求，对商家来说简直是一个艰巨的任务，更别说是国家需要的绿色装修了。当然有商家能够做到这点，但非常少，就连提供绿色装修材料的商家都非常少。我国林产工业协会的副秘书长被采访时曾表示，我国木质地板生产的企业大约有8000多家，在这8000多家生产企业当中，只有300多家生产企业通过了我国环境标志的权威认证，只有这300多家企业所生产的木质地板才粘贴有绿色标志。这也是整个装修材料行业的一个缩影，所谓管中窥豹，可见一斑，基本可以领略市场上流行的所谓"绿色装修"了。

然而现在最大的问题是消费者还存在两个误区，一是对绿色装修的误解，认为绿色装修是只要是使用绿色装修材料进行装修就是属于绿色装修；二是认为绿色装修材料就是无毒无害，绝对安全的。因为存在认识上的误区，所以导致很多"绿色装修"没有起到绿色环保效果。

我们所说绿色装修不仅仅是使用绿色环保材料，它是一个完整的过程，包括绿色环保设计、绿色建材使用和绿色环保施工，三个过程协同作用，将环境破坏度减小到最小，室内空气达到国家相关标准。但即便是达到国家标准，也并不代表室内空气无甲醛、苯等有毒物质，因为绿色环保材料本身就还有这些有毒物质。

它之所以被称为绿色装修材料是因为其有毒物质比如甲醛、苯等在单位材料上控制在国家标准范围之内，虽然是少毒少污染，但不是绝对没有，绿色的概念只是一个相对的说法，所以我们不能忽略有毒污染物的一个叠加效应。

举一个简单例子，假设装修一个房间需要10块大芯板，这房间的甲醛含量超过1.1mg就算是甲醛超标。而你使用的绿色环保大芯板一块所释放的甲醛含量是0.1mg，10块大芯板加起来所能释放的甲醛含量是1mg，低于1.1mg，这个时候室内空气质量是达标了。但是你想在这个房间多加一张桌子或一个柜子，于是多用了5块大芯板，那么这个房间的甲醛含量达到1.5mg，这个时候甲醛就超标了。或者是你在房间贴了5张壁纸，用了2桶内墙涂料。一张环保壁纸释放的甲醛含量是0.1mg，一桶绿色环保涂料释放的甲醛含量是0.5mg，那么加起来这个房间的甲醛含量达2.5mg，此时甲醛超标2倍多。

所以真正的绿色装修是需要考虑整个房间应该进行如何设计：室内通风量和新风量的更换，保证室内空气流动和空气质量；考虑房间的采光度，尽量减少光污染；合理使用装饰材料，减少过度装修；了解装修材料的物理、化学性质，减少空气污染叠加；考虑安全舒适健康，而不是一味追求个性、豪华、高科技等。

现在市场上所谓的绿色装修，更多的是在炒作一个概念，真问起什么叫绿色装修时，很多人只会胡乱搪塞一个答案。所以很多用户发现自己家明明用的都是绿色环保材料，却还是出现甲醛、苯等有毒污染物严重超标。这主要是两个原因，一是所用的绿色环保材料不一定是真正的绿色环保；第二个是可能装修是精装修或豪华装修，换一个说法便是——过度装修，导致有毒污染物的累积超标。

真正的绿色环保材料非常少，懂得绿色装修的人则更是少数。所以不要太过相信那些所谓的绿色环保材料，我们需要用自己的眼睛去辨别，我们尽量选择有中国环境标志的装修材料。

有着中国环境标志认证的装修材料，一般是一种质量的标志，只要粘贴上环境标志的商品，表明商品的质量合格，具有符合国家保护环境生产和使用要求，贴有环境标志的商品相对于没有粘贴环境标志的同类商品而言，粘贴有环境标志的商品所含的有毒物质量少，具有绿色环保以及节约资源的优点。我国的环境标志是由太阳、绿水、青山以及十环构成（见下图）。

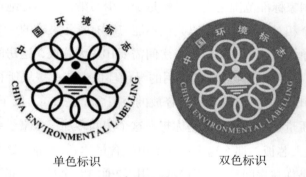

单色标识　　　　　　　　双色标识

中国环境标志

绝招三：室内绿色植物

这第三个绝招是我们在面对家居污染的最后一道防线，但这道防线是否坚固呢？首先，我们说的室内绿色植物，主要来源有三个：一是热带雨林地区的植物，常有气根，叶子多呈现滴水叶尖形状，寄生、附生非常普遍等特点，比如千年木、水培绿萝等；二是干旱或半沙漠地区的植物，喜欢炎热、干燥的环境，最适宜在阳光充足的阳台或者房间中环境条件相似的地点，比如仙人球、虎尾兰，龙舌兰等；三是地中海气候地区的植物，一般都需要生长在温暖、阳光充足和湿润的环境，比如万年青、富贵竹等。

在这些室内绿色植物中，我们选择更多的是观叶绿色植物，而不是观果、花绿色植物。什么叫观叶绿色植物，简单地说就是只有绿叶，不开花结果的植物，比如芦荟、绿萝等。而观花、观果植物顾名思义就是开着漂亮芳香的花，或结着果实的植物。选择观叶植物主要是因为栽培相对容易，而且观赏期更长，还有一很大原因便是它可以净化空气或抗辐射等。

这些绿色植物可以借助叶片和枝条上的气孔，通过光合作用，将空气中的污染物吸入体内，在体内进行贮藏、降解或通过根系排出体外，同时释放出氧气，在一定程度上起到了对空气的净化作用。

不同的绿色植物对不同的污染吸收效果有明显差异，对甲醛吸收效果较好的有绿萝、吊兰等；对苯吸收效果较好的有天竺葵、长寿花等；对甲醛和苯都有较好的净化效果的有爱玉合果芋、虎尾兰等；对粉尘及打印机等灰尘吸收效果较好的有无花果、芦荟等。

虽然长寿花对苯的净化效果较好，但对于苯和甲醛的复合污染却毫无净化作用，同样还有很多其他绿色植物对于甲醛和苯的复合污染无净化作用。虽然我们说虎尾兰等植物对甲醛和苯的复合污染都有净化作用，但空气中的污染不仅仅只有这两种，特别是新装修的房子，里面含有的有毒污染物十几种，甚至几十种，而虎尾兰的作用可以说几乎为零。

同样，其他一些具有净化几种复合有毒空气作用的绿色植物，不一定对多种复合有毒空气起到净化作用。我们室内空气污染常见的污染物有甲醛、苯、二甲苯、苯并芘、二氧化硫、二氧化氮、一氧化碳、二氧化碳、氨、臭氧、可吸入颗粒物、总挥发性有机物（TVOC）以及一些放射性物质如氡、镭等。所以我们的绿色植物面临的多种污染，它们与这些污染物进行一挑一还可以，但一挑多或多挑多就不行。因为它们是单挑冠军，在团体作战中则不会协同作战。为什么这么说呢？

有人做过相关研究，用不同浓度苯、甲醛复合污染对金边虎尾兰、金心吊兰和铁线蕨的伤害以及叶片叶绿素含量、超氧阴离子自由基、超氧化物歧化酶、过氧化物酶及过氧化氢酶等与光合、细胞膜、抗氧化等相关指标的影响变化。结果发现，复合污染对金边虎尾兰、金心吊兰及铁线蕨具有不同程度的伤害，浓度越高，伤害越大。苯、甲醛的复合污染导致植物体内的叶绿素含量下降，超氧化物歧化酶、过氧化物酶及过氧化氢酶等含量下降及活性下降，氧自由基过度累积，引发脂质过氧化反应并损伤细胞膜。有的植物叶片边缘出现泛黄、萎蔫，甚至整株植物死亡的情况。这就是为什么有的人刚搬进新家不久，发现买回来的盆栽没多久就死亡了。虽然并不是每株都会死亡，但至少这些室内污染对植物的伤害还是存在的。

可能你觉得自己家庭条件还可以，用钱方面可以比较任性点，想多买点盆栽回来净化空气，效果好些。但你会买多少回来呢？10盆、20盆、50盆还是100盆呢？如果你买的数量低于700盆，那我劝你还是别买了。

有一个有钱人，买了一栋高档别墅，三层别墅内装修豪华，室内装修材料均购买绿色环保产品。家具已配备齐全，家具从香港购买，价格昂贵，也标示为环保产品。装修完毕后，对房屋进行了甲醛和苯系物的检测关闭门窗12小时后，结果为主卧室内甲醛浓度0.722mg/m³，超标8倍，严重污染。苯系物浓度分别为苯0.17 mg/m³、甲苯0.40 mg/m³、二甲苯0.36 mg/m³，也全部超标。由于房主急于3个月后入住，故采取措施，除每天开窗换气外，还在整个别墅内放置了700盆吊兰。

放置吊兰并开窗换气3个月后，再次检测室内甲醛和苯系物浓度。主卧室甲醛浓度降为0.143 mg/m³，下降幅度很大，但仍然超标。苯系物浓度分别为苯0.09 mg/m³、甲苯0.13 mg/m³、二甲苯0.15 mg/m³，均降至标准内。房主于装修后3个半月左右入住，入住后坚持每天开窗通风换气，并每屋摆放数盆吊兰。但由于季节限制（11月），通风换气频率及时间有限，在入住2个月后，家中包括孩子在内2人全身起红疹，经医院诊断为甲醛污染所致。

看完这个例子你是否明白了为什么我说如果你不打算买个700甚至1000盆绿色植物搬进家，那你就别进去住了。当然，等买了这么多盆栽的时候你也别想住了，因为家里都让盆栽给完全霸占了。

因为目前检测项目有限，只检测了甲醛、苯、甲苯及二甲苯的浓度。如果再去检测氨、总挥发性有机物（TVOC）等，肯定也是严重超标，三个半月后浓度都降下来了，甲醛超标也不多。但住进去才两个月就引起家里两人过敏，说明家里的甲醛浓度释放增加或积累增加，可能苯系物也超标了。所以搬进家前的浓度只是暂时的浓度，如果想彻底的去除这些有毒污染物，还需要更长的时间。

700盆吊兰都未能将室内有毒污染物净化干净，其实道理和我们前面说的空气净化器是一样的。绿色植物净化空气也会达到一个饱和状态，当它处于饱和状态时，几乎不再净化空气的污染物，或者不再增加吸收有毒污染物。而像甲醛这些有毒物质的释放是长期的，所以想要根本解决这个室内空气污染问题，还需要更多的研究。

三个绝招都用了，而室内污染依然存在，超标依然严重，那我们应该如何解决呢？让我们一起先来认识室内污染的四大杀手——甲醛、苯系物、氡、TVOC吧。

☕ 室内污染中的四大杀手——甲醛、苯系物、氡、TVOC

室内空气污染严重，甲醛、苯系物、氡、TVOC等有毒物质严重超标，危害人们的健康，成为当代很多人的燃眉之急，有房不能住真的让人很心急。而时常有新闻报道有人因为搬进新家而引起中毒或者得癌症死亡的事件，实在令人痛心又恐惧。兵法讲究"知己知彼，百战不殆"，所以，在想怎么解决之前，我们先来认识一下这四大杀手。

1. "第一杀手"——甲醛：甲醛是一种无色的刺激性气体，沸点19.5℃，易于挥发，常温下易溶于水。因其毒性强，所以在1995年时，被国际癌症研究机构（IRAC）确定为致癌物质。在2005年的时候被美国健康和公共卫生局列入一类致癌物质。长期接触低浓度甲醛会引起慢性呼吸道疾病，高浓度甲醛对神经系统、皮肤、肝脏、免疫系统等都有一定的毒害作用，严重者可引起鼻腔癌、鼻咽癌、鼻窦癌、肺癌、皮肤癌，还可以引发白血病等。甲醛是室内空气污染最为严重，超标率最高的一种污染物，所以又被称为室内环境的"第一杀手"。

在2009年，有人做过一个调查，选择100户新装修三个月的和100户装修长达三年以上并长期有人住的房子，进行甲醛浓度测定分析，发现在100户新装修的房子中甲醛超标率达80%，超标最严重的近10倍；100户装修长达三年以上的房子中甲醛超标仍十分严重，达62%。可想而知，甲醛的超标现象多么普遍。

为何甲醛超标如此严重呢？主要是因为甲醛的来源范围非常广。室内空气中的甲醛来源于人造板材，用作室内装饰的胶合板、细木工板、中密度纤维板和刨花板，其他各类装饰材料，如涂料、油漆、贴墙纸、贴墙布、化纤地毯、泡沫塑料、塑料地板砖以及某些纺织品等。还有胶粘剂，其中使用的胶粘剂是以甲醛为主要成分的醛类化合物（脲醛树脂、酚醛树脂和三聚氰胺甲醛树脂等，其中脲醛树脂以其价格低廉、使用方便和胶合性能优良而成为人造板生产上最为常用的胶粘剂，脲醛树脂胶的主要原料是尿素和甲醛）。

而甲醛在这些材料中主要是以两种形式存在，一是游离状态的甲醛，占70%以上；一种是结合状态甲醛，以脲醛树脂胶形式存在，大约占30%左右。游离状态和结合状态的甲醛会因为温度、湿度以及室内环境中甲醛浓度的变化而发生转化。它们的转化反应方程式如下：

$$尿素+甲醛 \xrightleftharpoons[加热反应]{放热反应} 脲醛树脂$$

从这个方程式我们可以看出，温度越高，脲醛树脂转化成甲醛的量就会更大，也就是释放到空气中的甲醛量就会越多，所以如果想让室内环境中甲醛浓度越低，那么我们就要让室内的温度越低越好。换一种说法，就是说夏天天气温度高，室内甲醛的释放就会越多，空气中的甲醛浓度越高。另外，室内空气湿度越大，甲醛的释放也会越多。

那么如何减少甲醛对我们的伤害呢？材料是关键，那么多材料都会释放出甲醛，而且它的释放周期那么长，所以尽可能地减少甲醛的污染源，尽可能地选择含甲醛量少的或者是真正环保绿色材料，同时注意避免过度装修。另外，室内温度、湿度及其通风情况应该注意，尽量保持室内低温、干燥、勤通风，这样才有可能降低室内甲醛的浓度。

2. "芳香杀手"——苯系物：想当年，苯及苯系物荣登"第一杀手"宝座，令其他的室内污染物望尘莫及。现代社会掀起"装修热"，让甲醛抢占风头，苯系物被退居二线，主要是因为甲醛"势力范围"广，污染来源众多。

但苯系物的威慑力还在，素有"芳香杀手"之称。苯系物是指在人类生产、生活环境中有一定分布并对人体造成危害的含苯环化合物。一般我们所说的室内污染苯系物是指苯、甲苯、乙苯及二甲苯这四种。

苯、甲苯、乙苯及二甲苯四种苯系物又称为BTEX。在这四种中，苯的毒性最大，曾在1993年就被世界卫生组织列为强致癌物，其他三种的毒性相对较低。

如果一次过多地吸入或接触这些苯系物，容易引发急性的苯中毒，出现兴奋、酒醉感、头痛、头晕、恶心、步态不稳等，重者可导致抽搐、昏迷，甚至引起呼吸及循环衰竭而死亡。这样的情况往往容易发生在从事油漆、涂料、粘胶等生产及建筑装修等职业工作人员中，所以对于这些工作人员来说做好防护措施非常有必要。而对于勤走动在自己新装修房子的用户，也容易发生急性苯中毒。

但我们现在出现更多的是慢性苯中毒，就是长期接触低浓度的苯系物引发的一系列症状。这些人经常感到头晕、乏力、失眠、记忆力衰退、容易过敏、易发湿疹、容易感冒等；女性则容易出现月经不调、脱发、皮肤干燥，或者容易流产，生出的胎儿容易早产或畸形；如果接触的时间过长、量过多，可能最终引发再生障碍性贫血或白血病等。

很多人将自己的头晕失眠的问题，归因于自己压力过大，工作太繁忙等原因，但发现自己不管怎么放宽心、释放压力，这些问题都没有得到解决。还有脱发问题，虽然说熬夜、洗发水、压力因素、内脏病变等容易引起，但完全排除了这些因素却还是存在脱发严重，则需要考虑自己家的室内空气是否存在这些污染物了。

说了这么多危害，那它们怎么来的呢？室内污染物苯系物的主要来源是油漆、涂料和壁纸等，这些装修材料用了很多有机溶剂，成为苯系物的释放源头。值得庆幸的是，苯系物几乎不存在再生污染源，也就是说如果这些污染源的苯系物释放完全后几乎不会再释放。而且其释放周期比较短，一般在1~3.5年，所以看起来的确没有甲醛的十多年那么恐怖。

虽然相对安全，但我们还是需要了解一下苯系物的释放特点，为我们做好防护工作做准备。苯系物的释放速度根据其成分的不同而不同，释放速率最大的是二甲苯，苯的释放速率在这几种中是最低的。那么，是不是说释放速率越大是不是越不安全呢，越小是不是越好呢？

其实不是的，释放速率越慢，则周期就越长，要达到安全范围的时间就越久。而且苯的毒性在这几种是污染物中最高的，所以这个释放速率慢不是一件好事。苯系物的释放特点和甲醛的一样，会受到温度的影响，温度越高，释放速率就越大。

东北大学庄晓虹博士还有一个关于苯系物释放的影响因素分析实验，发现其中温度对苯系物的释放规律影响较大。在30℃下与10℃下相比，在24小时后测定苯、甲苯和二甲苯的释放率。发现苯的释放率提高了250%，甲苯的释放率提高了167%，二甲苯的释放率提高了142%。在120小时后测定发现，苯的释放率提高了500%，甲苯的释放提高了47%，二甲苯的释放提高了41%。同时，实验表明湿度对苯系物的释放影响微弱，主要原因是苯系物几乎不溶于水。

所以对苯系物的防范方面，我们需要注意的是温度和空气流动量。温度越高，释放速率越大，室内空气中苯系物的浓度就越高。空气流动量越少，室内空气中苯系物的累积就越多，污染浓度就越高。所以不管在夏天还是冬天都需要做好防范工作——增加通风频率，降低室内温度。

3. "隐形杀手"——氡：说它是隐形杀手是因为它往往容易被忽略，不受重视，同时它的来源比较隐蔽。有甲醛和苯系物在前面"抢风头"，氡则经常被人们遗忘，或者说是难以顾及。

氡是一种无色、无味、化学性质极不活泼的惰性气体，曾被世界卫生组织列为19种环境致癌物质之一。是由铀系、钍系和锕系三大放射性元素衰变产生的，自然界唯一的天然放射性稀有气体。

大家不要小看这个氡气，美国每年因氡而死亡的人数高达3万，人一生中所受到的辐射伤害中55%是由氡造成的。如果这些还不够，我们再看看以下几组数据：在英国，6%～12%的白血病可能是氡引起的；在氡暴露较高的地区——康沃尔，23%～43%的白血病可能由氡引起；世界上有20%的肺癌患者与氡有关，它是导致人类患肺癌的第二大因素。

为什么这个氡这么厉害？跟它的本身性质有关，氡具有很强的穿透力，扩散能力强，易溶于水，且极易溶于脂肪。同时，氡的吸附能力较强，可被松

172

散多孔物质吸收，包括人的皮肤组织和肺组织。氡可进一步衰变产生一系列衰变产物，有α、β和γ粒子，这三者都被称为氡子体，其中危害最大的就属辐射能量较高的α粒子。这些氡子体极易吸附在微粒上，经呼吸道进入人体，并可沉积在肺部，对人体健康造成损伤。

氡子体吸入进人体，导致机体内组织细胞氧化损伤，破坏人体的细胞结构及染色体等，引发癌症的发生，不过其对诱发肺癌的潜伏期大多都在15年以上。同时，还会引起不孕不育、胎儿畸形、白血病、黑色素瘤等。

我们平时容易将它忽略是因为其来源较为隐蔽，不像甲醛、苯系物那么"明目张胆"地"入侵"。室内氡污染的主要来源不是建筑材料，而是住房基地和周围土壤所释放出来的氡气。其次才是建筑材料，不过不是所有建筑材料都有氡气的释放，主要还是花岗石、砖沙、水泥及石膏之类。这些材料成为室内氡气污染的重要部分，让很多用户怎么也想不到。当然室外空气"飘"进来的和天然气燃烧、生活用水释放出来的相对来说是比较少的。

除了这些来源隐蔽得让大家无从查起外，还有一个让大家意想不到的是，室内氡浓度呈昼夜规律性。一般在凌晨6：00左右的时候达到一个高峰，午后逐渐降低，在下午1：00至5：00进入到了一个波谷。所以即使有人去检测自己家的氡浓度，也很可能一不小心就避开了高峰期，迎来的是波谷期检测，检测出来的结果就不能真实地反映情况。氡出现的这个昼夜规律性，究其原因可能是与温度与通风量有关。晚上气温低，伴有逆温现象，且门窗紧闭通风不足，到了早上6：00氡气浓度就积累较高；午后温度上升，逆温解除，通风量也充足，所以室内的氡气浓度就下降。

那么对于这个氡气的防范，我们又该如何呢？同样需要注意通风是万能的方法。另外，最主要的还是控制氡的来源，建房尽量避开高氡地区、矿山周围、矿渣填埋地区、断裂构造带、花岗岩带、γ等值线高的地区。在装修方面尽可能少用含氡材料或做好防氡设施。当然对于一般的消费者来说，建房、装修的事自己控制不了，但楼层越低，室内氡的浓度就越高，特别是地下室，所以尽量选择高一点的楼层居住。另外，在购买家具时，少用些花岗石之类的家具。

4. "杀手集团"——TVOC：什么是TVOC？TVOC又叫总挥发性有机物，

它包括苯类、烷类、芳烃类、酯类、醛类、酮类等，但一般室内空气品质的研究人员只是将甲醛、苯、甲苯、乙苯、二甲苯、乙酸丁酯、苯乙烯、正十一烷、苯并芘等常见的几种作为TVOC的代表，因为TVOC这个集团太强大了，有几百种有机物。

甲醛、苯和苯系物大家已经非常了解，都具有致癌作用，苯并芘大家也很熟悉，一样是有致癌作用，所以将TVOC称为一个"杀手集团"一点也不为过。TVOC具有很强的致癌作用，可以导致染色体畸形，是环境中的优先污染物，其具体的毒副作用基本可参照前面的甲醛和苯系物等部分。

作为"杀手集团"，几乎任何毒物的来源都成为TVOC的污染源（无机污染物除外），所以各种建筑材料、生活及办公用品、家用燃料和烟草、人体排泄物、室外的工业废气、汽车尾气和光化学烟雾等。来源非常广，所以污染严重。

值得一提的是，有两个地方是大家最容易忽略，却又是TVOC污染最为严重的地方，一个是汽车，另一个是销售日化商品和服装的商场。国家室内装饰协会室内环境检测中心曾对50辆行驶不到半年的新车进行甲醛、苯、甲苯、二甲苯、TVOC五项检测，其中70%的汽车室内有毒气体浓度超标，其中甲醛和TVOC两项指标超标最为严重。销售日化产品的楼层和较多使用防腐杀虫剂的服装楼层因甲醛、苯及其他一些有机挥发物超标严重，导致这些场所TVOC严重超标。

总之，甲醛、苯系物、氡及TVOC的污染问题成为我们需要面临的主要空气污染问题，室内空气污染远比室外污染严峻得多，对人体的伤害也是最大的，那该如何做好防护工作解决燃眉之急呢？

虽然前面我们说平时所认为的"三大绝招"都各有缺陷，但是有胜于无，将这三步做完之后，虽然不能完全清除室内污染，但至少，可以减轻其危害。因此，对于室内污染物的防治工作，我们有如下建议：

第一，将三大绝招做到位，安装空气净化器，选择性能好又不带来二次污染的；装修材料尽可能选择绿色环保材料，减少室内污染源；多准备些绿色植物，净化空气。

第二，保持室内外空气交流，经常通风，注意室内温度及湿度。前面多次强调通风的重要性，温度和湿度对室内污染物的释放有相关影响，所以尽可能保持相对低温及干燥的室内环境。

第三，尽可能地轻装修，少精装修，切莫过度装修，这个是最为关键的。以简单、舒适、健康为好，过度追求精美、豪华，往往会导致室内污染严重，即便是环保绿色装修材料，这样的过度装修使得整体的污染源增加。从源头抓起，才能更加有效地解决室内环境污染问题。

第四，对于刚装修完的新家，一定要给足够的时间让其"排毒"，一般3个月，最好是6个月以上。当然搬进去之前，最好能请相关检测人员检测一下空气污染物浓度是否在正常范围内，如果还是超标，最好不要急着入住。

☕ 相对平衡说

室内污染是我们继外界的大气污染、水污染、土壤污染之外的另一个严峻问题，并且受到危害的人逐年上升。现代装修材料中含有的可挥发的有害物质是主要原因之一，这些有害物质随着我们的使用一天天释放，危害我们的身体健康。此外，现代人搬家基本不会带上之前的旧家具，很多的家具成为了污染环境的废弃物，同时，新的家居和装修又给人体和环境带来了再次污染。

快餐时代的生活，我们来不及花心思和时间去琢磨怎么样用原生态的材料来满足自己的居家生活，一是时间和精力不允许，一是找不到这样的人或者组织来为我们做这件事。人与自然的平衡，人与社会环境的平衡，人心中对欲望追求的平衡，每一个都需要我们花心思去权衡，一旦其中任何的平衡被打破，其他的也必将受到影响。这个理论放在居家中，亦是如此。

第十二章
科技时代里的慢性病

　　现代科技的发展进步给人们的生活和工作带来了极大的便利，也增加了生活的丰富多彩。电脑让我们实现了无纸化办公，通信设备的发展让地球成为一个"村"，冰箱的发展让我们可以长久的保持食物的新鲜，空调让我们不再惧怕自然界四季温度的变化，电视机让我们工作之余领略更加丰富的世界，交通工具的发展让我们快速的去到任何一个想去的地方。这个科技时代里的人们也越来越求快，尤其是年轻的一代人，充满干劲、活力，无论是事业、生活，无所不求快。升职加薪几级跳、闪恋闪婚，吃饭也是快餐店20分钟内解决，很多人都像陀螺一样转个不停。在这样便捷又紧张、精彩又高压的科技时代生活的人们却被一种"慢"困扰着。这个"慢"悄无声息地进驻我们的身体，绑架我们的健康，虽一时半会儿不会夺去我们的生命，却成为了生命质量最大的威胁，医学界上将这个"慢"统称为慢性病。这让人烦忧的慢性病从何而来，又与这科技时代的便利与精彩之间有着怎样千丝万缕的关系呢？

☕ 与科技时代格格不入的慢性病

　　1849年安东尼奥·梅乌奇发现通过电线可以传导声音，他着手进行研究并将他的这一装置称为"会说话的电报机"，并于1860年向公众首次展示了这一发明。1876年A·G·贝尔用两根导线连接送话器和受话器，实现了两端通话。此后的一百多年，电话技术不断发展，本世纪初，智能电话开始出现并普及，在传统电话通话和短信的基础上增加了更多的功能，实现了更多的商务功能和数据处理功能。

　　1903年莱特兄弟制造的第一架依靠自身动力进行载人飞行的飞机"飞行者

一号"试飞成功。随着人们的不断探索和改进，如今，飞机已经成为现代人们不可缺少的交通工具，它开启了人们征服蓝天的征程。

通信设备和交通工具的便利让生活在地球不同角落的人们紧密地联系在一起，互联网的兴起和普及更是让"地球村"这一概念深入人心。生活在不同半球不同时区的人们可以相互联系，每天无数架飞机带着人们的希冀起飞，到达另一个城市甚至另一个半球的某个国家。地球好似成为一个村落，世界再大，想去的地方总会达到。这个时代的速度早已不是"快马加鞭"这样的形容词可以概括的了。

中国古代哲学讲究阴阳平衡，物极必反，任何事物到达鼎盛时期也就意味着它即将走向衰落。如同中午时分的太阳，最为耀眼，但午时一过，便慢慢西沉。地球村让大家的联系更为紧密，另外一个方面，过分地依赖通信工具也给人们带来了一系列的问题。比如同在一个公司的两个人，互相传达信息只需一个电话、一条信息或者一封邮件，无需再走到跟前。人与人之间面对面的直接交流变少了，甚至有些大的公司，同事一场竟不识庐山真面目，一道墙却如银河一般阻断了人与人的交流。

而这些科技的迅猛发展中，人类面临的更大问题是：在这样的便利时代，慢性病却横行滋生，人类的健康与生命受到了极大的威胁。慢性病全称为"慢性非传染性疾病"，是指一类病程较长、不易被发现、不具有传染性生物病因依据的疾病，这类疾病病因复杂，且有部分疾病并未被完全确认。以心脑血管疾病（如冠心病、脑卒中、高血压、高脂血症、动脉粥样硬化与动脉堵塞等）、糖尿病、恶性肿瘤、慢性阻塞性肺部疾病（如慢性支气管炎、肺气肿等）、精神异常和精神病为主要代表。大多数的慢性病都不会在短时间夺去患者的性命，但是往往会影响患者的劳动能力、生活能力，生活质量更是急剧下降。就拿糖尿病来说，糖尿病患者在血糖飙升的时候会出现头晕、恶心、反胃等不适症状，而长期遭受糖尿病折磨还可能导致视力下降、皮肤病变、末梢神经炎、尿路感染等。为了减轻和改善这些病痛，糖尿病患者不得不严格监控血糖情况，戒口是在所难免的。控制米面、甜食等升糖指数高的食物之外，还要长期注射胰岛素以帮助控制血糖。慢性病的治疗在目前的医疗水平上并不能达到"药到病除"的神效，既然为慢性病，就得慢慢治，很多慢性病患者都需要长期服药治疗，甚至是终身服药。

相信很多人会有这样的疑惑：慢性支气管炎、糖尿病、高血压这些说是慢性病完全可以理解，但是像脑卒中、冠心病、恶性肿瘤这样的病，明明是发病非常突然而且迅速的，为什么会被归类为"慢性病"呢？确实，这些疾病发作起来都是让人措手不及的，如没能及时抢救，可能就会酿成无法挽回的遗憾。

有一位故友，恰是知天命的年纪，每天都精神抖擞地奋战在工作前线，原以为硬朗的身体却跟他开了个玩笑。那天我正好要去他办公室找他谈点公事，正在聊天的时候他接了一个电话。电话没说上几句，我这位故友突然脸色很难看，手上的电话也无法控制地掉在了地上。我急忙喊了几句，他连话也说不清楚了，抽搐着瘫在了座椅上，意识不清、口眼歪斜。整个过程发生得太快了，我完全没有时间犹豫，马上喊人过来帮忙，小心地将他仰卧，头部略向后，打开窗户门窗，通风透气，清除他周围有危险的物品，如口袋里的钢笔、领带针等，以防他抽搐时弄伤了自己，找来手帕塞进他口中，避免咬伤舌头，最后拨打了120叫救护车。在这么毫无心理准备的情况下，我遇到了这么一次脑卒中的发生，所幸送院及时，这位故友经过一段时间的康复治疗，没有留下太大的后遗症。

这位故友算是不幸中的幸运儿，但现实当中很多人因抢救不及时，结果导致了半身不遂、终身瘫痪、无法说话。中风这么一看确实是来势汹汹，但是真的是一时的急病吗？并不是，其实类似脑卒中这种疾病其实是日积月累、潜伏已久的。大多数患者在发病之前都会有征兆，如头晕、头痛、肢体突然发麻、无力、站不稳等。中风是由于脑血管堵塞或破裂而导致的脑组织损伤，而脑血管的堵塞和破裂是长期积累的过程。血管的栓塞、血管壁的增厚、血压的飙升并不仅仅是因为我们今天吃了一顿肥肉、少睡了几个小时便一蹴而就的；让人闻之变色的恶性肿瘤其实也是在我们的身体里潜伏多时，由细胞的癌变、无限增殖到肿瘤形成，再到癌症发生，这往往需要几年、十几年甚至几十年的时间。所以说这些急性子的病其实也是慢性病的范畴。

　　慢性病可以说是身体机能的紊乱失衡的表现，糖尿病是由于血糖的升降平衡及控制血糖升降的激素平衡被打破的结果；心脑血管疾病是由于血管内环境以及血液各组分的平衡被打破的结果；恶性肿瘤是细胞生长环境与生长状态平衡被打破的结果；精神疾病则是心理平衡被打破的结果。归根结底，慢性病其实正是身体失去平衡状态，而这一衡态的破坏根源正匿藏在这个科技时代所带来的鼎盛生活状态之中。

☕ 时代病从生活来

　　科技时代已经离不开快节奏的生活了，走在城市的马路上，你稍微迟缓一点的步伐都会显得格格不入，就连玩游戏这种原本属于放松娱乐的项目，也让不少人熬夜通宵为快速练级通关而努力。我们身体里的垃圾的堆存和物质的丢失是随着我们身体每时每刻的新陈代谢在不断变化的，身体既会通过代谢过程产生垃圾、发生能量与物质的交换，也可以努力通过自身的自愈能力稳住这些过程的平衡状态。慢性病的发生就是垃圾堆存与清理、物质能量的消耗与补充这一系列过程的平衡状态被打破的最终结果，所以从根本上来讲慢性病就是身体一种失衡的状态。在过去，慢性疾病的主要人群是老年人，随着年龄的增长，身体的自愈能力逐渐下降，机能开始减退，无法再抵挡这些企图打破身体稳态的因素而最终被慢性疾病缠身。而在这个极速时代里，慢性病早就扩大了它的势力范围，从中年到青年到儿童，慢性病的发病越来越年轻化。亚健康的生活方式成就了亚健康的一代人，可以说慢性病这个时代病是从生活中来的，跟我们的生活习惯有着莫大的联系。

　　1. 穿越时空的食物。

　　早在公元前2000多年，西亚古巴比伦的幼发拉底河和底格里斯河流域的居民已经开始懂得用冰块来冷藏肉类；公元前17世纪初到公元前11世纪的中国商代，人们也已经使用冰块制冷来保存食物。1910年世界上第一台压缩式制冷的家用冰箱在美国问世，中国在上世纪50年代开始生产电冰箱。近半个世纪，冰箱成了家庭必备的电器，它为人们存储食物带来了极大的方便，为食物的远程运输立下了汗马功劳。

如今，全世界的食物可以出现在同一个餐桌之上，加上反季节蔬菜的种植技术，不同时空的食物可以有相聚的机会，这远远超出了古代人们对食物的想象。科技的进步在口腹之欲上也极大地满足了人们，丰富了餐桌，提供各种需要的营养和美味。然而问题也随之出现，越来越多的"三高"（高血压、高血糖、高血脂）人群、肥胖人群、肿瘤患者，一部分的人开始意识到是不是我们的饮食出了问题。抛开现在的食品安全问题不提，空前丰富的食物给我们的健康带来了怎样的影响？

中医学历来讲求三因制宜，即因人、因时、因地制宜。因人制宜是要注意个体的差异性，因时制宜则强调四季不同的养生防病方法，因地制宜就是要按照当地不同的环境、文化来养生防病。

举个简单的例子，西瓜本是夏季的产物，中医学中称之为"天然白虎汤"。"白虎汤"是医圣张仲景的名方之一，由石膏、知母、粳米和甘草组成，功效清热生津，用于治疗气分热盛证，这一证的主要表现是壮热面赤、烦渴引饮、汗出恶热、脉洪大有力。说西瓜是"天然白虎汤"是因为西瓜性寒，具有清热解暑、除烦止渴的功效，而西瓜皮在中药学中名为西瓜翠衣，是清热解暑的常用药。而现在，不论春夏秋冬都可以吃到西瓜，我们都知道人体的阴阳是处在一个动态平衡的过程，一旦这个平衡被打破，人体的健康就会出现问题。《黄帝内经》中提到"春夏养阳，秋冬养阴"，也就是要顺应自然界气候的变化而调整我们的饮食习惯。因此，穿越时空的食物偶尔尝试，可以愉悦心情，长期则有损健康。

而另一方面，如此丰富而繁杂的食物选择空间也给人们带来颠覆性的饮食结构。我们不仅可以吃到非当季的食物，还能吃上风格迥异的异国异地料理，即便不出门，也能通过一个电话、一个信息召唤来一餐心仪的美食。因此人们不再遵照老祖宗留下来的饮食习惯循规蹈矩地吃饭，这时很多忽略平衡准则的人便栽在了"吃"的问题上。饮食在很多慢性病的发生过程中起了重要的作用，最典型莫过于糖尿病。诊断糖尿病最直接的指标就是血糖水平，而血糖的升降除了体内控制血糖升降的激素，如胰岛素有关之外，与摄入的糖类物质关系最为密切。在七八十年代，我们生活还挣扎在温饱线上的时候，像糖尿病、高血脂，这类慢性病是少之又少，在今天之所以遍地皆是，应该反省我们的饮食习惯。在慢性病人群中，根据饮食习惯基本上可以分为两个派别：一是快餐应付派、二是胡吃海喝派。

现在的城市里最热销的产品不是衣服、不是鞋子，更不会是奢侈品，而是快餐。快餐应付派多是年轻人，年轻人承受着这个时代最大的生活压力，为了力争上游不得不努力奋斗。其实作为也为事业奋斗努力过的过来人，我是很理解这些处在事业上升期的年轻人的生活状态的。

年轻的时候我也曾为了一个项目终日没离开过办公桌，伏案几个小时才发现被冷落的饭盒，最后扒了几口冷冷硬硬的饭菜，又埋头苦干，有的时候等忙完了才发现自己直接把午饭给省下来，直接吃上晚饭了，就这样随随便便应付了自己的胃，等到工作告一段落的时候才好好地吃上一顿犒赏自己。在这样饥一餐饱一顿的折腾下，脆弱的肠胃只能罢工了，慢性胃炎、胃溃疡、消化不良等胃肠疾病就这样在快餐应付派的身体里扎了根。同样作为生活和追求健康的过来人，我不得不批评这种以自己身体健康与生命为代价的努力。

"身体是革命的本钱"，这是一句常被大家挂在嘴边的话，因为工作、事业是永远都忙不完的，但是我们的能量与健康是可以被消耗完的。快餐饭盒中盛的满满的不是饭菜，而是对我们身体的威胁。在快餐应付派里也不乏学生族，本该是最需要均衡营养的年纪，大脑发育、身体发育都需要这些营养补给，但是吃饭的时间也被紧凑的补习班任务给压缩了，只能在学校去往补习班的路上随便买点便餐对付。我见过很多家长费尽心思、精力为孩子争取进名校的名额、争取金牌补习班的位子，但是却忘了为孩子准备一顿美味营养的饭菜。一到了放学的时间，麦当劳、肯德基这样的快餐店几乎一半以上都是穿着校服、背着书包要赶往补习班的学生族。

另外一派的胡吃海喝带来最直接的结果就是营养过剩，高体重、高血脂、高尿酸、高血糖等，总而言之，身体的代谢系统完全跟不上。简单地说就是小牛拉大车，最终结果就是身体代谢系统失去健康的平衡状态。在以前，像高血压、脑卒中这些慢性疾病可以说是老年人的专属，很少听说有年轻患者。而到今天，别说二三十岁的年轻人体检发现脂肪肝、高血压、高血脂、动脉硬化的比比皆是，就连儿童都是时常有发现。在20世纪80年代以前的中国，胖子是很多人羡慕的对象。这个羡慕并不是因为胖子身体有多健康，而是因为那个年代能吃胖真的不容易。那时候的人生活基本上都是体力劳动，吃的是番薯、糙米、五谷杂粮和蔬菜，想要吃块肉都不是一件容易的事。那时候的人哪有多少机会能患上高脂血症、高血糖、高尿酸、高血压病这些"富贵病"呢？再看看现在的人，单位组织体检十有八九是超体重、高体脂。现在的生活条件比起那个年代真的是要好太多了，吃穿全不愁，从来不知道饿肚子是什么滋味。尤其是被捧在手心里的小孩，遇上不爱吃的还坚决一口不吃。年轻时饿过肚子的老人家更是喜欢看着爱吃肉的孙子孙女大口大口地吃肉，恨不得那些一口一口吃下去的肉都能长在自己的孙子孙女身上，于是更是放任孩子吃着炸鸡、汉堡之类的快餐。其实这样的饮食并不是真正的营养，高蛋白、高脂肪、高糖、高钠的饮食不但没有帮助孩子长个子，反而给他的身体代谢系统带来沉重的负担，于是原本稚嫩的血管堆积上了脂肪，血压也一步步攀升。在我住的小区里有一个8个月的小宝宝，长得确实是可爱，莲藕一般的小手臂、小粗腿，脸颊更是粉嘟嘟的。但是他妈妈一说起这个小宝宝的身体就倍加担忧，仔细一问原来在做保健体检的时候医生查出这个可爱的小宝宝竟然得了脂肪肝，八个月的小宝宝现在已经是28斤的体重，远远超出了正常范围。父母家长都希望孩子健康成长，以为让他们多吃点，吃饱点就是健康。其实过于富余高密度的饮食带来的只是健康的负担。

根据临床的调查与研究，在慢性疾病中，消化系统是最早发病的系统，随后会影响到其他系统，甚至是全身。可以说胃肠出现的亚健康或病变就是慢性疾病的开头。现代人吃的太乱、吃的太精，对消化系统便是最大的损伤。乱，指的是饮食不规律，时间和饭量没有一个平衡的规律。今天吃的扶墙走，明天饿得扶墙走，最后落得身体代谢系统紊乱不堪。精，指的是食物过于精细。以前的人很少得代谢型疾病，跟吃粗粮也有很大的联系。粗粮里富含的纤维素虽不能被我们吸收利用，但是可以让肠道慢慢吸收食物，还可以将无法被处理吸收的食物残渣一起带离身体。而现在我们吃的大多都是精制的米面，纤维素含量少，消化吸收的速度很快，使得身体要在短时间进行高强度的消化吸收工作，形成了较大的负担。加上很多人对营养的认识偏差，误以为高蛋白就是营养，一味地追求高蛋白食物，却忽略了荤素搭配，更是导致饮食失衡，过度消耗身体，酿成了很多慢性疾病。可以说，这个时代给我们带来的幸福感很多，我们不需要担心有钱买不到粮食和鱼肉，我们更不用担心自己吃完这一餐，没有了下一餐，但是很多人不懂得好好珍惜，好好利用这么优越的条件资源去善待身体，善待健康，膳食结构基本上无法达到健康的基本要求，于是慢性病便在这样失衡的饮食结构之中放肆滋生。

2. 代劳代步"代健康"。

身体的动静失去平衡也是慢性病发生的一个重要影响因素。随着现代文明的发展，生活变得越来越便利。很多的体力劳动都已经被机器所包揽，别说重的体力劳动，就连打扫卫生、洗衣洗碗这些劳动强度较低的家务活也有了代劳的工具。除了部分工作需求，大部分人坐的时间远远多于站立和走动的时间，上班时间坐着对着电脑完成工作，下班时间坐着吃饭娱乐。科技给了我们太多不动的理由，在为我们代劳代步的同时也"代了健康"。

智能手机的研发让社交、娱乐、工作、生活服务等都可以通过手机来实现，"低头党"随处可见，很多人下班回家便斜靠沙发，低头专注于手机。

互联网+时代的来临，似乎什么事都通过互联网完成。想要放松一下心情，打开电脑玩玩游戏；肚子饿了，打开外卖网站动动手指十分钟后就可以享受一顿晚餐；想买点生活用品，打开购物APP叮咚一声完成，不久就有快递员帮你送到家门口……似乎不需要离开座椅、走出家门，您就可以坐享天下。但是一段时间过后，您会发现自己很久没有走在阳光底下，发现爬上三层楼就开始气喘，再接着又发现自己经常头晕目眩，白天昏昏欲睡，晚上数完上千只羊也没能入睡……最后，您一步一步走进了慢性病的队伍之中。

过度地沉迷手机，犹如百年之前沉迷于鸦片的人们，被一项事物过度地消耗时间和精力，同时也消耗了人与人之间的沟通和交流。《素问·宣明五气篇》中提到五劳所伤，说："久视伤血，久卧伤气，久坐伤肉，久立伤骨，久行伤筋，是谓五劳所伤"，而长时间的或躺或坐低头玩手机，使得气、肉、血均伤，具体表现出来就是视疲劳或者视力下降，脾胃功能下降，神疲乏力，视力下降、颈椎痛、腰痛等问题频频发生，曾经还有报道因一次性玩手机时间过长而导致急性腱鞘炎的案例。

研究发现，长期过度使用手机有以下危害：①伤害眼睛，尤其是躺在床上或是在黑暗的环境下看手机；②增加头部肿瘤发病风险，手机的电磁场和辐射跟肿瘤的发生有相关性；③影响智力和记忆力，这个也是由于手机的辐射和电磁场引发的，对小孩的影响尤为明显；④损害皮肤，手机表面镍材质接触过久可能导致皮肤出现过敏反应发生皮疹；⑤影响睡眠，手机的辐射可以刺激大脑神经，干扰深度睡眠，另外玩手机过晚也会影响到睡眠的时间。调查研究表明，静坐模式的生活方式和低体力劳动的人患高血压、血脂异常、高血糖、糖尿病、心脏病等慢性疾病的概率是重体力劳动者的2~4倍。

作为代步工具的汽车让我们可以在城市里穿梭，却剥夺了我们为数不多的走路与骑单车的机会，同时也给我们带来了堵车和找车位的烦恼。与此同时，健身房如同雨后春笋一样冒出，这样的画面放在一起，尤为可笑。我们每天花两个小时堵在上班的路上，然后再花两个小时在健身房挥汗如雨，只为锻炼整天都没活动过的身体。这就是人们的矛盾，为什么不能将这两者结合起来呢？与其在健身房踩动感自行车，不如将座驾换为自行车，上下班的路途就是锻炼的好时机，即锻炼身体又环保。可是问题又来了，很多城市已经找不到属于自行车的车道，这让骑自行车上下班的人心生畏惧，也给生命安全带来了隐患。这就需要我们的政府部门宣传环保，让大家少开车的同时给大家的环保出行创造更加适合的基础设施，比如自行车道，比如自行车的停车场，这样也许可以从另一个角度解决我们堵车和停车费贵的问题。

这个时代给了我们太多太多不动的理由，我们更多的时间是在一个个"盒子"里面坐着、躺着，从家里到车里，从车里到办公室里，从办公室里又回到了车里，最后又到家里。很多人都觉得很奇怪，为什么自己白天很困很懒，到了晚上却越发的精神？其实运动与睡眠质量之间存在一定的联系。中医认为，动生阳，静养阴。白天需要阳气升发，带动我们的活力，才能够精神抖擞地工作和生活；而到了晚上，身体倦了，需要安静下来而不被烦扰，使阳气潜藏而滋养阴气，如此才能顺利进入睡眠状态。如果白天身体没有得到活动，阳气得不到升发，到了晚上，阳气还是精力旺盛地浮于体表，您就无法正常进入睡眠状态了。简单地理解，当我们长期处在安静的状态下，身体缺乏运动锻炼就如同不运转的机器，闲置久了自然就开始生锈、老化，最后腐朽不堪。

除了大部分不愿意动的人，还有一小部分这样的人：他们深知好身体是锻炼出来的，他们热爱锻炼，热衷健身与肌肉训练，他们非常积极磨练自己的身体，负重运动、有氧运动一样不落下，运动计划从长跑到单杠、从健身操到俯卧撑，各式各样的运动方式。他们深知要想有一个好身材就要努力锻炼，不断地做肌肉力量训练。这样的训练计划如果是在专业的健身教练指导下，根据自己的身体能力承受范围去制定的话，那当然是提倡的。但只是单凭自己在网上学来的单薄的健身知识，不管青红皂白，照单全练的话就需要慎重了。

一个朋友的女儿刚大学毕业，本来是个一上体育课就想尽办法请假的小女孩，结果在朋友的带动下也开始健身了。一开始她的妈妈还跟我很开心地说这件事，觉得她终于开始锻炼身体了，对健康会有很大的帮助。我特地提醒了一句，适度为好。过不了多久，问起了这个女孩子的健身情况，才发现原来健身计划才启动不到一个星期，她就因为肌肉拉伤不得不中断，自此放弃。

其实，身体的天平无论是偏向静还是动，都不利于身体健康，在动与静之间，我们需要找到一个平衡点，不能从一个极端走向另一个极端，这样的结果是得不偿失。

3. "温室"的花朵。

人类跟自然界密不可分，自然的变化对人的生活和健康带来了极大的影响，气候的改变分出了春夏秋冬，在不断的发展进化过程中，人类已经可以自如地适应正常的天气变化。但是，我们都知道舒适的温度可以更利于人类生存，因此，公元前1000年左右，波斯人就开始了自主调节气温的尝试，1902年，威利斯·开利发明了首个现代化有电力推动的空气调节系统。如今，空调跟电视、冰箱一样，成为了家庭必备的电器之一，它可以让你在夏季感受到凉爽，在冬季拥有春日般的温暖。

空调普及以后，人们对其的依赖逐渐加深，上班、就餐、休闲、居家等都离不开它，然而一系列的"空调病"也随之而来。比如头痛、颈椎僵直疼痛、习惯性落枕、腰酸腰重、反复感冒等。人体的温度感受器接受体内、外环境的温度刺激，通过体温调节中枢的活动，相应地引起内分泌腺、骨骼肌、皮肤血管和汗腺等组织器官活动的改变，从而调整机体的产热和散热过程，使体温保持在相对恒定的水平。体温调节是动物在长期的进化过程中获得的较高级的调节功能，而过分地依赖空调，则会导致我们的体温调节功能紊乱。比如在夏季的时候，身体已经准备好了应对高温的准备，而您却整天进出空调房，身体必须不断地调节体温，就像一个冰箱，您不停地开关，必然会导致冰箱的使用寿命缩短，制冷效果变差，放在人体身上也是如此。

从中医学角度来说，自然界有春生、夏长、秋收、冬藏的规律，而人与自然界是相应的，所以我们身体的一些生理功能也会随着季节的改变而变化。夏天的时候植物枝繁叶茂，光合作用旺盛，人体毛孔随着气温的升高而逐渐张开，汗液通过张开的毛孔排除，顺便也清除堆积于身体的部分毒素。从高温的环境瞬间进入到凉爽的空调房，毛孔的收缩不及时，导致寒气顺着毛孔入侵人体，尤其是暴露在外的部分，比如颈椎、肩关节、膝关节、腹部等。颈椎、肩关节、膝关节受寒则颈椎僵直、疼痛、屈伸不利，颈椎病、肩周炎、老寒腿等，腹部受寒会影响胃肠功能，容易腹泻等，对于女性来说还会影响到月经，导致痛经，甚至受孕困难等问题的发生。

4. 精神压力。

快节奏、高度紧张的生活所带来的精神高压也是很多慢性病的诱因，尤其是心脑血管疾病与精神疾病。高压力带来的刺激损伤更容易引起心脏受损，长期处于紧张状态使人体交感神经兴奋度升高，心率随之加快，外周血管收缩，导致血压升高，损害血管和心脏健康，增加心率失常的发生概率。另一方面，高压力的生活状态也将导致人体内的一种物质儿茶酚胺分泌增多，受其刺激，心肌细胞长时间处于兴奋状态，最终导致如心肌肥大、增生等心脏疾病。此外长期处于紧张兴奋状态所诱发的肾上腺皮质激素水平提升将放大和增强两种影响。这一种情况多发于五十岁以上的人群。而对于五十岁以下人群，高压力的生活状态带来的更多是心理精神的疾患。有不少的年轻人会自觉"心脏有问题"，总觉得频频胸闷、心慌、胸痛。但在医院检查，除了血压的异常、心率的偏快和室性早搏，并没有发现器质性的病变。其实这些症状是由精神压力所引起的焦虑、抑郁、躁狂、惊恐等精神心理疾病，在追溯病因的时候往往会发现工作压力、生活压力的因素痕迹。而这样的精神心理疾患更偏爱于有完美主义倾向的人，由于事事苛求完美，要求极致，当现实与理想有偏差的时候更容易造成心理上的落差。中医历来强调内因也就是情志因素对人体健康的影响，喜怒忧思悲恐惊任何一种情绪长期过激都会影响其相对应的脏腑，一个脏腑的病变日久必然会影响到其他脏腑，最终全身受累。

另外一种情况是，慢性疾病的患者常常在心理上会出现消极悲观的情绪反应。由于慢性病疗程较为漫长，临床疗效也需要时间才能见证，很多患者对治疗失去信心。有部分患者也会觉得反正是慢性病，不影响吃喝也不威胁生命，没有必要那么上心，就随他去，任由病情发展。如此一来便耽误了干预的最佳时间，等到恶化的时候已然无可挽回了。

小江年轻的时候体检就发现了自己甲状腺功能减退，医生嘱咐要尽早干预治疗。但是小江并没有放在心上，觉得自己平时也没什么特别不舒服的感觉。几年后，事业稳定下来的小江和丈夫计划着生宝宝，本以为这是水到渠成的事情，结果却总是失落。最后去医院一检查才发现，源头竟然是被自己不管不顾多年的甲状腺。慢性病对身体虽然不会有爆发性的冲击影响，但是也需要我们积极去治疗，将威胁降到最低。

☕ 时代病从生活治

根据科学研究显示，在慢性病的发病因素中，生活方式占到了60%的比例，因此，要防治这些慢性病，从生活方式入手调节，是行之有效的方法。

1. 营养均衡。

慢性疾病的发生与发展与饮食营养密切相关，因此我们在预防和控制慢性疾病上就应该从这个最基础的问题出发。无论是中医学还是西医学，都达成共识：均衡的膳食有利于减少慢性病的发生。中医养生理念强调饮食有节，也就是说饮食要有节制，不能随心所欲。无论是吃的时间、方法还是品种数量都应该适量。这也是我们常常强调的平衡理念，荤素搭配、饥饱适中、恰到好处。

《甄嬛传》中有这样一段剧情：皇上在皇后的景仁宫里用膳，皇后亲自下厨做了一桌子的饭菜，色香味俱全，尤其是那碗鸭子汤，引得皇上喝完两碗还觉得不够尽兴。想要再来一碗时，皇后劝阻了皇上说："老祖宗的规矩，食不过三。这道鸭子汤虽然好，但这已经是第三碗了，若再动筷，恐怕这菜十天半月也上不了桌了。不偏爱，懂节制，方得长久。"皇后几句"老祖宗的规矩"确实是道出了这么一个"衡"的理。

我们每天面对的食物品种繁又杂，怎么样去把握平衡的度确实是一个难题。在营养学中有这么一个稳固的金字塔，就是在告诉我们如何去吃。这个金字塔又称为平衡膳食金字塔，是人为划分出像金字塔形状的一个黄金三角。食物金字塔最先是由美国农业部在1992年发布的，旨在指导美国公民正确地选择饮食，以减少慢性疾病发生。中国营养学会在1997年出台了《中国居民营养膳食指南》，制定了一个更适合中国人的新金字塔。

金字塔最底层是我们日常所需最基础也是最重要的食物，是我们每天吃最多的？主要为粮谷类食物，如米饭、面包、馒头、面条等。这一部分在每天的饮食分量中应该占的比重是最大的，同时这些食物也是我们人体最直接的能量供应来源。指导食用量为：谷物、薯类，全天可食用量为400~500g，其中谷物中的粗粮、杂粮的合理量为50~150g，薯类50~100g，其余为精细粮。每个人可在该指南的基础上根据自己的实际情况确定适当的比例。处在金字塔第二层的是蔬菜和水果，这一部分同样在金字塔中占据了较为重要的地位，我们应该多吃。一个健康的成人每天至少食用两到三种的蔬菜500g，其中，最好要有深色带叶蔬菜，如油菜、菠菜、小白菜等，不得少于300g，同时搭配其他颜色的蔬果，如红色系的西红柿、胡萝卜，紫色系的茄子、包菜，白色系的萝卜等，颜色越丰富，营养素更为全面。而水果每天可食用150~200g，品种以不少于两种为宜，重量不宜少于100g，一个成人一天吃一个苹果就基本上达到这个指标了。动物性食品处在金字塔的第三层，主要向人体提供蛋白质、脂肪、

B族维生素和无机盐，包括禽、肉、鱼、蛋等。这类型食物可适量食用，每天150～250g，并且应该保证每天一只鸡蛋。宜选择新鲜的瘦肉、鸡蛋，新鲜淡水鱼、海鱼、禽肉、虾等。应该注意的是尽量少吃或不吃各种动物的内脏、皮等部位，因为这些食材的胆固醇含量较高，不利于身体健康。金字塔的第四层是奶和奶制品、豆类及豆制品，每天同样需要适量摄入，每天的摄取量为200～300g。豆制品、奶制品可提供优质的蛋白质与钙，有助于骨骼的健康。位于塔尖为适量的油、盐、糖，这部分每天的食用量最少。食用油以植物油为佳，可用20～30g，少量动物油如猪油、牛油等。坚果可食用5～10g。每天食盐的用量应控制在6g以内，还要警惕高钠饮食，如腌制食品，如咸肉、各种腌制咸菜，应尽量不吃。每天糖的食用量在5～10g。

当然这个金字塔只是为我们提供了一个较为普遍的饮食原则指导，在实际生活中我们要更加灵活地去运用，根据自己的情况量身定制食谱。很多年轻女孩子为了减肥，会选择一些时尚的饮食方法。身边有一个身材挺好的女孩子，从医学的角度来说是完全不需要减肥的，但是她还是整天喊着要减肥。于是学了很多种流行的饮食减肥方法。中午大家吃饭的时候她吃着一个大苹果，外加一杯蛋白质饮品，晚上聚餐的时候干脆光喝水。周末鼓励一下自己，能吃上两只虾或者一片薄薄的牛肉。一个月下来，体重是下来了，可是人也憔悴了，皮肤都少了光泽，最痛苦的是每天到点就胃痛不已。控制体重、控制饮食并不是不可行，但是应该科学合理地进行。膳食金字塔的比例就是一个范本，可以根据自己的身高、体重、劳动强度和相应的环境情况等做出适当的调整，在保持比例不变的情况下，将摄入的总量适当降低，可以达到健康控制饮食的目的。平衡的饮食习惯对于慢性病的影响是长期的，要养成应用平衡膳食宝塔的饮食平衡思维，并且坚持不懈地执行，才能真正达到防治慢性病的理想效果。

2. 劳逸结合。

合理的运动及优质的休息睡眠是对慢性病防治的有利因素。像高血压、糖尿病、冠心病等病，运动锻炼得当，能对康复起到积极的作用。有氧耐力运动可以增进心肺功能，降低血压、血脂和血糖水平，改善糖、脂代谢和调节内分泌系统，提高骨密度，减少脂肪等。肌肉训练可以使骨骼、关节和肌肉更加强壮。这有助于延缓身体运动功能衰退。合理的运动可以减轻压力，使人产生愉悦感，缓解焦虑情绪，改善抑郁症状等。但每个人的体质不同，能承受的运动量也不同。因此，运动时要量力而行、循序渐进。

针对不同类型的慢性疾病，运动的方式、方法也有所不同。高血压患者最适宜的运动是散步，可以每周3～5次，每次大于30分钟，在运动时应注意保持适宜心率。对于糖尿病患者，通过运动，身体里的胰岛素可以更好地发挥作用，降低血糖。但只有血糖得到很好的控制后，才能参加体育锻炼。锻炼应以中等强度、较长时间的有氧练习为主，我国传统的保健方法如太极拳、养生功等也可采用。对于冠心病患者，在开始进行锻炼前，特别是进行剧烈运动前，应进行必要的身体检查，以便合理控制强度和时间。在病情稳定的情况下，最好选择缓慢柔和的运动，像气功、太极拳、步行等。在锻炼期间要加强医务监督，定期做体格检查，并在医生指导下进行。而对于慢性胃炎、慢性肝炎、肺结核等慢性疾病而言，强度较大的运动锻炼反而会加速、促进病情的发展，不宜参加体育锻炼和重体力劳动。日常生活中可通过一些伸展操或散步来活动筋骨，以达到劳逸结合的目的。

坚持锻炼的同时应注重保障睡眠质量。古人言："不觅仙方觅睡方"，休息睡眠是对恢复身体机能最直接有效的方式。慢性病患者尤其需要警惕睡眠障碍问题，若发现经常性失眠，或睡眠质量较差时应及时咨询专业医生，以便得到适当的调节治疗。

3. 心理调适。

现代生活压力大，很多人的心理和情绪都处在超负荷的状态。慢性病患者更是常常伴有抑郁、焦虑的情绪问题。因此，心理调适也是防治慢性病的重要方法之一。心理调适不仅可以缓和人际关系矛盾，还能有效地控制焦躁、抑郁的消极情绪发生。在生活和工作上应注意松弛有度，不能时时刻刻都处在"箭在弦上"的紧绷状态。适当地减压，找到适合自己的释放方式。而对于已经罹患慢性疾病的患者而言，应该进行恰当的自我鼓励，积极乐观去接受治疗。而家人及医护人员更应该细心察觉患者的心理情绪的异常，注重心理健康的辅导。

慢性病从根本上而言是身体能量与心理精神失去平衡的结果。而慢性病的发生很大程度上与个人生活习性有关，常年饮食不规律的人往往有肠胃炎、胃溃疡，经常静坐姿态的人常常有骨骼关节的健康困扰，压力大而不懂得适当发泄的人则更容易罹患心脑血管疾病……可以说，慢性病来自于生活，而防治更应该从生活中着手。"平衡"是防治慢性疾病的关键，包括坚持均衡规律的饮食习惯、适当的运动、充足的睡眠，同时注重心理平衡。

☕ 相对平衡说

科技的进步让我们时刻体验到了"快"所带来的便捷，足不出户可以坐享天下，不同时空的食物任我们随意选择搭配，躲进屋子可以四季如春……这些便利让我们倍感舒适，然而在不知不觉当中，"快时代"却给了我们另一种"慢"的苦恼——慢性病。社会与我们之间的自然平衡被一一打破之后，慢性病是另一种自然对人类的平衡。

慢性病的发生、发展是多种因素导致的结果，据调查统计显示，不良的生活方式在疾病的发生诱因中占了60%，而科技发展给我们带来的便利快速地改变着我们的生活方式。

慢性病的发生、发展与我们的生活息息相关，因此，从生活方式的改变来预防和治疗慢性病，是行之有效的方法。我们在享受科技带来的便利时，需要时时不忘平衡之道，不能破坏了我们身体和自然之间长久以来所形成的动态平衡。在享受科技成果带来便利的同时，要保证身体劳逸的平衡，顺应自然的规律，不要将自己变成一个被科技所捆绑的囚徒。

Part 3
身心的平衡

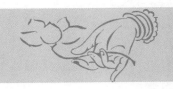

　　身体的健康状态，除了受到外来因素的干扰之外，很大程度上还受到了来自我们身体自身器官组织，还有我们的情绪的干扰。生理与心理总是相互影响互为因果的，好的生理状态可以让人心情愉悦，同样，好的心态也有助于良好生理状态的保持。而当一个人处在生病状态，很难保持一个高涨的情绪，低落情绪也会让生理同样压抑。因此，保持身心的平衡，也是我们走向平衡中非常重要的一课。

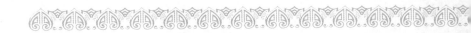

第十三章
平衡思维看肥胖

夏季，是一个人让人又爱又恨的季节，爱它的人有很多的理由，而很多不爱它的人用如今最为流行的一句话来说叫"三月不减肥，五月徒伤悲"。我们的生活中充斥着各种减肥的讯息，天天吵着要减肥的人不计其数。那么，问题来了，这些人真的肥胖吗？肥胖的定义究竟是什么？本章将为您解答关于肥胖的常见疑惑。

随着人民物质生活水平的提高，肥胖患者逐渐增多，肥胖所带来的种种健康问题也日益凸显。据世界卫生组织数据显示，自1980年来，世界肥胖症患者人数翻了一番；2008年，20岁及以上的成年人中有15亿人超重，其中2亿多男性和近3亿女性为肥胖；2010年，有近4300万5岁以下儿童超重。超重与肥胖成为一个普遍存在的社会问题，逐渐为国内外所重视。

☕ 肥胖初印象

现代医学将肥胖（obesity）定义为一组代谢综合征，是指一种以身体脂肪含量过多为主要特征的、多病因的、能够并发多种疾病的慢性病。简单来讲，肥胖就是人体摄入的热量超过其消耗的热量，导致体内脂肪积聚过多，明显超出标准体重而产生的一种病理状态。根据现代医学对身高、体重的研究，成年人正常体重的计算标准是：体重指数（BMI）[体重（kg）÷身高^2（m^2）]在18.5到23.9之间，BMI≥24为超重；BMI≥28为肥胖。除了体重指数，腰围也是衡量一个人是否肥胖的重要指标，男性腰围≥85cm、女性腰围≥80cm为腹部肥胖标准。

肥胖按照发生的原因可以分为单纯性肥胖和继发性肥胖。继发性肥胖又称为增生型的皮质醇增多症，是由于内分泌及代谢原因引发的肥胖，如甲状腺功能减退引起的肥胖。如果没有明显的内分泌-代谢原因，以及排除因水钠潴留或肌肉发达等蛋白质增多诸因素引起实际体重超过标准20%以上的就称之为单纯性肥胖，单纯性肥胖是多种慢性疾病的重要诱发原因。

超重和肥胖是全球引发死亡的第五大危险因素，其危害不仅是引起不良的体态，更为重要的是它还会导致多种疾病的发生，比如高血压、高血脂、冠状动脉粥样硬化性心脏病等，严重危害了健康，甚至缩短寿命。

"肥胖"在中医文献中无相应的病名，在《内经》中被认为是"高粱之疾"，在历代医家看来，其发生多与嗜食肥甘、聚湿生痰，脾胃气虚、运化失调有关，属于中医痰证、水肿、虚劳等范畴。

在西方医学中，古希腊医生希波克拉底在公元前500年左右，首次全面地阐述了肥胖，并提出减肥这一概念。1595年，世界上第一篇关于肥胖的论文发表；1829年，世界上第一本专门描述肥胖的书公开出版；1948年开始，人们开始意识到肥胖是多种心血管疾病的重要危险因素。1956年，世界上第一个减肥节目在美国开播，此后的几十年到如今的21世纪，减肥跟时尚联系起来，高居热门搜索的排行榜。其实，肥胖除了带来外观的影响之外，我们更关注的是它对我们的身体所带来的影响，据统计，肥胖者患冠心病、高血压、糖尿病的几率是正常人的2~5倍。因此，及早地干预肥胖的产生及发展，预防多种疾病、提高生活质量，甚至延长寿命有着重要的意义。

☕ 中西医看肥胖

现代医学认为肥胖和超重的根本原因是摄入热量与消耗热量之间不平衡，即我们摄入体内的热量远远超过了维持身体机能和日常活动所需的热量。其实这又回归到了我们一直强调的平衡理论，摄入大于支出，平衡的天平被打破，外来的热量逐渐在我们身体里堆积，从而形成了肥胖。肥胖的发病与遗传、饮食、运动、性别、职业、年龄、精神、代谢、内分泌等因素有关。

1. 遗传因素：现代研究表明，肥胖的基础是一个或多个基因的突变和变异，而其发病条件则是环境因素。遗传因素会影响BMI、热量的输入和消耗、体内局部脂肪分布，近年来的研究已经发现多个肥胖相关基因和生物因子，肥胖易感基因的发现给肥胖的治疗带来了新的思路。社会学研究也表现，若父母为肥胖者，其子女发生肥胖的几率也相对较高。在对同卵双胞胎人群的研究中发现，出生后在相同环境中成长和出生后在不同环境中成长的两组人群，其BMI的遗传度相似，为40%~70%。另外，内脏型肥胖具有明显的家族相似性，说明遗传对脂肪的分布影响甚大。

2. 饮食因素：饮食是引发肥胖的一个重要因素，总的来说，我们饮食中的热量摄入过高是引起肥胖的直接原因，如高脂、高糖饮食等，会导致体内的热量过高，未代谢的热量会转换为脂肪储存起来。长期过量的饮食会导致人体脂肪堆积过多，从而导致肥胖。大部分肥胖人群的饮食结构中高脂肪、高热量的食物比例较大，长期摄入大量的甜食、煎炸油腻食品、肉类食品、含糖饮料等，同时又缺乏维生素、矿物质及其他微量元素的摄入。在人类长远的进化过程当中，为了适应多变的环境，身体在食物充足时会将多余的热量转化为脂肪储存，等到食物匮乏的时候这些脂肪便可以为我们的身体提供能量，维持生存。然而，现代生活条件改善，物质极度丰富，基本不存在食物的匮乏期，因此当我们摄入的热量远远超过日常生活活动所需，身体就会本能地将剩余的能量转化为脂肪，储存于脂肪细胞中，导致脂肪细胞肥大，大量的脂肪堆积结果就导致了肥胖的产生。

3. 运动因素：我们一直讲肥胖是摄入的能量超过了我们所消耗的能量，而运动是很好增加能量消耗的活动。运动不仅可以增加能量的消耗，还可以通过锻炼肌肉组织，减少因胰岛素抵抗而导致的糖耐量降低，从而防止肥胖的发生。我们在《科技时代的慢性病》中就讲过，科技的进步给我们带来了便利和舒适，但同时也给我们的身体健康埋下了隐患，这里就不再赘述。总而言之，科技进步是一把双刃剑，带给我们便利的同时也让我们忘记了人本来的功能，长时间缺少运动是肥胖发生的另外一个重要因素。现在遍地可寻的健身房以及运动减肥亦是说明了这一点，越来越多的人也意识到了运动的重要性。

4. 心理因素：身心医学的发展让医学和普通大众越来越重视精神心理因素在疾病发展和治疗中的作用，目前，心理因素被认为与肥胖的产生密切相关。根据流行病学的调查显示，男性的腰臀比跟抑郁、焦虑等情绪有关，而女性肥胖和腹部脂肪的分布也跟精神症状有关。一些心理因素可以增加下丘脑–垂体–肾上腺轴的活动，导致内分泌功能的异常，使得身体处于有利于脂肪沉积的状态，特别是腹部脂肪沉积。厌食症和贪食症就是两种具有代表性的由心理因素引起与肥胖有关的疾病，两者在临床表现上主要为厌食和贪食，而二者也会常常交替出现。一些肥胖者因自我意识受损、自我评价低，有部分会采取过激的节食，严重的甚至发展为厌食症，而另一些则自暴自弃，暴饮暴食，之后又因悔恨情绪而厌食。两种疾病会互相影响，加剧肥胖者的心理抑郁，而不良的情绪又会导致肥胖增加，从而形成恶性循环。此外，还有研究表明，在婴儿时期，如果婴儿在轻微哭闹、不适烦躁时父母给予喂食，也会造成婴儿长大后以进食来缓解情绪低落，给肥胖埋下了危险因素。

5. 神经内分泌因素：我们的身体的能量摄入和消耗，会维持在一个相对平衡的状态，在这个过程当中，神经系统和内分泌系统起到了重要的作用。我们每天进食的时间长短很大程度上会影响进食的量，进食量则关系到我们每天摄入能量的多少，摄入能量的多少跟肥胖又密切相关，而进食的时间和量都受到了神经内分泌系统的调节。一系列的研究表明，进食后容易产生饱感的人进食终止机制容易启动，食量也较小，从而可以预防肥胖的发生，反之，则容易引发肥胖。

研究表明，胰岛素、肾上腺皮质激素、生长激素、甲状腺素、性激素、胰高血糖素、儿茶酚胺等都会从不同方面影响肥胖的发生。例如，人在吃下一个面包之后，面包中的碳水化合物会转化为血糖进入血液，血糖升高之后大脑会指示胰腺释放胰岛素，适量的胰岛素会引导血糖适量流向脂肪细胞和肌肉细胞，使得血糖水平恢复正常。与此同时，身体即时得到了能量，替代肌肉和肝脏中的肝糖原，同时过量的血糖以脂肪的形式被储存起来。身体会感到饱胀感，这一感觉可以维持4~5小时，有效地避免再次摄入过多的食物。然而，如果胰腺在接受大脑信号时出现了过度的反应，胰岛素的水平升高过多，更多的血糖从血液流向脂肪细胞和肌肉细胞，而血液中的血糖水平较低，为身体提供的能量较小。大脑感知到这一信息后会命令人体摄入更多的碳水化合物来快速升高血糖水平，而当身体再次摄入食物后，胰腺又分泌过多的胰岛素，这一"错误"的过程会周而复始的循环。血糖一次次被储存进脂肪细胞，脂肪细胞肥大，脂肪堆积，肥胖的发生也就是自然而然的事了。

6. 社会因素：人是生活在社会环境之中的，没有人可以脱离社会而独立存在，流行病学研究显示，教育水平、社会经济地位、城市化水平、药物等社会因素都跟肥胖的发生有关。教育水平的高低对人的生活方式和行为习惯有相当大的影响，文化教养因素在体重变化过程中起到了一定的作用，比如对理想体型的期望值、不同的饮食习惯和生活方式等。从世界范围来看，发达国家肥胖的发生率远远高于发展中国家，在发达国家中，含碳水化合物的食物较为廉价，因此低收入者肥胖的发生率较高；而在发展中国家，经济迅速增长，但人们收入在增加的同时，原来的饮食习惯、文化价值并没有太大提高，从而导致肥胖的发生率急剧增加。

此外，临床使用的某些药物也可以引起体重的增加，例如：治疗精神病的吩噻嗪类药物、糖皮质激素等类固醇激素、卡马西平等抗癫痫类药物、胰岛素等治疗糖尿病的药物，这些药物都可在一定程度上引起体重的增加。

综上所述，肥胖是由多种原因的共同作用而导致的疾病，遗传、饮食、运动、心理、神经-内分泌系统、社会因素等都可以导致或者加剧肥胖。

中医学关于肥胖的认识，早在《素问·通评虚实论》中有阐述："凡治消瘅、仆击、偏枯、痿厥、气满发逆，肝肥贵人，则高粱之疾也"。那时肥胖已经被认定为一种疾病，即"高粱之疾"。同时，《素问》中还指出："此肥美之所发，此人必数食甘而多肥也。肥者令人内热，甘者令人中满，故具气上溢，转为消渴"，明确地指出了肥胖这种疾病可以引发消渴（包括了现代医学的糖尿病），说明在当时人们就已经意识到肥胖可以引发多种疾病。汉代医圣张仲景在《金匮要略》中提出"病痰饮者，当以温药和之"，为肥胖和痰饮的关系提供了参考，同时也为肥胖的中医治疗提供了思路。到金代的朱丹溪明确地提出了"肥人多痰湿"，对肥胖的治疗有着重要的意义。明清时期，各大医家均从不同的方面提出了对肥胖的认识，这对我们研究和治疗肥胖提供了多方面的思路，有着重要的指导和借鉴意义。

总的来说，肥胖是在内外因素的作用下，脏腑功能失调，导致水湿、痰浊、膏脂等壅盛于体内而发生的。其发病原因多与先天因素（如父母肥胖）、体质禀盛、年老久病、饮食不节、情志失调以及缺乏运动有关。因此，肥胖总的发病机制为脾胃运化失调，痰湿内聚，导致痰湿膏脂等病理产物堆积于皮里膜外。肥胖的发生不单是一个脏腑出了问题，而是跟五脏都有关系，但主要是以脾肾为主。

关于五脏功能失调从而导致肥胖发生的病机如下：肺主宣发肃降，肺气不宣，腠理密闭，汗无以出，练而成痰；肝主疏泄，肝之疏泄失常，气行逆乱，横逆脾胃，运化失司，滋生痰湿而肥胖；脾主运化，脾胃气虚，胃虚则食少，脾虚则失运，中焦生化不足，水谷之精气化为痰浊，潴留于皮里膜外，形成肥胖；胃肠腑热，消谷善饥，多食而生浊脂；肾主脏腑气化，肾阳不足，气不化水，二便排泄无力而肌肤肿胀。五脏是相互联系的整体，任何一脏的功能失调都会影响其他各脏腑，从而导致疾病的发生，肥胖亦是一个综合发展导致的结果。

☕ 吃出来的肥胖如何吃回去

近年来，"吃货"一词非常流行，很多人都以"吃货"自居。某百科上解释说"吃货"是指喜欢吃各类美食的人，并对美食有一种独特的向往、追求，有品位的美食爱好者、美食客、美食家。现在喜欢以"吃货"自居的人往往给人一种"萌萌哒"的感觉，然而，美食吃的多了，也许会让人"胖胖哒"。

最近很流行一句话，叫"把吃出来的肥胖吃回去"，这对于爱好美食又受肥胖困扰的人来说无疑是福音，可以真的有这么神奇的方法么？减肥真的可以从"吃"来解决吗？为什么同为吃货的两个好朋友，一个是怎么吃依然是魔鬼身材，另一个却是喝水都会长胖，同样的美食，为什么吃到不同的人身体里会产生截然不同的结果呢？问题究竟出在哪里，怎样才可以在享受美食的同时拥有令人羡慕的魔鬼身材，首先，我们需要看清楚美食进入人体后造成不同结果的原因。

1. 对的美食遇上错的时间。

每个人对美食的定义不同，有的喜甜食，有的好麻辣，创新、传统、小清新、重口味，各种媒体上的美食诱惑扑面而来。饮食是我们赖以生存的基本条件，1992年世界卫生组织（WHO）发表的《维多利亚宣言》中指出，健康的四大基石是：合理膳食、适量运动、戒烟限酒、心理平衡。我国唐代医家孙思邈也说"安身之本，必资于食"，意思是安身立命的根本，必须依赖饮食。由此可见饮食对我们生存和健康的重要性，同样，饮食在肥胖的发生、发展之中也起到了关键的作用。

饮食不规律、暴饮暴食、喜食肥甘厚味、饮食偏好等因素都会影响到身体对食物营养的消化吸收环节，从而从不同的阶段影响肥胖。经济发展和快节奏的生活之下，很多人的饮食习惯是早上随便对付吃甚至为了多睡几分钟而不吃早餐，中午在上班的地方随便吃一点，到了下午再买菜做餐丰盛的或者跟朋友出去大吃大喝，然后晚上还要跟朋友出去吃个宵夜到深夜。这样的饮食习惯会加重胃肠道的负担，损伤脾胃。长期不吃早餐会导致胃炎的发生，同时也使得我们患胆结石的风险大大增加。我们身体的新陈代谢有一定的规律，在早上6点开始比较旺盛，8~12点新陈代谢达到最高峰，到夜间新陈代谢降到很低的水平。研究表明，每天早上进食一天所需总热量的50%，体重不会明显增加，而如果将热量集中在晚餐来摄入，体重就会明显的增加。

现代很多人在晚餐之后还加食宵夜，烧烤火锅等是宵夜中的热门，饱食之后立即入睡。我们先不论这些宵夜本身健康不健康，单论这样的饮食习惯好不好。很多人在门诊告诉医生晚上很多梦，其实有一部分的多梦就是因为宵夜引起的，胃肠道紧张的蠕动会让人难以入睡，同时还会使人多梦，影响大脑的休息。在晚餐食用大量的肉类、海鲜、酒水等，血糖水平升高，过多血糖会以糖原的形式存储于脂肪细胞之中，肥胖也就是自然而然的结果。其实，同等热量的饮食，在进食的时间上做一些调整，比如将晚餐的高热量食物放一些到早餐，不仅可以促进胆汁的排出，预防胆结石，还可以提高身体整体的新陈代谢能力，预防和减轻肥胖。

品美酒享佳肴本是人间美事，然而切莫因为放错了时间和贪食而损伤身体危及健康，对的美食还需要在对的时间来享用。

2. 素食与肥胖。

随着肥胖症的发病率越来越高，很多人开始怀疑是不是我们的饮食结构出现了问题，很多人说是因为我们吃了太多的肉食，于是，很多减肥的人开始选择素食，各地的素食餐厅也开始盛行，也有的人直接成为了我们之前提到过的素食主义者。然而，有的人吃素食，却也依然会肥胖，这又是什么原因呢？难道素食也会让人发胖？

日常食物的种类繁多，但是从营养学角度来讲，不过是碳水化合物、脂肪、蛋白质、维生素、矿物质、水和膳食纤维这七种人体所需要的营养素，而碳水化合物、脂肪和蛋白质是为我们的活动提供能量的主要营养素，又称产能营养素。严格的素食其实就是将食物中的动物脂肪和动物蛋白去除了，这样一来能够给我们提供能量的主要营养素就剩下了碳水化合物。

碳水化合物给我们提供能量的途径是经过消化酶等的一系列转化，转化为糖，进入血液之后给我们带来能量，剩余的血糖会被储存在脂肪细胞当中，以备不时之需。碳水化合物的消化和吸收都非常迅速，尤其是在现代的精细加工之后。我们饮食中摄入的碳水化合物很快就能转化为糖提供给我们能量，但同时出现的问题是血糖在短时间内急剧上升，胰岛素加速分泌，糖被储存以后，血液中的血糖又恢复正常水平。然后我们会很快感到饥饿，通过条件反射大脑会提示我们摄入更多的碳水化合物，因为它会在短时间内就给我们以满足感。

有的人可能会说，我也很少吃碳水化合物含量高的食物，主要以蔬菜水果为主，为什么也会胖呢？这是因为水果中含有大量的糖分，人们在长期的物种选择中都希望留下一些口感好的水果，长期的结果就是水果越来越甜，含糖量越来越高，因此大量的水果摄入其实也是发胖的一个隐性原因。还有一个潜藏的肥胖帮凶就是蔬菜的烹饪。因为大部分的蔬菜其实比之肉类来说，味道会差一些，为了提升其口感，很多人会放更多的油和调味料，这其实是在无形之中摄入了更多的隐性脂肪，这也是为什么一些僧人也会发胖，甚至有高脂血症、高胆固醇的原因。

3. 氨基酸的木桶理论。

氨基酸是构成蛋白质分子的基本单位，也是构成我们人体最基本的物质之一，与我们的生命活动密切相关。从营养学的角度来讲，我们人体所需要的氨基酸分为必需氨基酸和非必需氨基酸，必需氨基酸是指我们的身体不能合成、必须从食物中摄取的氨基酸；非必需氨基酸则是人体可以合成的一些氨基酸。

人体所需的必需氨基酸有8种，分别为：赖氨酸、色氨酸、苯丙氨酸、甲硫氨酸、苏氨酸、异亮氨酸、亮氨酸、缬氨酸。如果我们的饮食中缺少了这些氨基酸，会对身体造成一定负面的影响。非必需氨基酸包括谷氨酸、丙氨酸、甘氨酸、天门冬氨酸、胱氨酸、脯氨酸、丝氨酸和酪氨酸等。必需氨基酸为蛋白质的合成提供原料，还可以促进生长、进行代谢、维持生命，在我们的一生当中起到了至关重要的作用。在我们的日常食物当中，鱼类、鸡肉、牛肉、紫菜、豆类、花生、香蕉中氨基酸的含量较多，因此，摄取这些食物对氨基酸的补充是很有益的。

木桶理论是指一只水桶能装多少水取决于它最短的那块木板。蛋白质的木桶理论就是指蛋白质的合成量决定于"最短桶板"的氨基酸，一种氨基酸不足，那么整个蛋白质的合成都会受到影响。这在饮食上给我们的启示是，饮食一定要均衡丰富，保证每一种营养成分的足够摄入。除此之外，人体的氮平衡实际上是蛋白质和氨基酸之间的不断合成与分解之间的平衡。蛋白质的摄入不足，身体会容易感觉饥饿，从而摄入更多的食物而容易产生肥胖。所以，从营养学角度来讲，适量的动物蛋白摄入是很有必要的，如果必须是严格的素食，也应多摄入豆类食物等含有植物蛋白丰富的食物，以此来补充我们蛋白合成所需要的氨基酸，弥补"木桶短板"带来的缺憾。

4. 身体内的肥胖"合伙人"。

除了我们以上讲到的外来饮食因素以外，其实我们身体当中也有肥胖的合伙人，它会在体内帮助这些外来的食物储存为脂肪，"帮助"肥胖的发生。那么这位合伙人是谁呢？答案就是胰岛素。很多人知道胰岛素是因为它在糖尿病患者日常治疗中非常常见。但为什么说它是肥胖的体内"合伙人"呢？

胰岛素是由胰脏内的胰岛 β 细胞受内源性或外源性物质如葡萄糖、乳糖、核糖、精氨酸、胰高血糖素等的刺激而分泌的一种蛋白质激素，而我们日常所了解的用于治疗糖尿病的主要是外源性胰岛素。

胰岛素的主要生理作用是调节代谢过程，是我们体内唯一可以降低血糖的激素，同时也可以促进糖原、脂肪、蛋白质合成。胰岛素可以促进全身组织细胞对葡萄糖的摄取和利用，同时抑制糖原的分解和糖异生，从而降低血糖。简单来讲，胰岛素就像一把钥匙，可以打开血糖通往脂肪细胞的大门，当我们进食之后，血液中的血糖水平迅速升高，神经元检测到这一信息之后反馈给大脑，大脑会通过神经调节让胰岛素释放，血液中的过高的血糖进入脂肪细胞中储存起来。这些被储存起来的能量就像我们储存在冰箱的食物一样，在需要的时候给予我们能量。但如果我们经常进食过多，胰岛素的分泌增多，能打开脂肪门的钥匙也增多，进入脂肪细胞中存储的糖原也增多，脂肪细胞变大，脂肪堆积。如果我们的冰箱也能变大，那么我们不停地往里塞东西，却从不往外拿，这个冰箱的体积将会越来越大。

这里还有一个不得不提到的概念就是胰岛素抵抗，它是指由于各种原因导致胰岛素促进葡萄糖摄取率和利用率下降，机体代偿性地分泌过多的胰岛素，产生高胰岛素血症从而维持血糖的稳定。我们日常饮食当中的碳水化合物，经过消化之后会变为糖，而这些糖只有在胰岛素的作用之下，才能转化为能量。现代人的饮食结构中包含了太多的碳水化合物和糖，促使身体分泌更多的胰岛素，这些胰岛素在身体里不断累积，长此以往，细胞对胰岛素的敏感度下降，甚至开始抵抗自身的胰岛素。有了胰岛素抵抗之后，身体不得不分泌更多的胰岛素来将糖转化为脂肪储存，然后脂肪堆积，但身体很快会感到饥饿，促使我们去摄入更多的食物，这样的恶性循环一旦形成，肥胖将是必然的结果。胰岛素抵抗典型的表现是肥胖的脂肪主要堆积在腰臀，容易感到疲倦，时常会感到饥饿，同时可能伴有高血糖、高血压、高胆固醇等疾病。

☕ 肥胖偏爱的体质

体质，是我们遗传父母基因和后天环境所形成的，个体在形态结构和功能活动方面所固有的、相对稳定的特性，并且与心理性格有相关性。不同的体质表现为在生理状态下对外界刺激的反应和适应上的某些差异性，同时，也会造成在发病过程中对某些致病因子的易感性和疾病发展的倾向性。有的人怎么吃都不胖，有些人却克制饮食还是会发胖，这跟体质其实有很大的关系。

我们在"茶——亦饮，亦药，亦道"中提过，人的体质大致可以分为九种：平和质、气虚质、阴虚质、阳虚质、痰湿质、湿热质、气郁质、血瘀质和特禀质。

　　古代中医家认为肥胖除了饮食不节之外，还跟体质有关。《景岳全书》认为肥人多气虚，而《丹溪心法》认为肥人多痰湿，肥胖之人大多具有气虚和痰湿这两种体质，从另一个角度来说，有这两种体质的人也容易发生肥胖，而且这两种体质可以相互影响，互为因果。

　　气虚体质多是因为肺脾气虚导致的，脾胃气虚的人消化吸收功能不是很好，脾除了运化水谷外还兼任运化水湿的功能，脾的功能弱了，水湿就积聚在体内难以代谢。而这些水湿积聚日久化热，炼液为痰，痰湿分布在皮里膜外，使人身形臃肿，形成肥胖。这一类型的肥胖大多属于人们日常所说的"虚胖"，通常表现为皮肤白皙、肌肉松软、容易疲倦、多汗、下肢易浮肿等。这种类型的肥胖以中年女性为多，一般表现为腹部肥胖。

　　痰湿体质的人是由各种病因导致脏腑的气化功能失调，气血津液运化失调，水湿停聚，聚湿成痰，痰湿内蕴，留滞脏腑，进一步影响脏腑功能。气虚是痰湿体质的病因之一，此外寒湿侵袭、饮食不节、缺乏运动、先天禀赋等都会引发痰湿体质。痰湿体质的人外在表现为体形肥胖，尤其以腹部更为明显，胸闷、痰多、身体沉重不适等症状。此种类型的肥胖以中年男性为多，多表现为全身的肥胖，腹部肥胖也较为突出。

　　气虚可以引起痰湿积聚，同样，痰湿积聚日久也会损伤脾胃功能而造成脾胃气虚。从阴阳学说来看，痰湿属阴，易伤阳气；阳加之阴谓之气，气虚的人往往也会伴有阳虚。反过来，阳虚体质的人同样容易因为阳气不足，水湿不得温化而导致水湿停聚，聚湿生痰。因此，除了气虚体质和痰湿体质，阳虚体质的人也容易发生肥胖。

　　现代人多喜欢吃辣，各类煎炸食物也是满眼皆是，过食这些食物容易形成湿热体质。湿热体质的人体内湿和热都较重，湿热内蕴会导致痰湿内聚，热炼液为痰，痰热交结，也是肥胖发生的重要原因。这一类型的肥胖之人，体格较为结实，通常还伴有便秘、高血压、高血脂等问题的存在，更为接近大众所讲的"实胖"。这类型的肥胖以青壮年居多，多与饮食习惯有关，大多喜食高热量的食物。

☕ 平衡理论防治肥胖

肥胖的发生是多种原因作用的结果，不论是哪一种原因，追其根源，都是由于我们身体的平衡被打破了。我们的身体所摄入的能量和消耗的能量维持在一个相对稳定的水平，如果平衡被打破，摄入超过消耗，肥胖就是必然的结果。我们一直强调的平衡理论，用在预防和治疗肥胖上就是要平衡我们进食和消耗的食物能量，这样，才能让体重保持在一个相对稳定的状态。

从饮食角度来讲，一般我们的饮食原则是：做到低盐、低糖、低脂饮食，少量食用动物食品，如牛肉、牛乳、鱼肉、鸡蛋等，尽量不要食用羊肉、猪肉、动物内脏等；严格控制食量，忌暴饮暴食；多食富含维生素及纤维素饮食，如蔬菜、水果等。当然，这只是一般原则，对于不同体质的人我们会推荐不同的方法，一味地固守单一的原则反而会破坏我们身体的平衡。此外，一些传统的食疗方可以帮助我们防治肥胖。

1. 荷叶粥：鲜荷叶100g或干荷叶50g，粳米60g，冰糖少许。荷叶洗净煎汤，去渣取汁，与粳米、冰糖煮粥食用。适用于痰浊内盛型的肥胖者。

2. 白茯苓粥：白茯苓50g，粳米100g。茯苓煮烂为泥，再与粳米加水煮至粥熟食用。适用于脾虚湿盛型肥胖者。

3. 枸杞羊肾粥：枸杞叶500g，羊肾2对，葱白少许，羊肉250g，五味佐料。将以上配料煮汁，加米熬成粥，空腹食之。适用于脾肾阳虚型肥胖者。

除了饮食之外，运动也是一个重要的防治肥胖的方法，运动的目的是增进经络脏腑的气化作用，加速物质、能量的消耗，使得消耗的能量大于吸收的能量，以达到减肥的目的。

慢跑和快走是最适合肥胖患者的运动。一般在晨起或午后进行，根据体力来采取具体方式，或者由快走逐渐到慢跑，1小时左右为宜。传统功法中太极拳或八段锦、五禽戏也是很好的运动方式，运动量可逐渐增大，以微出汗，感觉不过于疲劳，不影响一天的工作学习为度。

经常参加运动，既可减肥，又可强身体，无任何副作用，是一种理想的减肥措施。但需要注意的是，此方法需要每天坚持进行，长期下去方能有效；老年人及从不运动的人要注意循序渐进，不可做激烈运动。具体选择运动量和运动项目可因人而异。

☕ 相对平衡说

肥胖是现在世界上很多国家都面临的一个健康问题，肥胖所带来的不仅是体型的问题，更为严重的是它所带来的一系列慢性病。从肥胖发生的根源来说，就是我们摄入体内的能量远远超过了日常活动所需要的量，长期如此导致脂肪堆积，肥胖就发生。其实这就是我们身体入和出之间动态平衡的天平被打破了，所以要想防治肥胖，从平衡的角度来思考和进行，是治本之道。

调整饮食结构，改变生活方式，比如从喜爱肉食、不运动到多食素食、多运动；从只吃素食到合理搭配肉食，这些改变都可以帮助我们恢复被打破的平衡。每个人平衡的子午临界点不同，因此，减重的方法也不能千篇一律，但核心的思想就是恢复和建立我们自身的动态平衡。

第十四章
善变的女人，作祟的内分泌

新时代的女性给人们的第一感觉就是要撑起半边天，但同时，"善变"这个标签也如影随形。身边有不少的女性朋友都有这样的体验，每个月总有那么几天，看什么都不顺眼、心烦意乱、阴晴不定、一说话就带着火药味，又或者是莫名其妙的低潮、没有理由的难过，甚至半夜控制不住的眼泪。身边的人就算小心翼翼、百般迁就还是难逃责难。当然这种情况越来越频发之下，不仅自己都习惯了，连身边的他也习以为常了，一眼就看出是"老朋友"要光临了。明明昨天还是温柔似水、善解人意、小鸟依人，今天就变得不可理喻、得理不饶人又捉摸不透。

从天使瞬间成为恶魔的几天，到底是什么在左右着我们的情绪呢？很多人给出的答案是"内分泌失调"。现在越来越多的人把"内分泌失调"挂在了嘴边，小到下巴那颗一夜之间冒出来的痘痘、脸颊用多少粉都遮不掉的色斑，大到努力多年始终没喜事动静的肚子、烦躁不安的更年期综合征，很多人都脱口而出这个搞怪作祟的始作俑者——内分泌。但是内分泌到底是什么？内分泌失调会给我们身体带来什么样的影响？是什么导致了所谓的内分泌失调？我们又该如何拯救已经失去平衡的内分泌呢？今天我们就来讨论讨论这些让女人烦心、男人困惑的问题。

☕ 以"七"为数的女性一生

女子七岁，肾气盛，齿更发长。二七而天癸至，任脉通，太冲脉盛，月事以时下，故有子。三七，肾气平均，故真牙生而长极。四七，筋骨坚，发长极，身体盛壮。五七，阳明脉衰，面始焦，发始堕。六七，三阳脉衰于上，面皆焦，发始白。七七，任脉虚，太冲脉衰少，天癸竭，地道不通，故形坏而无子也。

——《黄帝内经》

这是《黄帝内经》中对于女性生长发育的描述，它认为女性的生理是以七年为一个周期发展的，每经历一个七年，女性的生长发育将会进入一个新的阶段。第一个七年，女孩肾气充旺，开始更换乳牙，头发也变得更加乌黑浓密。这个时期女性的内分泌系统集中在生长上，而生殖器官发育缓慢，正常状态下生长激素旺盛而未分泌性激素，属于性懵懂状态。所以我们可以看到七岁以前的孩子是没有性别意识的，所谓青梅竹马、两小无猜，这时候的孩子是不分男女，都能玩在一块的。在看到光着身子的小男孩虽然会好奇为什么我的身体长得跟他不一样，却不会有羞耻意识。而过了七岁这个坎之后，生殖器官开始快速发育，子宫、卵巢成倍增大，但这一阶段卵巢仍未发挥激素调节的功能。

第二个七年阶段的女孩们开始"开窍"了，"二七"十四岁时"天癸至"，为孕育生命做好准备，也就是说这个时期开始具有受孕的能力。此时的卵巢、子宫发育接近完善，卵巢内的卵子陆续发育成熟排出，与此同时卵巢开始分泌雌激素和孕激素，随着性激素分泌的周期性增多及减少，子宫内膜出现增厚—坏死—脱落、子宫内血管出现增生—破裂—出血的变化过程，于是出现了月经初潮。一般来说，在12～18岁出现月经初潮，都属正常现象，但是现代的社会生活却充斥着诸多催熟的因素。现在的生活营养过剩，甚至乱用药物，孩子都是家里的宝贝，好吃的好用的通通都塞给孩子。除了肉蛋菜，还经常给孩子吃这个补身体、吃那个长脑子。加上电视、电影、周围资讯都让孩子过早接触性知识，这些都在催化着他们的性发育。我曾遇到一个八岁的孩子，刚上小学二年级就发现来例假了。别的孩子还在懵懵懂懂玩乐的年龄，她已经表现出过分的成熟。生活当中我们也会发现往往城市里的孩子比起农村的孩子要成熟得早，不单是言行举止，更是身体发育。很多家长甚至会引以为傲，以为是孩子身体好、营养好，其实这并不是什么值得高兴的事情。早熟实质上是打乱了孩子发育的正常节奏，扰乱了生命周期的平衡状态，被提前启动的身体也将被提前消耗完。14～21岁是女孩子生长发育的关键时期，月经初潮之后理论上已经可以怀孕生孩子了。在旧时代，14岁的女孩便可以嫁人了。但是这时候身体并没有完全做好生孩子的准备，应当继续蓄养精力。

第三个和第四个七年是女性的巅峰时期，此时生理发育到达了极点，这时候卵巢、子宫都已发育成熟，性激素分泌也最为旺盛，也就是中医所说的肾气充盛，因而21～28岁才是最适合结婚生子的年龄，这时候母体生命力旺盛，孕育出的生命自然强壮有力，产后恢复也会更快更好。可惜的是，现在越来越多的女青年拼搏在事业上，生活中遇到不少女人，工作能力绝不亚于男人，兼之心思比起男人更加细腻圆滑。刚从学校毕业投身职场便叱咤风云，为了不耽误业绩、不影响发展，即便结了婚也一直选择避孕手段，错失了这个关键时机。等到事业稳定了想要完成生孩子这一人生大事，发现已经有点迟了，即便费九牛二虎之力也不一定能顺利怀孕了。这两个七年是人生最美丽、最珍贵的时间，很多选择应当好好权衡，否则再后悔也追不回来时间了。

到了"五七"三十五岁之时，身体开始走下坡路，卵巢、子宫开始衰老，激素的分泌也日渐减少，这时候开始出现皱纹、色斑、脱发，妇科问题也越来越多。"六七"时，面部衰老明显，头发变白，部分女性开始出现月经紊乱，到了围绝经期。到了"七七"四十九岁，女性开始闭经，这时候卵巢不再排卵，功能逐渐减退，性激素分泌水平也随之降低。这是女人最需要细心呵护保养的阶段，激素水平的动荡让身体更容易受病邪入侵。而在这两个七年之中，女人最需要关注的是内分泌的平衡状态。适时排解情绪和压力，注重饮食，适当运动对于内分泌的平衡都有积极的作用。可以说经过了七个七年的周期发展，女人完成了自己与生俱来的孕育使命，同时也放下了怀孕、生育、哺乳、抚养的沉重负担。如果能够健康平和地度过这七个七年，女人往往可以比男人更长寿，老年时期更有活力。而我们也可以发现在这七个七年周期中与女人相伴相随又影响至深的便是激素，那激素又是从何而来的呢？

☕ 内分泌——身体里的"游击队"

如果说大脑是人体的"总司令"，那内分泌系统就是活跃全身的"游击队"，它接受于大脑中枢神经系统这个"总司令"的调配，分工明确、各司其职又彼此协调，激素是它们作战的重要武器。内分泌是指有些腺体或器官能分泌一些高效能的分泌物，也就是激素，这些分泌物可以不通过导管而由血液直接带到全身，从而起到调节机体生长、发育和生理功能的作用，对体内的新陈代谢起着调控作用。比如，当细菌病毒入侵人体的时候，胸腺这个游击支队就会接到指令，调兵遣将分泌胸腺素从而抵抗入侵的细菌病毒；促性腺激素和性激素对生殖系统功能以及维持人体第二性征起着主要作用，对于女性来说更是卵巢发育与功能的保障。

当我们处于紧急危机的时刻，肾上腺素激发着我们身体的爆发力以从容应对；生活工作的压力纷至沓来的时候，可轻松帮我们协调处理。胰岛素更是我们维持血糖浓度的关键角色。当女性处于月经期时，孕激素会相应增多，而雌激素则相应减少，激素的变化也正是女人每个月总有那么几天善变的原因。我们对幸福快乐的感知同样需要激素的推动，也就是我们之前提到的脑内吗啡——内啡肽；乃至体内的水盐平衡、钙磷平衡都是由内分泌系统调节控制的。

内分泌参与了我们生活中的点点滴滴，有着无可取代的重要地位。而现代医学认识到，人体主要的内分泌腺包括：垂体、甲状腺、甲状旁腺、肾上腺、性腺、胰岛、胸腺以及松果体等，同时身体还存在一些散布在身体其他各部分如胃肠道黏膜、心、肺、肾等部位的内分泌组织或兼有内分泌功能的细胞，从这一个角度来说，内分泌是一个广泛的概念。对于内分泌系统而言，平衡是健康的准则。我们的身体有着非常精确的一个衡量标准，可以说是自带高准确度、高精密度的天平，这天平同样用在了内分泌系统里。健康的机体在天平的调控下，根据外界的刺激以及自身的需求，分泌着适量而又高效的激素，这些激素彼此之间保持着平衡，共同和谐地维持着身体机能的平衡，从而保障了其他系统以及整体功能的发挥。如果有外界或者来自自身的某些因素，导致天平的失衡，内分泌系统的工作失去了参考的准则，分泌过多或过少的激素，便会打破这种平衡状态，造成身体或心理上的种种病态表现。

简单来说，所谓的内分泌失调其实就是体内激素水平的平衡状态，而激素水平又会反映到皮肤、毛发、体型、性征等身体的方方面面。与女性生理健康最为密切相关的莫过于性激素的分泌了。雌激素、雄激素和孕激素综合作用的结果，使女人呈现出了自己独特的魅力。烦躁失眠、经期紊乱、痘痘色斑肌肤问题等，这些我们经常提到的所谓内分泌失调的现象更多的是女性性激素紊乱的表现。性激素水平受下丘脑、垂体和卵巢的影响，下丘脑就是内分泌系统的"总司令"，中央下达命令，通过释放特定的激素，对垂体发出指令，垂体接收之后又将信号下达到相应的腺体。而对于女人最重要的器官——卵巢而言，垂体所分泌的促卵泡激素和黄体生成素以及哺乳期产生的催乳素就是它所接收的目的信号。女性的性激素包括：黄体生成素（LH）、促卵泡激素（FSH）、催乳素（PRL）、黄体脂酮素（PROG）以及雌激素（E2）。这几种激素的协同调节控制着女性的月经周期、妊娠期、哺乳期等重要时刻。总说女人如花，平衡的内分泌调节就如同阳光雨露，让花儿更美丽地绽放；被打破平衡的内分泌调节则如同狂风暴雨，花儿只能残败地摇曳，甚至凋亡。

内分泌失衡之罪状

身边有很多的女强人，在职场上叱咤风云，但却不料败在了"内分泌"的手上。有个朋友最近便颇受其烦。30岁的她已经是公司高管了，随着职位的上升，工作越来越忙，压力也越来越大。从来不知道失眠是什么滋味的她，最近却整夜辗转反侧、难以入眠，而一向是准时报到的"老朋友"也经常迟到早退，甚至爽约。最让她揪心的是镜子里的容颜，失去了原有的光泽亮丽，碰触时指尖的干涩感更是让她惊心。而一向乌黑浓密的头发也渐渐的枯黄稀疏；此外，性生活也明显失去原有的热度和谐。忐忑不安的她去医院一检查发现原来是激素的问题，内分泌严重失调。

其实，像上述的例子，我们身边并不少见。有一份问卷调查资料结果显示，仅20～40岁年龄段的上班族女性，出现类似情况者就占了大约30%，这一比例相当惊人！内分泌失调对女人来说无疑是一种沉重又致命的打击，除了我们熟知的情绪失控、容颜受损之外，内分泌失调还对我们的身体做了哪些手脚呢？接下来，我们来一一详述内分泌失调的四大罪状。

罪状一——喝口水都能长肉。

有人说减肥是女人一生的事业，好身材应该是大部分女人的小追求吧。夸张点说，胖确实是一件让很多女孩子"闻风丧胆"的事。除了"吃货"外，偏偏有一部分人明明吃得不多，也不爱吃蛋糕、巧克力、饼干这些高热量的零食，时不时还心血来潮想靠运动来脱离微胖界，于是跑步、瑜伽、健身操各种各样的运动都试了个遍，结果还是摆脱不了腰上的那圈游泳圈，一切的努力只换来一声"为什么我喝口水都能长肉"的怒吼。听起来实在是让人丧气，脂肪怎么就是这么爱缠着不放呢？除去了遗传性的肥胖，最大的嫌疑就是内分泌失调了。

人体具有趋向平衡的能力，当我们摄入过多的营养与热量时，为了维持稳定的体重及平衡的状态，身体会通过激素的自动调节，增加热量的散发，把多余的热量消耗。雌激素和黄体素是这个调节过程中的主要参与者。雌激素促进皮下脂肪增厚，减少皱纹。黄体素则增强基础代谢，抑制雌激素的产生，分解脂肪，促进乳腺泡发育，乳房增大坚挺。因而若由压力等因素而导致内分泌失调，将引起代谢的紊乱，这对相互制约对抗存在的激素会失去平衡，体内对葡萄糖及脂肪的转变及脂肪分解的过程将继而失去平衡，最终导致热量无法通过产热被消耗，而是转化成脂肪堆积起来。因而易胖者即便吃着正常热量范围的食物，也会由于内分泌失衡而导致的能量代谢过程的紊乱，而发生能量以脂肪形式储存在身体的过程。这就是为什么有的人"喝水也能长肉"的根源。顽固的脂肪更加眷顾着30岁以上的女人，因为30岁以后，性激素分泌减少，其中黄体素比雌激素更为明显，激素的平衡状态被打破，基础代谢能力也便随之减低，新陈代谢减慢，脂肪组织平均每10年增加5%以上，且集中在腰腹部。

另外，也有一些女生会发现在生理期来临的前几天似乎突然胖好几斤，平日穿的裤子都显得紧绷，脸上也变得更加有肉感，这也是内分泌引起的。在月经周期中，性激素的浓度比例会有所改变，导致体内的水分滞留，从而引起水肿。可以说这是"虚胖"，随着月经周期的结束也会随之恢复原身材了。现下很热门的"生理期减肥法"就是女性生理周期过程中激素分泌的特点来制定的。看来要减肥的女孩子们要多关注自己的内分泌了，跟着激素走，可以事半功倍哦。

罪状二——美丽容颜的隐身杀手。

试问谁不想拥有不老童颜，对于女性来说更是如此，谁都希望能永葆青春。但是事与愿违，有些不仅保不住青春美丽的容颜，反而看上去比实际年龄还要更加显老，皱纹、色斑，甚至长了一脸"逆生长"的青春痘。这些比岁月来得更早更快的痕迹真得归功于失去平衡的内分泌。

《柳叶刀》上发表的一则研究表明：拥有平衡、充足的性激素的女性，外表看上去比实际年龄年轻8～10岁。现代科学研究发现：性激素的水平影响了皮肤的亮泽度、细嫩度及滋润度，性激素水平降低，会导致肌肤细胞更新速度减慢，致使细胞更新的速度低于细胞老化的速度，最终导致皮肤角质层增厚，日积月累也就铸造了一个"黄脸婆"了。同时随着性激素分泌的减少，胶原蛋白、弹力蛋白的合成也降低，分解黑色素的能力同样降低，因而出现了皱纹、色斑。临床调查发现约三分之一有黄褐斑的中青年女性是因为内分泌失调而引起的皮肤色素沉着斑。而中医认为这多缘于肾功能失调，或冲任不和致水气泛滥。所以当你亮丽的脸上开始出现黄褐斑、色斑，再多的化妆品、护肤品也无法把它们驱逐出境的时候，就要警惕了，这可能是你的内分泌系统在给你发出警告信号，在告诉你有不良刺激正在打破或已经打破了你的内分泌平衡了。

罪状三——妇科疾病烦扰多。

经、带、胎、产是女性特有的生理过程，这既给女人带来了孕育生命的神圣使命，又使女人更容易受到风、寒、暑、湿、热等外邪的侵害，加之现今社会的压力、家庭的负担，月经不调、妇科疾病等给女性带来了不少的烦扰。据有关调查数据显示，目前卵巢囊肿、多囊卵巢综合征、子宫肌瘤等妇科病发病率占育龄妇女的20%～25%。究其根本在于内分泌失调导致脏腑功能失调，气血失衡，未能及时地排出代谢废物所致。而诸多的妇科疾病多发生在女性30～50岁，因为这个阶段正是体内分泌雌激素的高峰期。人的身体各个系统讲究协调作战，平衡是重要原则，各激素在调节过程中既有各自分管的功能，又相互抗衡协作，当雌激素一枝独秀时，平衡被打破，一系列的问题也就随之出现。

月经周期的规律很大程度上决定及反映了女性的健康，月经与女性的卵巢功能有关，而卵泡的生长则是产生雌激素的基础。不管是压力导致了女性内分泌的紊乱，还是多囊卵巢综合征、肿瘤等疾病的影响，最终都会反映到月经的周期上。月经生理周期是由中枢神经系统调控下的下丘脑-垂体-卵巢轴系统的兴奋和抑制状态来调节的，可以说这一部分的内分泌调节系统平衡被打破是导致月经不调的罪魁祸首。

痛经是最常见的妇科症状之一，相信很多的女生都经历过这样一段痛苦又尴尬的经历，一早醒来，发现下腹部疼痛、坠胀、腰酸，有时候连床都下不了，即便如此还是要咬咬牙坚持上学、上班。痛经分为原发性和继发性两类，占痛经90%以上的原发性痛经主要与月经时子宫内膜前列腺素含量增高有关。前列腺素升高时可引起子宫平滑肌过强收缩，血管痉挛，造成子宫缺血、缺氧状态而出现痛经。妇科疾病除了带来身体不适的烦恼，更威胁着女人孕育生命这个神圣使命的完成。雌激素是女性受孕的关键因素，在女性体内主要是起到一个维持性特征和生育功能的作用，它可以刺激子宫内膜增生变厚，为受孕做好准备工作。雌激素过低可能会影响卵巢排卵，从而对女性的受孕有一定的影响。还有一些乳腺疾病也和内分泌失调有关，雌激素绝对或相对增高，孕激素绝对或相对降低将导致乳腺结构紊乱。

我们不得不说妇科疾病这个烦扰多多的噩梦的幕后黑手就是失去平衡的内分泌。平衡和谐运作的内分泌系统赋予了女性独特的魅力，失去平衡的内分泌却带来连连噩梦。如此说来，平衡更是女人要追求的状态，想要摆脱妇科疾病的烦恼首先还得找回各激素的平衡点，恢复内分泌系统的平衡状态。

罪状四——"早更"现象。

一提及更年期，我们就会很自然地联想到"脾气暴躁、喜怒无常、记忆衰退"等形容词。更年期是每个女人都必须经历的一个过程，随着年龄的增长，卵巢功能逐渐衰退，卵巢内卵泡用尽或剩余的卵泡对促性腺激素丧失了反应，卵泡不再发育以及分泌雌激素，不能刺激子宫内膜生长，从而导致绝经。绝经的前后医学上称为围绝经期，也就是我们俗称的更年期，性激素的波动会引起一系列以自主神经系统功能紊乱，且伴有神经心理症状，医学上将这一系列的症候称之为更年期综合征（MPS），也称为围绝经期综合征。可以说雌激素是女性的"健康保护伞"，一旦进入更年期，雌激素水平下降，如未进行正确的干预治疗，则会发生器官加速衰老，给自身健康带来一系列不可逆的严重后果。换句话说，雌激素的减少，相当于触发了女性快速衰老的开关。

更年期可以说是一个正常的生理过程，在更年期到来的时候进行正确的干预治疗就可以平稳度过这个波动期。然而现在"早更"现象却越来越多见，很多女性，尤其是都市里的职场女性，明明未到40岁，就已经开始出现更年期综合征症状，甚至二十几岁的年轻小姑娘也"早更"了。她们体重难以控制、皮肤干燥，常常自感到身心疲惫、烦躁失眠，医学上称之为"隐性更年期现象"。妇科医生发现"早更"的困扰更喜欢缠着事业型的女性，这些处在事业巅峰期的女性，事业有成、家庭条件优越、生活状态也较为稳定，但是来自于社会的竞争压力和自身更高层次的需求欲望，使她们多数体力长期透支、精神长久处于一种高度紧张状态。超负荷的心理压力使大脑皮层、垂体、性腺轴功能失调，激素分泌水平降低或突然消失，导致更年期提前出现。另外，长期口服或外用雌激素类避孕药物；长期营养不良，患有贫血和过于消瘦；长期没有性生活等，这些都可能引起更年期提前。

更年期就是一个内分泌系统自我调整、寻求新平衡的过程，在这个过程中如果身体和心理能很好地适应这种转变，就可以安然度过更年期，获得更高质量的中老年生活。而更年期的提前实质上是不恰当的生活习惯、过高的心理压力等外界因素打破了内分泌的平衡，迫使内分泌系统自发启动了平衡的调整机制，以求获得新的平衡。

天道自衡，宇宙万物永恒处于平衡到不平衡再到寻得新平衡的循环过程，打破平衡会引起系统内的结构的变化，需要消耗能量去寻求新的平衡。内分泌系统也不例外，内分泌失调就是内分泌系统平衡被打破的结果。当内分泌系统因内外界因素而失去原有平衡状态时，激素水平及各激素间相对水平出现较为剧烈的变化时，人体就会出现不适，出现了心理变化、肤质变化、体重改变以及相关疾病的发生。如此看来，维持内分泌系统的平衡对于女性健康相当重要，那又是什么"怪兽"在不断地破坏和捣乱我们的内分泌呢？

216

☕ 追根究底原来怪自己

内分泌这一支游击队虽说战斗力强大，但有一个很大的缺陷，就是防御能力似乎十分脆弱。经试验研究及临床观察总结得出：精神压力、情绪反应、环境改变、长期过度疲劳、营养不良、睡眠不足等原因都可能导致女性激素失衡、内分泌失调。其实在导致内分泌失调的众多原因中，除了突然改变的外界环境这一不可抗拒因素以外，其他都是自身可以调节控制的因素。我们平日生活中的一个心理变化、一个细节、一个习惯，都会干扰着内分泌系统，破坏着激素水平的平衡。

1. 不懂得释放压力。

在现今的社会，越来越多的女性迈出了家庭的小圈子，走进职场。一面要照顾家庭，另一面要为自己的事业打拼。在充满竞争压力的社会中身兼多重职责的女性更是多重压力，紧张、压力在所难免。而紧张以及压力对卵巢的排卵功能会有一定的影响，高压以及过劳甚至会引起排卵的停止。如果不能正常排卵，在卵泡期就不能产生足够的孕激素，没有了孕激素，就不能使雌激素控制在一定范围内，雌激素的副作用就会产生。同时压力也会使皮质醇水平增高，这会使内分泌相应地失去平衡。会使大脑皮层功能受到抑制，使得下丘脑、脑垂体与生殖腺的"指挥"与"衔接"功能受到影响，致使内分泌系统因为失去首脑的指挥而失去平衡。

朱女士是我的一个朋友，今年才38岁，是一个雷厉风行的典型职场女强人，可是最近她开始感受到自己的身体正在走下坡路，体力大不如前，除了黄褐斑慢慢爬上脸颊，就连身材也肆意的"横向"发展。更令她烦恼的是，晚上越来越难以入眠，总觉得脸颊红烫，睡醒又常常是一身汗，也就是中医所说的盗汗。经过医生的检查诊断，原来她早早已经有了更年期综合征，这让她完全不能全情投入工作。

升职加薪、买房供楼、孩子升学择校，甚至于家中的柴米油盐酱醋茶……不可避免的，我们的生活和工作中有着太多的压力来源，如果不懂得适当地排解压力，让这些压力不断地积累叠加作用在我们脆弱娇贵的内分泌系统中，相信不需多少时日，失去平衡必不可避。

2. 被捉弄的生物钟。

我们的身体里有一个"钟"，它会把我们叫醒，要开始工作学习；也会提醒我们什么时候困了，得躺下来好好睡一觉；当然也会告诉我们该吃饭了，不然肚子会饿，血糖会太低……这一个无形的"钟"被称为"生物钟"，这实际上是生物体生命活动的内在节律性，它是由生物体内的时间结构序所决定。可以说，我们有了昼夜规律的睡眠、工作以及饮食习惯都归功于生物钟，反之，生物钟的形成也得益于我们规律的睡眠、工作、饮食等生活习惯。

然而现在越来越多人的生物钟在不自觉之中被捉弄得晕头转向。尤其是精力旺盛的年轻人，纷纷过着"夜猫子"的生活，熬夜工作、通宵聚会，甚至彻夜沉迷电子产品都成了家常便饭。人体在睡眠的时候会分泌大量的褪黑素，褪黑素是由松果体分泌的一种胺类激素，它是迄今发现的最强的内源性自由基清除剂，它直接参与抗氧化系统，防止细胞产生氧化损伤，其抗氧化的功效远远超过了已知的所有体内物质。而最新研究证明，褪黑素是内分泌的总司令，它控制体内各种内分泌腺的活动，从而间接地控制我们全身的机能。褪黑素的分泌与光线强弱有直接的关系，光线越明亮，褪黑素的分泌量越少。研究发现，睡前两小时玩背光电子产品能使褪黑激素分泌量减少22%。看到这个数据还真为夜猫子们的健康捏一把汗啊，仔细想想，熬夜通宵本身便是违背生物钟规律的行为，再加上手机、电脑等电子产品的刺激，褪黑素的分泌被抑制，内分泌系统的"造反之心"早就压抑不住了，长此以往内分泌出现紊乱，还增加了罹患糖尿病和肥胖症的风险，而女性则更容易染上乳腺癌等疾患。

我认识的一个女孩子小文，人长得挺漂亮，也特别会打扮，可惜的是脸上却总有着用多少粉都遮盖不住的痘痘、痘印，她跟我抱怨说自己平时很注重饮食，像煎炸烧烤、重口味的东西一概不碰，也砸了很多的钱在美容院，就是没治好这些烦人的痘痘。更严重的是月经总是不准时，还经常痛经。我一听八九不离十，这个女孩子又是一个内分泌失调的典型例子了。仔细追问之下，原来因为工作关系，她经常要对着电脑工作到深夜，难怪无论怎么仔细地护理和注重饮食都不见改善。最后为了健康着想，她换了一份作息规律的工作，再见她的时候皮肤比之前要好很多，看上去精神状态也更好了。所以我们经常说睡个美容觉，就是因为规律优质的睡眠是在维护我们身体里那个无形的钟，更是在维护我们娇贵的内分泌系统的平衡态。

3. 有些爱美要不得。

爱美之心人皆有之，爱美更是女人的天性，但是有些为了美而不择手段采取的方法却成了内分泌失调的元凶。

痘痘是很多美少女们的最大烦扰，尤其在月经前一两周，也就是黄体期，这个阶段黄体激素及雄激素分泌增多，导致油脂分泌增多，角质粗厚，因而产生痘痘。有些聪明的女孩子在综合各种资讯之后找到了一个好方法，用避孕药战痘。避孕药为什么可以治好青春痘呢？避孕药的避孕原理主要是通过抑制排卵，并改变子宫颈黏液，使精子不易穿透，或使子宫腺体减少肝糖的制造，让囊胚不易存活，或是改变子宫和输卵管的活动方式，阻碍受精卵的运送，使精卵无法结合形成受精卵，从而达到避孕目的的一种药物。简而言之，避孕药是通过抑制排卵、阻碍受精、抗着床等方式实现避孕的，而完成这一个作用借助的就是雌激素和孕激素。因而口服避孕药之后可改善皮肤肤质，使青春痘减少，甚至消失，皮肤变得更加光滑。但是这是要付出沉重代价的，因为服用避孕药会人为地增加雌激素和孕激素的水平，打乱人体自身激素平衡调节功能，最终导致内分泌紊乱，这对于正在发育期的少女来说更是影响严重。可见这青春痘短暂的缓解换来的是长期而又更加繁多的困扰。

另一个不可取的爱美手段就是盲目减肥了。虽然肥胖会影响内分泌系统的正常工作，但不正确的减肥方法同样可导致内分泌失调。尤其是对于青春期发育的女生，过度的节食减肥，可能因体脂减少、营养不良而导致初潮迟迟不来，即使已来初潮也会发生月经不调甚至闭经。而滥用减肥药，更可能导致性激素不分泌或分泌不足，严重者还会出现卵巢萎缩及不孕。相反的，选择适当运动减肥却是有利于内分泌的平衡。另外，滥用精神科药物，吸食毒品，服用抗癌药物以及酗酒等，都会扰乱激素分泌。

追根究底，原来"作恶多端"的内分泌失调的幕后推手竟然是自己。身体各个生理过程是环环相扣的，我们内在环境的平衡与否反映在我们的容颜以及健康上，而我们的生活习惯、心理情绪等又影响着我们的内环境平衡。可以说，内分泌平衡的打破源自于我们失去平衡的生活状态。要维系呵护内分泌系统的平衡状态，就得辨证论治，对症下药，从养成良好的作息及饮食习惯、适当排解压力、保持积极乐观的心理状态做起。

☕ 孕育生命——女人最神圣的使命

十月怀胎是女人最美、最幸福、最神圣同时也是最辛苦的使命，而在完成这个神圣使命的过程中，内分泌系统更是起着举足轻重的作用。从成功受精到胚胎发育再到生育哺乳，母体的激素水平像是坐了一趟"过山车"。

在受孕之后很多人会出现或多或少的早孕反应，如恶心呕吐、反胃、食欲不振、排尿频繁、疲倦嗜睡、乳房结节等，尤其是早期孕吐更是把刚怀孕的准妈妈们折磨个晕头转向。这些现象归根结底也都是内分泌系统正在为孕育生命调整状态，寻找孕期新平衡的过程所致。受精卵形成后体内孕激素剧增，产生大量的性激素，尤其是雌激素，以刺激子宫内膜增厚，为着床的胚胎提供适宜的环境。同时在孕激素的作用下可以促使宫颈黏液变稠以防止妊娠期间的阴道感染。这也是人体构造神奇的地方，人类在进化过程中要保障代代相传的质量，身体的内部也在为这个目的而努力，尤其是内分泌系统。

在整个孕期过程中，内分泌系统所分泌的激素水平值较于非妊娠阶段而言简直是天文数字，单单雌激素分泌量就是非妊娠期的1000倍以上，而孕激素分泌峰值也是非妊娠期的6～8倍之多。如此高水平的性激素对内分泌系统而言可谓是翻天覆地的变化，它引起了身体一系列的变化，如乳房增大、子宫增大、血容量扩增等，这一切都是为了让胎儿在子宫内更好地发育成长，不得不说，每个女人都是在无私地用自己的生命孕育着另一个全新的生命。

这成千倍增长的激素分泌压力似乎不是卵巢所能完全承受的，确实，我们聪明的身体总能在必要的时候调动起全员支援，这次被派遣的就是胎盘了。在怀孕初期，胎盘便开始接替了卵巢的工作，帮助转化性激素。之所以说是转化，而不是分泌，是因为胎盘并不具备分泌性激素的功能，而是将母体和胎儿肾上腺所分泌的前体激素合成转化为雌激素，将母体的低密度脂蛋白胆固醇转化为孕激素，而这两个化学反应都依赖于胎盘中一种特殊的细胞——合体滋养层细胞完成。可以说，这个时期激素水平的维持是靠妈妈和宝宝一起努力完成的。直到孕晚期，胎盘所合成的雌激素原料更是绝大部分依靠胎儿的肾上腺。而性激素水平的动态平衡稳定是维系母体及胎儿安全的要素，在妇产科上，医生们可通过孕激素水平的异常表现来推断先兆性流产或异位妊娠的可能性。

胎儿的健康发育和顺利分娩都仰仗于激素的调节，所以在整个孕期中应尽量适应激素的调节。除了保障营养的均衡、体重的正常增长、充足的休息睡眠这些积极措施以外，还应该特别重视孕妇的心理变化以及情绪控制。

激素的变化使得孕妇、产妇更加的敏感。一个远房的妹妹怀孕的时候经常因为一点鸡毛蒜皮的小事跟丈夫吵架，然后一把眼泪一把鼻涕地向我诉说，但是听来都是一些无伤大雅的小事而已，这跟平时大方又乐观的她真的是判若两人。幸亏这个妹妹还能找到情绪发泄的出口——找人倾诉。不幸的是很多孕妇、产妇却无法将这些敏感的情绪表达出来，最后酿成了产前抑郁症、产后抑郁症的悲剧。前不久刚从新闻里看到一个让人扼腕的消息，一个刚生完宝宝的妈妈从自家的阳台纵身一跳，于是襁褓里的小宝贝就此失去了母爱。

抑郁症早期很难被发现，这需要自己和家人给予更多的关注，沟通倾诉是最好的解决方法，如果依旧无法排解就应该向心理医生请求指导，以免酿成悲剧。另外，焦虑、悲伤的情绪也会反作用于内分泌系统，引起激素调节的紊乱，使内分泌系统无法寻回平衡态。尤其是在怀孕的前三个月，这时候胚胎着床不稳，同时激素水平起伏也最大，如果受到精神刺激，很容易打乱激素水平的节奏，导致流产。

在经过40周的漫长又焦虑的等待，妈妈终于忐忑又兴奋地见到了宝宝，身心都放下了一个大担子，但这个时候内分泌却并没有那么幸运可以喘口气，而是马不停蹄地又继续为自己寻求新平衡。产后雌激素和孕激素的水平急剧下降，并在一周左右的时间恢复到了原本的状态。这一周也是产妇排恶露、恢复体力的关键时机。而促进泌乳及排乳的催乳素则因是否哺乳而不同。当婴儿吸吮乳汁时催乳素分泌明显增高，而不哺乳时则于产后两周左右降至正常水平。很多妈妈都希望自己的宝宝早点喝到甜美的乳汁，一下产床就赶紧喝上了催奶汤，一碗鲫鱼豆腐汤再来一碗花生猪蹄汤。但其实这是很错误的做法，从怀孕开始乳房便已经在做着哺乳的准备，很多妈妈从孕中期甚至孕早期就已经开始自觉乳房有硬块。分娩结束后乳房已经储备了一定的乳汁，但是由于没有婴儿的吸吮动力，乳腺还未通，乳汁还被储存在乳腺中，此时喝汤催奶，会导致分泌更多的乳汁，反而会引起乳腺堵塞，诱发乳腺炎。实际上，婴儿的吸吮是妈妈们最好的"下奶汤"，即使未下奶，也应该在产后半小时内尽快让婴儿吸吮，以促进泌乳激素的分泌，缩短下奶的时间。

从怀孕到哺乳的整一个孕育生命的过程中，女人的身体经历了一场由内到外的革命。生儿育女是一种使命，更是对自己身体的一种保护。然而我们周围却有不少人为了事业奋斗、个人追求或者迫于工作压力而宣称坚决不生育，自此加入了"丁克一族"。我也遇到过很多有着"怀孕恐惧症"的女人，她们担心生孩子会长蝴蝶斑、妊娠纹、身材走形、乳房下垂、阴道松弛、影响性生活，甚至有些年轻人只是因为喜欢自由自在、没有养儿育女负担的生活而选择不生孩子。诚然，怀孕哺乳会带来身体上的一些变化，但是同样也带来了很多没有经历过就不会有的收获。最大的收获应该就是内分泌系统的整顿了，原本有着月经不调的女性朋友感悟会更深刻。

在我还是个小女生的时候，我备受痛经折磨，还为此吃了许久的中药调理，但是依旧没能完全摆脱。那个时候老一辈的人总是跟我说没事的，等你生了孩子就会好的，我都觉得难以置信。一直到我生完孩子之后才发现原来老一辈的人说的还真的有道理，我的痛经彻底消失了，生孩子竟然让我从痛经的那种抽搐痉挛的折磨中解脱出来。我的一个同学在读书的时候总是弱不禁风，每个月的例假必请假，有次上课的时候突然晕倒，脸色煞白，把讲课的年轻老师吓得手忙脚乱。后来她结婚生了小孩，身体变得强壮起来，干活也麻利了，看上去像换了一个人似的。其实这也不需要意外，因为这正是生儿育女给她带来的转变。在怀孕、分娩、坐月子的过程中，激素的大起大落、自我调节，加上日常作息和饮食上的调养，原本紊乱的内分泌系统反而被拨乱归正了，她的身体才能够如此逆转乾坤。

　　而许多妇科疾病如乳腺癌、子宫肌瘤、子宫内膜异位症等激素依赖性的疾病会更偏好于未生育的妇女。现代调查研究发现，单身女性发生乳腺癌的危险为已婚者的2倍，丁克族以及头胎生育在30岁以上等不利因素也会影响乳房健康。而哺乳也有助防御乳腺癌的发生，女性产后体内激素水平尚未平衡稳定，正是"炎性乳癌"的高发时期。而母乳喂养有助于乳腺管道的疏通，防止乳汁淤积，同时还可以促进内分泌系统的调整平衡，使性激素稳步逐渐地恢复平衡状态，从而预防乳腺炎、乳腺癌。以前的女人患乳腺癌的概率要远远低于现代女性，这与哺乳时间有着密切的联系。有专家指出，如能哺乳6个月以上将大大降低乳腺癌的发病概率，哺乳次数越多、时间越长，乳腺癌的危险就越小，而未哺乳的女性得乳腺癌的概率要比哺乳女性高出5倍之多。在妊娠和哺乳期间，由于性激素的作用，孕妇、产妇的卵巢排卵受到抑制，这期间大概可减少10个以上的卵子排出，这也就预示着生育过的妇女的更年期可能因此而被推迟，反之丁克族女性则更容易发生"早更"的情况。

　　而现实中很多人也并没办法真的做到坚定"丁克"，或迫于家庭压力，或是年轻时激情退去想要寻找生儿育女的精神情感寄托，于是半路放弃了丁克的想法和生活。但是这时候往往已经过了适合生育的年龄，35岁以上就属于高龄产妇，虽然现代医学科技先进，可以帮助高龄产妇安全顺利地生下健康的宝宝，但是其中的风险以及要付出的健康代价也是极高的。

　　有一个坚持过了13年丁克生活的朋友，年轻的时候一方面认为世界很大，要到处走走看看；另一方面又觉得自己根本没做好养育后代的准备，担心无法在个人发展和养儿育女之间找到平衡点。等到30岁有余了，激情也一点点退去，生活也日渐平淡下来，看到别人携儿带女游玩，而自己回到家却是冷冷清清，总觉得特别需要一点孩子的欢笑声和吵闹声来平衡一下。然而夫妻二人早已过了身强力壮的生育年龄，多次尝试不得果之下最后只能走上了人工受孕的艰难路。而在怀孕之后也是历经险阻，强烈的早孕反应，紧接着查出了妊娠高血压、妊娠糖尿病，胎儿在未满37周便早产了。等到后来谈起怀孕的事时，她更是后悔不已当初的丁克想法，总说如果早点完成这件人生大事就好了。而台湾某明星更是在节目中大方地谈论起自己人工受孕的经历，生下一对可爱的双胞胎之外她的身体也受到较大的创伤，人工受孕技术中所用促排卵药物及激素药物对于内分泌而言都是异己的入侵者，很大程度上引起激素水平的不平衡。

可以说，乳房、子宫、卵巢的健康牵系着女性的全身心健康，而生儿育女对保护女性健康，尤其是乳腺及子宫健康有着重要作用，而升级为妈妈也是减压良方，与孩子的相处、共同成长更有利于女性的生理、心理健康。

☕ 跟植物借点雌激素

我们都知道了女性内分泌失调往往表现为激素水平的紊乱，尤其是进入更年期的女性。临床上针对内分泌失调的症状常以激素治疗为主，如针对雌激素分泌不足的情况，临床治疗上常给予服用雌激素制剂以补充。但是这种药物激素往往会带来不少的副作用，如胃肠反应、骨质疏松、向心性肥胖、肾上腺皮质功能衰竭以及心脑血管疾病等，这确实是个让人烦恼的事情。

幸运的是，科学家们在植物的身上提取发现一种具有弱雌激素作用的化合物，并称之为"植物类雌激素"，它不仅可以替代雌激素作用，同时又避免服用雌激素时带来的不良反应。植物类雌激素是一种分子结构与动物雌激素结构相似且与人体的雌激素受体具有亲和力，具有动物雌激素生物活性的植物活性成分。它可针对多个器官产生"雌激素样作用"，作用靶器官包括乳房、卵巢和子宫。科学试验证明植物雌激素对激素相关疾病有一定的作用，尤其对乳腺癌、更年期综合征、心血管疾病和骨质疏松症等均有预防作用。据报道，绝大多数的植物中都存在植物类雌激素，其中豆类、葛根、亚麻籽、松子、核桃等含量最为丰富。当我们发现自己身体内的雌激素水平逐渐下降，出现了内分泌失调的征兆时可以向我们最熟悉的这些食用类植物借点雌激素。

这时候又有一个疑问了，我们一直强调内分泌系统的稳态需要各激素水平的平衡，那吃太多含植物类雌激素的食物是不是同样会导致内分泌失调呢？就像网上常常可以听到的传言：某男子因爱喝豆浆导致乳房发育；小孩喝豆浆可能导致性早熟……一听这些"新闻"，顿时对豆浆、豆制品又敬而远之了。其实这些传言多是以讹传讹、混淆视听而已，植物类雌激素虽名为激素，实质上却并非激素，是一种天然抗氧化剂——黄酮类物质，如豆类中的大豆异黄酮、葛根中的葛根异黄酮、亚麻籽中的木酚素等。它们可以起到模拟、干扰及双向调节内分泌水平的生理作用。当人体雌激素分泌不足的时候，由于植物类雌激素与雌激素受体具有亲和力，于是植物类雌激素伪装成雌激素，填补了雌激素受体的位置，使脑垂体与下丘脑误认为体内的激素水平并未发生变化，从而缓解了因雌激素减少而产生的一系列内分泌失调症状。相反的，当雌激素过多时，植物类雌性激素抢先占据了雌激素受体的位置，使真正的雌激素不能发挥作用，从而减弱甚至消除了其他激素相应的变化，维系了内分泌环境的平衡状态。可以说，与药物激素相比，食物中的这些类雌性激素既安全又可靠。

🍵 动物雌激素靠谱吗？

如果说植物雌激素是以假乱真，那动物雌激素对人体来说就是真真切切的雌激素补充剂了。但是现在一提起性激素，不免让人联想到躁动不安的性兴奋剂，一边倒地认为它对人体有害而无益。

前不久一则新闻报道：一个妈妈爱女心切，不忍心自己女儿身体瘦弱、免疫力差，把自己的养生补品——雪蛤给了七岁的女儿吃，觉得这个针对女性的补品吃了皮肤好、身体好。结果不料，两个月后才七岁的小女孩乳房已经开始发育了，一检查原来性早熟了。小女孩的性早熟最大责任要归于名贵的补品雪蛤。雪蛤就是典型富含天然动物雌激素的补品，这也难怪人们一听说某食品含性激素，便谈虎色变，避而远之。可是为什么妈妈吃了却是容光焕发呢？直接服用富含动物雌激素的补品到底靠不靠谱？

要回答这个问题，首先我们先来了解含动物雌激素的补品是什么。我们前面了解到植物雌激素是有着雌激素作用的非雌激素物质，而这些女性补品中的雌激素则是与人体雌激素一样具有广泛生物活性的类固醇化合物，也就是说这些补品中的雌激素与人体自身分泌的雌激素在化学成分上是一致的，新闻报道中提到的雪蛤就是典型代表，除了雪蛤之外，蜂王浆、紫河车（胎盘）也是富含动物雌激素的补品。

雪蛤是雌性林蛙的输卵管及卵巢，又称林蛙油、雪蛤膏。林蛙是我国东北山林中的一种珍贵蛙种，自明代起与熊掌、飞龙、猴头一起被列为四大山珍。由于其保健作用的发现，目前林蛙已经开始大规模人工养殖。每年的九月到十一月是采集雪蛤的最好时间，因为此时的林蛙正储存能量准备冬眠，也是林蛙生命力最强之时，尤其是雌林蛙的输卵管——也就是雪蛤的原材料更是聚集了来年繁殖后代的所有营养，其滋补功能更是无与伦比，因而被医学界称作为绿色保健软黄金。广东人很喜欢吃的甜品木瓜炖雪蛤正是以雪蛤膏为主要原料。每次只需要雪蛤膏5克左右，浸水泡发沥干，与冰糖水一起炖煮半小时后一起放入去核去瓤的木瓜盅内，隔水炖1小时，便得一盅清甜滋润的炖品。

《本草纲目》载述：雪蛤"解虚劳发热、利水消肿、补虚损，尤益产妇"。而现代研究发现雪蛤膏中含有雌二醇、辛酮等激素类物质，它具有的同化激素作用，可促进人体内的蛋白质合成，尤其是免疫球蛋白的合成，提高人体对外来病菌的抵抗能力。而其经充分溶胀后释放出的胶原蛋白质、氨基酸和核酸等物质，可促进人体，特别是皮肤组织的新陈代谢，保持肌肤细腻。

蜂王浆是蜜蜂巢中培育幼虫的青年工蜂咽头腺的分泌物，用于喂养将要变成蜂王（母蜂）的幼虫的食物。蜂王浆，顾名思义就是给蜂王吃的，可以说这是蜂王国的帝王御用贡品，自然是蜜蜂们最具有营养价值的产物了。蛋白质、脂肪、糖类、维生素、氨基酸等这些生命必需的营养素含量自然是不在话下，蜂王浆对人类健康，尤其是女性健康最大的贡献更在于富含的生物激素。蜂王浆中含有三种动物雌激素，包括雌二醇、睾酮和黄体酮。有实验表明制成冻干粉后的蜂王浆中雌激素不会遭受任何破坏。

蜂王浆对健康的作用引起了科学家和医学家的兴趣，目前国际普遍公认蜂王浆具有辅助降低血糖、抗氧化、辅助平衡脂肪代谢、调节血压等作用。日本医学博士森下敬一认为慢性疾病的背后都有自主神经功能失调的症状，而蜂王浆对糖尿病、高血压、高血脂等显著作用可能在于恢复了植物性神经的中枢——间脑的功能。

　　让我觉得非常神奇的是蜂王浆对于癌症患者的作用：朋友的父亲是去年确诊的肝癌，当时他们全家都特别紧张，因为家里有亲戚在养蜂，在听说蜂王浆的作用之后他决定试试，开始吃蜂王浆，当然他也非常积极配合治疗。到今年年中再见到老人家，依然是精神抖擞，似乎从没有被癌细胞、化疗药折磨过一样。虽然不能百分百说是因为蜂王浆的奇效，但是也不可否认它确实是有辅助治疗的作用。

　　在一开始吃蜂王浆保健的时候，有些人会出现喉干、腹鸣、腹泻、恶心等不良反应，这并不是蜂王浆的副作用。其实这是中医所说的"瞑眩反应"，是蜂王浆在调整人体的新陈代谢，排除体内毒素和废物，为体内打乱的状态重新找回新平衡。这时候可以适当减少用量，坚持服用，一般一星期左右这种反应就会减轻或消失。

　　紫河车就是人体的胎盘，中医称之为血肉有情之品，具温肾、益精、补气、养血之功效。李时珍是这样描述紫河车的："儿孕胎中，脐系于母，胎系母脊，受母之荫，父精母血，相合而成。虽后天之形，实得先天之气，显然非他金石草木之类所比。其滋补之功极重，久服耳聪目明，须发乌黑，延年益寿。"

　　紫河车名字的由来也是颇具神话色彩。李时珍在《本草纲目》中是这样解释的："天地之先，阴阳之祖，乾坤之始，胚胎将兆，九九数足，胎儿则乘而载之，遨游于西天佛国，南海仙山，飘荡于蓬莱仙境，万里天河，故称之为河车。母体娩出时为红色，稍放置即转紫色，故称紫河车。"将胎盘比作胎儿乘载遨游的河车，也是妙哉。据历史记载当年秦始皇沿渤海湾东行，巡视京都海疆苦命追寻的长生不老之药就是紫河车。而慈禧太后更是自中年之后便常年服食紫河车以养容颜。在西方也有服食紫河车的历史记录，十八世纪法国路易十六的王妃就是其中之一。

　　胎盘的抗衰延年、驻颜美容的功效可谓历史悠久、中西通晓。而现代医学通过对胎盘的研究，发现它含有丰富的免疫球蛋白、干扰素、各种酶（溶菌酶、组胺酶、催产素酶、激肽酶）、激素（雌激素、黄体酮、类固醇激素、促性腺激素、促肾上腺皮质激素）、维生素、氨基酸及一些与凝血机能相关的因子等。

但是毕竟紫河车是人组织生物制剂，且采集过程被污染的概率较大，国家对之已经有了一定的控制政策。而市面上常常以动物的胎盘作为替代品，如鹿胎盘、羊胎盘、猪胎盘等。随着现代技术的发展，胎盘里的有效细胞因子被提纯制成相关制剂，包括来自于动物胎盘素的羊胎素和人体胎盘的胎盘素。胎盘取源不同，活性成分含量也是差距较大，制得产品是否能将胎盘的活性因子成分完整保留下来更要视制作工艺技术而定。人胎盘素制剂全世界仅有日本和韩国是合法生产并取得药品文号的，而《中华人民共和国卫生检疫法》规定，人胎盘及制品是不允许作为商品买卖的，且在未得到审批的情况下，是不能携带入境的。现在许多美容院都鼓吹的人胎素其实多是胎盘组织液，甚至只是生理盐水，这些美容针剂来历不明，还可能携带艾滋病、乙肝、丙肝、梅毒等病原体，所以在追求美丽的同时也应该权衡一下风险，请勿铤而走险。

前面我们已经了解到雌激素对于女人而言何其重要，雌激素分泌的减少会使皮肤失去光泽和弹性，同时带来诸多妇科困扰，甚至引发不孕、习惯性流产等。而雪蛤、蜂王浆、紫河车等动物类补品中所含的雌激素可以为体内性激素水平较低的女性提供激素的直接补充。而这些天然的激素类保健品未经加工提纯，其平均含量比起药物雌激素剂量可以说只是微量，并不会对身体造成过重的负荷。但是需注意的是，动物雌激素与植物雌激素的根本区别在于：动物雌激素与人体雌激素为同源物质，而植物雌激素可以说只是类雌激素的物质，植物雌激素对内分泌的调节作用是具有双向性的，而动物雌激素则是直接的补充作用，而不具有反向调节作用。

如此我们便不难理解为什么前面提到的小女孩吃了两个月雪蛤而导致了性早熟，而妈妈吃了雪蛤却是容光焕发。小女孩身体还未发育，即便是含量不高的动物类性激素补品也能打乱她体内激素平衡水平，催化了第二性征的发育，而妈妈处于中年，体内激素水平正在减退，动物雌激素的补充有助于维持内分泌原有的平衡状态。所以对于体内激素分泌较为旺盛的女性以及未发育的儿童对动物雌激素药物当慎用。而适宜服用者在动物雌激素药物的服用时也应遵从医生的指导，以防过量摄入而打破内分泌系统。另外，动物补品也仅仅起辅助的作用，是否能单单依靠动物补品而达到平衡激素的目的则应视个人具体情况而定，必要时应在医生的指导下进行药物或其他医学手段治疗。

总而言之，动物类性激素补充剂对于性激素分泌水平较低的人具有直接的补益作用，可以有效改善因激素分泌减少而出现的症状，而对激素分泌水平正常或较高的人则反而可能导致内分泌系统的紊乱，因此在选用动物类补品保健时应辨体而用，根据自己身体状态而进行调整。

☕ 做一个有爱的女人

生活中我们会发现幸福的女人往往容光焕发、身体健康，尤其是恋爱中的女人，有人说这是爱情的滋润，其实从科学的角度来说，这也是激素的功劳。当一个女人处在幸福的状态时，她体内的雌激素浓度相对升高，皮肤会更紧致，大量的水分被锁在了皮肤基底的胶原蛋白中，此时的皮肤显得更加的光滑、细腻，富有弹性。所以说爱可以激发内分泌系统更稳健地运作，激发女人潜藏的魅力。由于生理的特性，女人本身便是情感更为丰富，同时也需要丰富情感来滋养。

据日本科学研究报道，恋爱可大大促使雌激素的分泌。所以说，想要让自己保持年轻的状态，让内分泌保持青春的状态，就得时不时给自己制造点恋爱的感觉。很多人结了婚生了孩子，便把全副身心投入到工作和家庭中，每天忙碌于自己的工作和对孩子的照顾中，忘记了该与另一半谈情说爱，这时候往往容易出现夫妻感情的淡漠。有时候也会因此而心生寂寞、失落。尤其到了更年期，体内激素的变化引起的脾气暴躁，加上爱人的不理解，常常导致更年期综合征的严重化。所以说，不管在什么样的年纪，都要保持着一颗恋爱的心，偶尔放下手头的工作，一起享受二人世界的浪漫，此时你的大脑会源源不断地分泌内啡肽和多巴胺，不仅让你感受到欣喜和惬意，更会让你感觉自己变得更年轻了。另外培养兴趣爱好也是维持内分泌的一个有效方法。当我们沉浸在自己热衷的一件事、一件物之中时，我们大脑边缘系统将受到较强烈的刺激，同时激发垂体、下丘脑对激素分泌的指令。所以说，调节内分泌，平衡激素水平要学会做一个有爱的女人，在爱的滋润下内分泌系统可以更加和谐地运作。

☕ 相对平衡说

女性的一生当中，内分泌起到了非常重要的作用。内分泌系统就像女性一样，娇贵得需要被小心呵护。平衡对于内分泌系统来说是至关重要的，可以说维系内分泌系统平衡就是在捍卫女人的健康。女性的每一个重要的阶段，青春期、孕期、哺乳期、更年期都跟内分泌息息相关，每一个阶段过程，内分泌系统在大脑的指挥之下，实现自身从一个平衡到另一个平衡状态之间的转变。一旦内分泌的动态平衡被打破或平衡重建过程被打断，将会给女性及其家庭、工作带来诸多的困扰和烦恼。虽然对于内分泌系统我们摸不着也捉不住，但是它却与我们的生活点滴息息相关，可以说，守住生活的平衡便是对内分泌平衡的最大保护。除了身体自身的平衡之外，我们也可以通过一些外源性的补充来帮助内分泌恢复平衡，但这都需要有一个度的考量，过度的补充也是有害而无益。总之，谨记"平衡"二字，不做善变的女人，做有爱的女人。

第十五章
情绪管理

　　情绪是个体的愿望和需求为中介的心理活动，是人对客观事物的态度体验及相应的行为反应，包括喜、怒、忧、思、悲、惊、恐等。情绪是身体对于外界及体内刺激所作出的生理保护性反应，正所谓"七情六欲，人皆有之"，可以说这是人类与生俱来的本能反应。而在这个情绪负重的非常时代，由精神情绪因素引起的身心疾病已经成为一种"流行病"。情绪的平衡调适与心理的健康息息相关，在世界卫生组织对健康的定义中同样强调了精神状态的重要性。过激的情绪反应会导致心理或身体的损伤，正如《养性延命录》言："喜怒无常，过之为害。"而中医在很早就将"情志因素"列为发病的因素之一。

　　情绪的爆发影响着我们的身心健康，那我们是不是不该有情绪呢？从小我们就被教导成为一个有礼貌、乖巧、温顺的好孩子，生气了扔东西、难过了大哭、害怕了尖叫，都会被父母制止甚至训斥。发脾气、尖叫、哭泣这些情绪的表达是不是应该藏在心底里呢？"喜怒无常"如此伤身，为何一些流行心理疗法又鼓励通过砸东西、咆哮甚至说脏话来发泄怒火？关于"情绪"的诸多疑惑，接下来我们为您一一解答。

☕ 情为何物——揭开情绪的面纱

　　科学家将世界划分为三大类，一是没有生命的矿物；二是有生命但没有欲觉，只有接受而没有感受的植物；三是有生命有欲望，而且知道"感受"的动物。高等动物的人类作为"万物之灵"，不仅能接受和感受信息，更能理智地加以节制或处理，把动物的欲望发展到情感和理智的高度。这种感受与感知的能力让人有了"七情六欲"的本能。

美国著名的心理学家马斯洛博士的"欲望阶段论"将人的欲望需求分为五类，分别为生理需求、安全需求、社交需求、尊重需求和自我实现需求，这些欲望需求遵循阶梯式的规律，依次由低层次水平向高境界水平发展。而哲学家、精神病学家时效波认为人的一切心理、行为活动只有在意识和潜意识的本能协同协作下，遵循"需求–斗争–奖赏"规律。只有进行着有动机和兴趣、有进展和奖赏的斗争，大脑才能体验到自信、愉悦等积极的情绪。老子将欲望定义为"道"，认为它是"天地之始，万物之母"，主张"道法自然"。对于欲望需求，我们应当顺势而为。欲望的驱动使我们进步发展，适度的欲望需求是人类前进的动力，可激发积极情绪，使身心平衡。从心理学的角度来说，情绪正是由个人需求是否得到满足而产生的心理体验，当需求得到满足时，我们会产生快乐、兴奋、幸福等正面情绪，得不到满足的时候则会产生痛苦、难过、焦虑等负面情绪。

中医学将情绪称作"情志"，即喜、怒、忧、思、悲、惊、恐等七种情绪，而达尔文则将情绪总结为最基本的四种表现：快乐、愤怒、恐惧、悲哀。情绪有积极和消极之分，痛苦是最普遍的消极情绪。而根据情绪发生的强度、持续性和紧张度，可以把情绪分为心境、激情和应激三种状态。"心境"状态表现为微弱、持久，沉浸性；"激情"状态是猛烈爆发而短暂并且指向性明显；"应激"状态是在出乎意料的紧急情况下所引起的，此时人的身心会处在高度紧张的状态，需要集中自己的精力及力量。而根据情绪的来源，德国心理治疗师海灵格将情绪划分为四类，一是最原始自然的原生情绪，二是由被压抑的原生情绪演化而来的派生情绪，三是从周围得到的系统（承接）情绪，四是不带情绪的情绪——超然情绪。

我们常常把情绪分为好情绪和坏情绪，其实准确地来说情绪是没有好坏之分的，只有积极和消极之分。美国耶鲁大学教授June Gruber研究指出，积极情绪应当控制在一定范围内，不多不少才能让生活更积极，更丰富。这也就是我们强调的情绪平衡、心理平衡。如果在不恰当的时候，在本该恐惧或生气或悲伤的时刻，把"时时刻刻都快乐"作为唯一人生目标的你却把这些负面情绪压在心底，往往会造成更深的心理伤害。这时候反而把情绪发泄出来，发怒、尖叫，甚至痛哭，对身体却未尝不好。哭是人生下来的第一个表达的情绪，可以是心理压力的信号，也可以是生理疼痛的信号，就像是婴儿还无法用语言、肢体动作表达意愿的时候，就用哭声来表达他的需求和不舒服一样，这是需要被保护、被爱的一种信号。原始疗法的治疗过程中更是将哭作为治疗的重要途径。而消极情绪带来的并不全都是消极的影响，它能让你保持一定的适应性和警惕性。适度范围内的消极情绪可以提升你的记忆力、思辨能力和归纳总结能力。可以说，消极情绪正在悄悄让你变得强大。

丰富的情感表达是人类进化的产物，情绪是我们适应变化的表现，不必过分追求积极情绪，或者排斥消极情绪。"平衡"对于我们的身心健康是非常重要的，如何处理我们的情绪状态、心理状态，应时刻谨记"平衡理论"。喜、怒、忧、思、悲、恐、惊，情绪的表达是一种本能，适当的表达则是一种能力。来自于外界与内心的因素就像一颗颗大小不一的石块，在试图激起情绪的涟漪，而趋于平静、趋于平衡则是我们健康情绪和心理的反应。真实表达情绪才能维持情绪平衡状态，保持心理的平衡、情绪的稳定才是健康的基础。

☕ 情绪也能"遗传"

在生物学上，生物亲代与子代之间、子代个体之间相似的现象，称为遗传。生理上遗传现象发生在肤色、发色、高矮胖瘦等性状特征上甚至疾病方面，而在生活中我们往往可以看到心理和情绪也有遗传的迹象：压抑的母亲很难带出一个乐观向上的孩子，脾气火爆的人往往也有一个脾气火爆的父亲或者母亲。海灵格认为这是一种情绪的承接，也就是所谓的承接情绪，也称为系统情绪。我们往往很难去觉察到这种情绪的存在，在情绪发生时或消失后，会觉得莫名其妙甚至后悔。情绪的"遗传"不仅来自于父母，还包括了家族里的其他成员等。来自于父母等家庭成员的情绪，尤其是愤怒、恐惧、颓废等负面情绪，对孩子的心理发育有着直接的影响。儿女会感受到来自于父母的情绪，这种情绪的刺激强度以及频率达到一定程度可以影响孩子的心理发育和性格形成。父母离异的孩子在长大之后对婚姻常常有着明显的缺乏安全感，多数是因为承接了离异后的父亲或母亲的压抑、痛苦的情绪；同时我们也会"遗传"家族成员未得到释怀的情绪，尤其是在整个家族经历巨大变故之后。变故造成的不安情绪会散布在整个家族之中，系统成员都承受着这种不安，未得到平息的情绪很有可能会在下一代之中爆发，可能出现了精神疾病、心理疾病隔代遗传的现象，这就也解释了为什么有些家族所有的人都有着相类似的奇怪情绪。

不得不提到的是，在信息爆炸的今天，我们的承接情绪范围更广阔、力量更惊人。每天当我们打开手机、打开电脑、打开电视的瞬间，资讯全球共享，社交网络错综复杂，充斥着那些被美化、夸张的信息，甚至是无中生有的信息，我们主动或被动地接受各种信息的传递。信息的传递同样夹杂着情绪的传递，既存在着让我们产生快乐、兴奋、幸福等正面情绪的正能量，也存在着使我们产生恐惧、紧张、郁闷、愤怒、嫉妒、纠结等负面情绪的负能量。

比如我们刚买了一个心仪的包，心情特别好，赶紧拍下来晒到朋友圈，结果一个朋友一句无心的"这包很普通啊，街上好多人背"，瞬间就把刚刚兴高采烈的心情给浇灭了。负能量就好比二手烟，类似传染病，却胜于细菌病毒，无孔不入在猝不及防之中将我们包围。有一位男士脾气特别火爆，作为一个企业主，只要员工一做错事，火苗就往上冒。有时候一天骂好几个员工，终于在一次脾气爆发后脑血栓进了医院。而且坏情绪会传染，一个委屈不知所措的员工自然会向同事抱怨，连锁的反应会接连发生更多让老板头疼的事。这些属于别人的情绪不由分说地干扰我们的心理情绪，直接降低心理能量，增加莫名的压力，可能使被感染者心理情绪失衡，严重者可导致失眠症、忧郁症、过敏症。

人是社交型的生物，我们生活在社交网络之中，家庭、社会时时刻刻影响着我们，我们无法屏蔽这些外界的信号。我们表达情绪的时候需要倾听者，于是我们的情绪会影响周围的人。同样的，我们的家人和朋友也需要我们的倾听，所以周围的情绪同样会影响到我们。面对这些来自于家族以及社交网络的各种"遗传"的情绪，我们更要坚持平衡的理论原则。在接收周围情绪能量传递的时候，我们对这些情绪要有清晰的定位，认清它们的归属，选择属于我们的情绪。一面让我们拥有心理能量的正面情绪去感染周围的人，一面防止周围负面能量消耗吞噬我们的能量。

☕ 情伤不可忽视

　　平衡是生命最根本的状态，情绪的平衡决定了心理的平衡，影响着人体健康。稳定平和的情绪不仅有助于维持健康平衡的心理状态，更有益于人体器官功能的发挥。而失去平衡的情绪状态，则会导致人体阴阳的偏颇盛衰，会引起人体机能的紊乱。长寿学者胡夫兰德在《人生长寿法》中提及："一切对人不利的影响中，最能使人短命夭亡的就要算是不好的情绪和恶劣的心境，如忧虑、颓丧、惧怕、贪求、怯懦、妒忌和憎恨等。"历史上不乏因情绪过激而致病致死的例子：被诸葛亮"三气"之下大怒而死的周瑜；年近半百中举，暴喜而狂的范进；郁郁寡欢，香消玉殒的林黛玉……生活中因暴怒、忧郁、狂喜等过激的情绪而危及健康的例子更是不胜枚举。我们在生活中可能会失恋、考试、人际关系以及意外事故等多种冲突，这些冲突或多或少都会引起情绪的波动失衡。

　　在某达人秀的电视节目里，一个49岁的中年男子吸引了不少人的目光，他一头得到评委称赞的银发却与年龄相貌都格外不搭。在评委追问下，他才说出这头苍苍白发的由来：原来他曾是一个拥有一千多名员工、五家娱乐城的千万富翁，但是20世纪90年代后期遭遇了金融危机加之自己的经营不利，事业就此一落千丈，企业就此倒闭。高处的跌落，如此大的打击让他一时间无法接受，陷入低落挣扎的情绪低谷，几天之间竟白了头。但是他并没有从此在这个情绪低谷中一蹶不振，而是在妻子的支持与家人鼓励之下，挣扎走向人生新的高峰。几年的时间，他经营着包子铺，过上了踏实的日子。从这个经历了从辉煌威风到平淡踏实人生起起落落的"人生达人"身上我们可以看到：其实"情伤"不可怕，可怕的是压抑和忽视。

　　我们总有很多自己都无法理解的想法和行为：明明不喜欢某人，却在见面时总是过分热情，明明喜欢的人却总是表现冷淡甚至百般挑毛病；做错事的时候总是矢口否认，事后却自责不该说谎；总担心别人看不起自己……这些让我们百思不得其解的困扰其实来自于被压抑被忽视的情绪，这些莫名其妙的行为想法正是我们心理上的自我防御机制的产物。自我防御机制是人类心理上的自我保护能力，是一种无意识的、自发的应付焦虑的心理适应过程。弗洛伊德精神分析学说认为人的人格分为：本我、自我和超我。本我就像一个率直又任性的孩子，满足就笑，不满足就哭，是人格中原始、自然、非理性而又恒久存在的冲动和本能；超我则是一个正直、自律而又严苛的老人，追求完美、循规蹈矩，总是牢记着"应该""必须"等诸多道德原则；而自我就是一个成熟理性的中年人，调和着本我和超我之间的矛盾，既感受满足了本我的需求，又接受了超我的监督。任由本我的强烈驱使，意识不断地要求满足自己的需求，从不顾及现实的约束和社会的游戏规则，久而久之，就可能因现实的挫败或人际关系的紧张而产生心理困扰。而若被超我过分约束，便总是跟自己作对，压制自己的需求，长此以往，很可能导致抑郁症、焦虑症、强迫症等心理疾病缠身。

我的一位邻居尚女士，她给人的印象总是热情活泼、性格开朗。而当她的丈夫有了外遇，她竟也表现得毫不在乎，似乎对她的生活完全没有影响。所以大家也就不太在意，也没特地去关心安慰她。当看见她一天天消瘦，我提醒她检查一下身体，开始她还不肯去，一拖拖了半年。最后一检查已经是乳腺癌晚期，不久就过世了，留下了年幼的女儿。在她临终时，我去看她，她才说出实话，其实在知道丈夫有外遇时，夜深人静的时候她为了不让自己哭出声，经常痛苦得咬着毛巾衣物大哭。如果她在一开始知道适当释放自己的悲伤情绪，不如此过分压抑，也许就不会有这样的悲剧了。

有趣的是，心理医生发现从一个人的"三我"就可以大致推断出他早年的家庭教育背景状况：一个自我发育良好的人，通常其父母既健康又成熟，教育方法既民主又开放。一个本我强的人，通常有一对溺爱且放任的父母。一个超我强的人其家教通常非常严，父母之中至少有一个有完美主义的倾向。中国式的教育模式下催生了不少被"名校成功论"诱惑而选择"棍棒教育"的家长，有制定"十大戒律家规"、采取高压手段要求孩子沿着父母为其选择的道路努力的"虎妈",也有坚持"每天挨顿骂,孩子进北大"的家教理念的"狼爸"。这些虎妈狼爸教育出的孩子大多数属于超我强的人,自律性、独立性都较强,但是同时也可能因为压抑了孩子的天性,限制了孩子该有的想象力和创造力,甚至导致了心灵发育上的扭曲畸形。而过分强调解放天性的散养教育方式则可能教出一个本我过强的孩子,虽然具有较强的创新性,成长的过程中获得更多的快乐,但是很可能因为缺乏约束而未能塑造更适应社会的人格,在未来的生活和工作中遭遇更多的挫折。在儿童的教育引导中我们同样提倡平衡理念,在教育中寻求一个平衡,既给孩子们自由选择的权利,给予适当的空间,又制定规矩加以引导,即放手但不撒手,如此才能教育出一个自我发展良好的孩子。

"三我"之间是相互影响又相互制衡的关系,自我受本我的驱动,有需要表达的情绪,又遭受超我的压制,受外界的挫败,无法自然流露,巨大的压力之下,于是产生了焦虑,可能表现为忧虑、紧张、害怕、恐惧等。此时为了减轻这种失去平衡、难以忍受的情绪,保护心理不受伤害,自我发展了一套自我防御机制,在无意识层中否认或歪曲现实的方式协调本我、超我与现实的关系,从而降低焦虑。可以说自我防御机制就是人心理自然追求平衡的一个武器,这也证明了平衡的状态才是最适应身心发展的状态。压抑是最基本的一种防御机制,人本能地把不受欢迎的冲动、情感和记忆抑制在无意识层中,企图让这些不被自己接受的精神因素尽可能地消失。压抑需要消耗大量的能量,且过度的压抑往往是不会成功达到目的的,不成功的压抑会导致内心的冲突矛盾更加激化升级,使失去平衡的情绪状态更加的不平衡,成为心理障碍形成的源头,更甚者则影响我们的身体健康。

祖国医学认为,情绪对应相应的脏器,情绪的失衡会引起相应脏器的损伤,《黄帝内经》指出:怒伤肝,喜伤心,忧伤肺,思伤脾,恐伤肾。中医理论认为过喜使心气涣散,消耗过度,轻则心悸头晕,重则精神失常或晕厥;盛怒导致肝气亢奋,肝气逆行,严重时可出现吐血、中风;长时间的压抑忧愁会使气机闭塞,导致胸闷气短,呼吸不利;思虑过多则使气血受阻,郁结一处,影响脾胃功能;而惊恐先伤及心神,后而伤及肾气。

现代医学理论认为,当情绪刺激超过人体承受限度时,可能引起中枢神经系统功能的紊乱，主要表现为交感神经兴奋，儿茶酚胺释放增多，肾上腺皮质激素和垂体前叶激素分泌增加，胰岛素分泌减少，从而引起体内神经对所支配的器官的调节障碍，出现一系列的机体变化和功能失调及代谢的改变，包括心血管系统、呼吸系统、消化系统、内分泌系统、神经系统和其他方面机能障碍的发生。我们常常发现自己或他人心情愤怒低落悲伤时，总是"茶不思，饭不想"，其实这都是情绪搞的鬼。强烈的负面情绪导致胃肠功能紊乱，可引起食欲减退、恶心呕吐、胃痛、慢性胃炎、消化性溃疡、结肠过敏、腹痛腹泻等不适反应。有学者发现当人发怒时，胃黏膜就充血发红，胃的运动加强，胃酸的分泌增多；当人忧伤悲痛时，胃黏膜变得苍白，胃酸的运动减弱，胃的分泌也减少了。而持续紧张以及过度疲劳的精神状态则是高血压、冠心病等心脑血管疾病的诱因之一，暴怒、恐惧、紧张或过于激动而引起心血管病，甚至导致死亡。情绪还能引起身体免疫系统功能的减退，科学研究证实不良的情绪因素包括过度紧张、忧郁悲伤等可以通过类固醇作用，使胸腺退化，免疫性T淋巴细胞成熟障碍，抑制免疫功能，诱发癌症。另外临床研究表明糖尿病、甲状腺功能减退或亢进都与情绪刺激有一定的关系。

所谓的"情伤"，其实就是情绪状态失去平衡，心理状态失去平衡，最终导致我们的身体健康也失去平衡。七情六欲是人之常情，正视负面情绪的存在，调节本我、超我、自我三者间的和谐关系，在波动之中寻找到平衡的支点，将失衡的情绪调整到平衡的状态，才是理智的处理方式。

☕ 以情胜情，心病还需心药医

"心病还需心药医"，心理治疗对于情绪失衡引起的心理障碍的排解非常重要，而随着临床心理学的普及推广，心理咨询和心理治疗在中国已经受到越来越多的关注和接受。针对情绪病，现代心理学治疗以心理咨询和药物治疗方式为主，情绪的疏导是治疗的关键。情绪疏导采取的手段包括：暗示疗法、催眠疗法、疏导疗法、松弛疗法、原始疗法等，语言、动作的引导和呼吸的调整都是治疗过程中主要的方式。

而针对情绪所致疾病，中医根据五行相生相克理论提出具有强烈传统中医色彩的"以情胜情"的心理疗法，即用一种正常的情绪活动调整另一种不正常的情绪活动。人有七情，分属于五行五脏，相互之间具有相生相克的制约关系。运用阴阳五行的相生相克，正确运用情志之偏，补偏救弊，可以使心理状态趋于平衡协调。

金元四大家之一的名医张子和对于"情胜疗法"也是颇有心得，他在《儒门事亲》中记载了自己运用"情胜疗法"的医案及心得。"一富妇女，伤思虑过甚，二年不寐"，一位富家的女子因思虑过度而患上了失眠症，向张子和求医，张子和索取了高额的医药费，又在其家中放肆吃喝，最后不予医治就离开了，以此激怒病人。结果，此人"大怒汗出"，当天晚上便呼呼睡了个大觉。而据《三国志》记载，名医华佗也是通过故意激怒因思虑过度而患病的太守，让他恼怒得"吐黑血升余"，终得痊愈。同样是利用了"情胜疗法"中的"怒治思疗法"。

中医认为肝木之志为怒，脾土之志为思，木克土、怒胜思。愤怒虽是一种较为激烈的负面情绪，但对于思虑忧愁所致的意志消沉、脾胃运化失常等疾病却有着消解之效。现代心理学认为，长期的思虑过度、情绪压抑会导致兴奋灶的"沉默"，兴致泛泛，而激怒可点燃沉默的兴奋灶。然而暴怒、惊恐等情绪对身体的损伤较大的，同时对于"度"的把握非常重要，否则从一种情绪的极端到另一种情绪的极端就得不偿失，如非有经验的心理引导者当慎用。张子和总结描述道："悲可以治怒，以怆恻苦楚之言感之；喜可以治悲，以谑浪亵狎之言娱之；恐可以治喜，以恐惧死亡之言怖之；怒可以治思，以侮辱欺罔之言触之；思可以治恐，以虑彼忘此之言夺之。"现实生活中更广泛应用的是喜乐疗法，据报道美国部分大型医院和心理诊所有一个职位叫"幽默护士"，她们陪同病人看幽默漫画，谈笑风生，以此作为治疗手段之一，为病人解除痛苦。无论是现代心理学治疗还是传统中医的"情胜疗法"，都是以达到情绪平和、心理平衡为目的。

☕ 情商与情绪管理

　　情绪是无时无刻不被激发的，每一种情绪都有它存在的意义，对待情绪不是机械地任由其爆发或者一味地压抑，情绪是不可能被完全消灭的，却可以进行有效疏导、管理和控制。进行适当的自我情绪管理对我们保持平衡情绪心理状态非常有必要。那如何管理情绪，保持自己内心环境的稳态，维系一颗平和的心，做到不狂喜、不大悲、不嗔怒、不惊不忧不恐呢？这就取决于个人的情绪商数。

　　情绪商数，也就是情商（emotional intelligence或emotional intelligence quotient，EI或EQ），是一种自我情绪控制能力的指数。心理学家们认为，情商包括了以下几个方面的内容：一是认识自身的情绪，也就是正视情绪，包括积极情绪和消极情绪；二是妥善管理情绪，即对于情绪的控制能力；三是自我激励，在面对消极情绪的时候使自己尽快恢复平衡心态，走出低潮期；四是认知他人的情绪，能敏感感受认知他人的情绪；五是人际关系的管理，灵活巧妙地调控自己和他人情绪反应。大脑的运作基于情感和逻辑，通过逻辑推理与思维运转，再加上情感的判断，最终做出应有的反射与行动。科学研究发现，深层边缘系统——大脑中控制情绪的部分受损的人，可以很清晰地做出逻辑推理，但所做出的决定却非常低级。而一个高情商的人懂得如何将逻辑思维与情感判断两种能力完美结合，综合调动大脑的各个部位，从而做出更有价值的决定。

　　高情商反映的是一个人对情绪的控制能力，高情商的人善于掌握自我，善于调制合体调节情绪，对生活中矛盾和事件引起的反应能适可而止地排解，能以乐观的态度、幽默的情趣及时地缓解紧张的心理状态，能够在焦虑低落痛苦等情绪中更快调整自己的心理状态，更快找到平衡的着落点，使心理保持健康平衡的状态。而低情商者则更容易被周围环境影响，心理承受能力差，经常被负面情绪困扰，无法自如应对突发的状况，这一类人常常因为过激的情绪或长期压抑不得纾解的情绪而患上强迫症、焦虑症、抑郁症等心理疾病。

　　面对原生情绪，我们要学会如何表达。原生情绪是人的本能情绪反应，也是最原始自然的情绪表达，好比婴儿饿了会哭，得到满足了就会笑一样，这是情绪最自然的流露和表达，也会自然地终结。原生情绪一般是有伴随事情发生的，没有夸张的表现，表达结束情绪也就随之消失。原生情绪是不需要被干预，接受与顺应便是最佳的处理方式。如何更好地接受和顺应原生情绪需要我们有意识去学习如何表达情绪，不断提高我们表达情绪的能力。

身边有一个特别温柔的朋友，说话总是轻声细语，但是她却有个很大的烦恼，就是不知道怎么发脾气。她跟身边的人有矛盾的时候就会选择沉默以对，明明心里有很大的怒火，很想爆发，却只能选择"无语"，任由怒火在心里憋得慌。其实这个女孩就是缺乏表达情绪的能力，非但无法将自己的怒气发泄出来，久而久之还可能让彼此矛盾激化。

表达情绪我们可以按"四部曲"进行：第一，精确而单纯地描述你的情绪让对方知道。第二，问对方为什么要说这些话、做这些事，不指责，只是寻求原因，给对方解释机会。第三，比较对方的说明和你自己的推测。第四，再表达一次自己的情绪。如此一来不但把自己的情绪表达出来，还把两个人之间的矛盾解决了。

面对派生情绪，我们要洞察背后的需求。派生情绪往往是原生情绪被压抑后的变态情绪表现，这是一种消耗能量的情绪表达。就像上述那个温柔的女孩，她的怒火没有表达出来，愤怒憋在心里无从发泄，于是呈现出了无奈的情绪。这种无奈就是派生情绪，是由原生的愤怒派生出来的替代情绪。如果对这种派生情绪不加以干预的话，就会像深陷沼泽地一般，越陷越深以致无法自拔。就像现实中很多关系紧张的夫妻关系一般，只因为在原生情绪激发的时候未能做好沟通最终成为派生情绪的激烈对抗，演变为"你根本不爱我"和"你一点也不理解我"的愤怒争论。其实这个愤怒下面掩盖的原生情绪可能是悲伤——因为一个误解而伤心，悲伤掩盖下的情绪可能是害怕——因为可能失去对方而害怕，如果能让一方知道另一方的悲伤，同时他的害怕也让另一方了解，那问题自然就迎刃而解了。派生情绪有时候来自于童年的创伤，深埋多年，变成了"心结"。我们只有洞察到派生情绪背后的真正情绪需求，学会表达真实的情绪和感受，才能重新找到情绪的平衡点，守住心理的能量。

面对系统情绪，我们要学会归位。对于来自于家庭系统其他成员的情绪，我们总是不自觉承接和表达。这是一种不经意无意识的认同情绪反应。这是我们与其他成员之间的连接，可以增强彼此之间的感情，但是我们要学会辨别和区分。回归认识各自的情绪，才能选择自己真实的感受。

要有健康平衡的情绪，我们还需要培养超然情绪。超然情绪是一种不带情绪的情绪，超脱了我们的情绪，带给我们纯粹的力量。如接触大自然时的开阔胸怀，消防员、医生、教师等岗位上的使命感，临危时母亲保护孩子的勇气……超然情绪帮助我们形成不可估量的影响力，让我们在某种特定情境下拥有超乎想象的力量。

☕ 相对平衡说

生而为人，七情六欲是一种自然属性，就像《黄帝内经》里说："有喜有怒，有忧有丧，有泽有燥，此象之常也。"如若对世间万物总是无动于衷、冷酷无情，或过分压抑自身的情绪，很可能会迷失生存的意义而走向抑郁的边缘；而若情绪总是过激，无节制的爆发私欲，同样可能导致身心疾患。任何一种情绪如若过分压抑或放肆爆发，我们的情绪平衡状态就会被打破，心理平衡状态也会被打破，如此对我们的身体健康就会造成严重的威胁。对于情绪和心理的管理调控，应当坚持"平衡"的法则，管好自己的情绪并非要求要时时刻刻保持积极向上的心情，而是希望能从容泰然面对负面情绪的攻击，对欲望和情绪的适度控制与约束，保持情绪平和心理平衡的状态，达到"喜怒哀乐之未发谓之中，发而皆中节谓之和"的中和状态。总而言之，管理好自己的情绪，守住心中的平衡。

第十六章
寻找被遗忘的自愈力

我们体内的自然力量才是疾病的真正治疗者。

——希波克拉底

希波克拉底是古希腊著名的医生，他被西方医学认为是"医学之父"，他为医学的发展做出了卓越的贡献。从医人员入学第一课所学的《希波克拉底誓言》正是他向医学界发出的行业道德倡议书，没有医护人员不知道希波克拉底这位历史名医。而文章开头的这句话正是出自希波克拉底之口，他在医学上的贡献让世人铭记，那他说这句话的意义何在呢？我们身体中真的存在这样一种神奇的力量吗？这股力量源自哪里？我们要如何才能开启它，帮助我们战胜疾病呢？

现代医学的发展，不论是中医学还是西方医学，从医生到患者，大家似乎都习惯了生病了就吃药，吃药不行就打针输液，再严重的就用手术切除，一了百了。多年来，我们似乎已经将这样的程序习以为常，以为这就是正常的医疗程序。我们修理自己的身体如同修理一部机器，老化了不能修的就换零件，可是身体终归不是机器，总有我们换不了的零件，那时我们又该怎么办呢？每年日益增长的医疗支出，越来越复杂、多发、年轻化的疾病，这些都在警醒我们，我们的医疗是不是漏掉了什么？这正是文章开头希波克拉底所说的，我们身体当中存在的自然力量。

☕ 西医看疾病

近现代医学在科技飞速进步的协助下发展迅速，从人体解剖学到分子生物学，我们的研究从器官到细胞，从肉眼可见到借助电子显微镜，越来越细微。因为近代西医学研究思想主要是倾向于还原论观点，强调分析、实验、定量的研究，在对于人的健康和疾病的认识上注重生物学内容，注重形态结构和局部定位，注重特异性的病理改变、特异性的病因和特异性的治疗等。传统的西医学更侧重于组织结构的研究，而不是功能的研究，因此，疾病被视为是身体某一区域的固定问题，并没有把部分看为整体的一部分，因此对于出现的疾病的终极治疗便是手术。

基于这样的研究思想，西医学将治疗疾病的重点放在了杀灭外来的细菌、病毒、真菌以及体内变异的肿瘤细胞。现在大部分西医学的诊断是建立在实验室检测和仪器检测的基础之上，化学药物的主要作用就是杀灭外来微生物，药物杀灭不了的便用手术来治疗，直接切掉病变的组织，以这样的方法来治疗疾病。

分享一个关于阑尾的小故事。一直以来，我们都认为阑尾对我们是可有可无的东西，因此平时无事便好，一旦发炎化脓，达到手术指标，就进行阑尾切除，这样永无后患。然而近些年来，越来越多的研究发现，阑尾对我们来说并非毫无用处。实际上，在阑尾黏膜和黏膜下的组织内存在着比较发达的大块淋巴组织，这些组织与机体的免疫功能有关。此外，还有研究表明，在我们身体染病或使用药物导致肠道内有益菌大量减少后，阑尾有助于有益菌存活并进入结肠栖息繁殖，使得肠道内的菌群达到平衡状态。美国杜克大学的威廉·帕克教授所领导的研究小组经过一系列的实验和观察后提出了这样的理论推测：人的阑尾是益生菌的"庇护所"。当腹泻排空了结肠内的微生物后，阑尾内的细菌就会进入肠内栖息繁殖。

所以，你看，就连我们平时认为是可有可无的阑尾其实都有这么重要的作用，何况是其他的器官组织呢，所以一刀切并不是解决疾病的最高级和最好的手段。前车之鉴，我们应该更加慎重地对待身体每一个器官和组织，因为一旦切除，其结果将是不可逆转的。

流行病学从三个方面阐述了疾病存在的因素：宿主、病因和环境。宿主，就是疾病潜在寄存的目标；病因，就是引起或传播疾病的有机体和引起疾病的因素；环境，是宿主和病因存在和传播的媒介。比如就肺炎的发生来说，肺这个器官就是宿主，入侵的细菌如金黄色葡糖球菌等就是肺炎发生的病因，而通过飞沫或直接接触所传染细菌就是肺炎发生的环境。基于这样的研究思路，我们一直将疾病治疗的重点放在了治疗病因，也就是外来的细菌、病毒、真菌等。我们认为，只要消灭了这些外来的毒素，我们的身体就可以恢复健康，所以我们研发不同的化学药物来杀灭这些病因，希望用这样的方法可以治疗疾病。所以我们用各类的抗生素来治疗肺炎等疾病，然而细菌的繁殖更新远远超过了我们更新相应抗生素类药物的速度，那么如果有一天，细菌进化到我们无法研制出更新的抗生素来杀灭，我们应该怎么去治疗这样的疾病呢？

精细分科是现代医学的另一个特点，专科的出现让医生可以专注在某个领域，让研究更加深入细致。比如上呼吸道感染要去呼吸科，心血管问题去心血管科，肾炎去肾病科，这是如今大多数人都知道的常识，即使不清楚的也会在医院被告知。但是问题也随之而来，每个专科医生都是只侧重于某一系统的研究，各个专科之间的交流并不多，因此，专科医生的眼界会变得狭窄，恰如管中窥豹，我们只知其然而不知其所以然，这影响了我们从整体来看待疾病，这正是目前医学的一个不足之处。身体不是机器，每一个系统、器官都无法脱离这个整体而存在，一个系统发生疾病，其他各个系统也会受到影响，无法置之度外，就如古语所云"牵一发而动全身"，用在这里也合情合理。

目前，部分的医学人士也意识到了局部看待疾病的不足之处，开始重视人体在整个社会生活中发生疾病的原因，除了外来病菌和内在变异细胞的危害外，还有很多的其他因素。2011年美国科学家Bruce A. Beutler和法国科学家Jules A. Hoffmann因为"先天免疫激活方面的发现"获得了诺贝尔生理学或医学奖，他们的重要研究贡献是共同发现了识别微生物激活先天免疫的关键受体Toll样受体；另一位加拿大的生物学家Ralph M. Steinman也获得了诺贝尔生理学或医学奖，他的主要贡献是发现树突细胞（dendritic cells，DCs）及其对获得性免疫独特的调控能力。这样的诺贝尔奖获得，更促进了人们对免疫系统的研究热潮，大量的研究让人们更加重视免疫系统在发病过程中的重要作用，即宿主本身的内环境在发病过程中的影响。此外，从社会医学和心理学角度来研究疾病的发生也较之前有了快速的发展，人们开始意识到身为社会人的我们，心理因素在疾病的发生发展过程中扮演着非常重要的作用。西方医学正开始从"生物医学"向"生物心理社会医学"转变。

☕ 中医看疾病

中医学有两个基本的特点：整体观和辨证论治。整体观强调的是人体是一个统一的整体以及天人相应；辨证论治是中医研究和处理疾病的方法，强调的是个体的差异性。整体观的意义有几点：①人体是一个统一的整体，五脏六腑和其他组织器官共同维持身体的运作，任何一个脏腑出现问题，都会影响到身体整体的机能；②人体和自然环境是一个统一的整体，人体的身体状况会随四季变化而变化；③人体和社会环境是一个统一的整体，人是生活在社会中的人，没有人可以脱离社会而存在，社会会影响一个人情绪从而影响人的身体状态。基于中医学的这个整体观，我们将人看作是一个统一的整体，任何疾病的发生都是整体的某一部分出问题，进而影响到身体其他部位，然后发生疾病。

《素问遗篇·刺法论》中说"正气存内，邪不可干"，这里所讲的"正气"是指人体本身的抗病能力和康复能力，以及对外界环境的适应能力；"邪"即邪气，包括了外感的六淫病邪、饮食积滞、水饮痰浊、七情内伤等可以引起疾病的有害因素。这句话的意思是说当人体脏腑功能正常，正气强盛，气血充盈流畅，此时卫外固密，外邪难以入侵，内邪难以产生，疾病就不会发生。《素问·评热病论》中说"邪之所凑，其气必虚"，后代医家对此有多种解释。日本著名汉医学家丹波元简（1755—1810）解释说："此非邪凑则气虚之谓，言气所虚处，邪必凑之。"这两句话在中医学对疾病的认识上具有典型的代表性，强调了正气在发病过程中的重要性和主导作用。后来的历代医家虽然在对疾病的病因和治疗疾病上各有不同的立论，但最根本的核心思想都是以《黄帝内经》为理论基础，从调和阴阳出发。重视正气在发病过程中的重要作用，其实是强调了我们本身的免疫功能在发病过程中的防御作用，在我们人体免疫功能强大的时候，外来病邪的入侵也很难使我们患上疾病，而当我们的免疫功能低下的时候，就很容易被外邪侵袭而发生疾病。这就是为什么在换季感

冒流行时，有的人安然无恙，有的人却轻易就被传染。从流行病学研究疾病的
三个因素来说，中医学治疗疾病更加强调的是宿主，也就是我们人体本身状态
在发病过程中的重要作用。

在治疗疾病上，我们遵从"调和阴阳"的总原则，通过药物、针灸、推
拿等方法，将气、血、津、液以及五脏六腑的功能调整到一个"阴平阳秘"
的状态。几千年来，中医师们用各种方法，其实就是要"扶正祛邪"，通过恢
复人体正气，帮助机体祛除致病的"邪气"。比如中医药治疗咳嗽，分为外感
咳嗽和内伤咳嗽。外感咳嗽又分为几种情况，如果是风寒犯肺，就疏风散寒、
宣肺止咳，用三拗汤合止嗽散加减；如果是风热犯肺，就应疏风清热、宣肺止
咳，用桑菊饮效果佳；若是风燥伤肺，则疏风清肺、润燥止咳，用桑杏汤可见
奇效。内伤咳嗽中属于痰湿蕴肺的，需燥湿化痰、理气止咳，方用二陈汤合三
子养亲汤加减；属于痰热郁肺的，应清热肃肺、豁痰止咳，方用清金化痰汤；
属于肝火犯肺的，宜清肝泻肺、化痰止咳，用黛蛤散合黄芩泻白散；属于肺阴
亏耗的，应滋阴润肺、化痰止咳，选用沙参麦冬汤。我们去看中医时常常会有
这样的疑问，同一种疾病，一个医生却开出不同的处方，或者是同一种症状，
不同的医生会开出不同的处方，更为神奇的是，这些处方都是有效的。其实中
医用不同的方法来治疗同一种疾病现象，强调的是调节身体本身的状态，使得
全身阴阳回归到平衡的状态，从而治疗疾病。中医学到如今经历了几千年的发
展，但是现代中医学仍然遵从古人留下的整体观，从人体本身着手，来看待和
治疗疾病。

☕ 何为自愈力

讲了这么多对疾病的看法，那么本章开头希波克拉底所说的神奇的"自
然力量"究竟是什么呢？其实讲的就是我们人体本身所具有的自愈力。自愈力
是指生物依靠自身内在的生命力，修复肢体缺损和摆脱疾病与亚健康状态的一
种依靠遗传获得的维持生命健康的能力。

我们小时候都听过小壁虎的故事，小壁虎的尾巴断掉了，它很伤心。壁虎妈

妈安慰说没关系，你很快会再长出一条尾巴的。果不其然，不久之后小壁虎又长出了一条新的尾巴。你看，这就是神奇的自愈力，壁虎的自愈力是非凡的。

自愈力这一概念是相对于他愈力而存在，它的三个核心点是遗传性、非依赖性和可变性，也就是说自愈力是我们与生俱来的一种能力，它不依赖外界环境而存在，同时可以随着时间和身体本身状态的改变而发生变化。作为万千生物中一员的人类，我们当然也是拥有这种能力的，虽然不能做到像壁虎一样断尾重生，但我们自愈力仍然让我们免于遭受很多的伤害。我们都有这样的经历，削水果时不小心把手指割破，我们会感到疼痛，也许还会流血，但血不会一直流，然后伤口会慢慢结痂，一段时间过后，结痂脱落，伤口长出新的皮肤，跟原来并没有什么区别。我们进行伤口的一般处理也只是避免炎症的发生和促进愈合的速度，从某种意义上来讲，医学的这些手段只是为了帮助自愈系统的搭建和加速。

感冒是最常见的疾病之一，现在不管是流行性感冒、病毒感冒还是胃肠感冒，很多人都会因为感冒而到医院打针、吃药甚至是输液。有人开玩笑地说，感冒发烧，吃药一周好，不吃药七天好。其实不打针输液的情况我们身体的自愈系统也会帮助清除感冒病毒，恢复身体平衡状态，但是很多人依旧还是会选择一周好的疗程。我一位闺蜜的女儿以前在广州的时候也是只要一感冒就会跑去医院，中药西药双管齐下，感冒症状倒是很快就减退甚至消失了，但是过不了一个月又得再跑一次医院，又一轮的中西合璧、抗炎清热的治疗。后来到国外出差借住在朋友家中，因不适应国外的气候变化，刚到便又感冒了。正好朋友的母亲是医生，便给她开了一些安神的药，让她放松心绪，注意休息，叮嘱她多睡觉，感冒自然就会好了。果然，身体还是像平常一样几天下来便恢复了健康。而在之后的一个多月也都未曾复发，直到回国后半年也并没听闻有感冒。其实平时的感冒治疗过程中多数是以抑制炎症发生、减少感冒症状带来的痛苦为主，常常忽视了我们自身的自愈能力。而在不用感冒药、不打针输液的情况下，通过舒缓情绪、放松心情、适当休息完全可以启动自愈系统，通过身体的自愈能力对感冒病毒产生抵抗力，增强身体的免疫力。在这一个过程中，不仅治愈了这次的感冒，更减少了以后遭受感冒病毒入侵的可能性。

　　自愈力是靠自愈系统的运作来实现的，但我们常常听说呼吸系统、消化系统、神经系统等，却基本没有听说过自愈系统，那么它在哪里呢？自愈系统是存在于我们的身体当中，分布到各个部位，无法肉眼可见，但功能真是存在，并且对身体健康有重要调节修复能力的一个系统。因为肉眼难以察觉，从解剖学角度也很难分离出来，所以在近现代的西医学中一度被忽略。其实这个概念最早是我们文章开头这句话的发表者——希波克拉底在2000多年前首先提出，在中国、印度、日本及远东和中东国家，医生们一直在教授病人如何主动与体内的自愈力协作以对抗疾病。所以，虽然这对我们来说是一个新的名词，但对于怎么运用它来帮助我们恢复健康，各地的医生其实一直在实践当中。

　　现代社会经济和医疗条件发展，我们开始追求更长的寿命，现代研究发现按照细胞的生长繁殖规律，其实人的正常寿命是120～150岁，而自愈系统就是帮助人体可以达到这个寿命的主要动力。回想一下，我们平时所经受过的各种威胁和疾病侵害，但最终我们可以回归到健康状态，这其实是一个不可思议的任务。这个任务需要一个单独的系统，监管并指挥其他的所有系统组成一个统一、高效、协调的疗愈反应，来保持和维护我们的身体健康，这个独立的、全面的监管系统就是我们的自愈系统。然而因为各种各样内在、外在的原因将我们的自愈系统损伤破坏，导致它不能及时修复身体损伤，日积月累下来，最终危及到我们的生命，使我们常常不能达到正常的寿命。

　　可能很多人对这个系统会感到陌生，它虽然一直存在，但到目前为止我们对它的认识仍然只是冰山一角。因为自愈系统遍及了我们身体的每个器官组织，它不会局限在任何的组织结构之中，我们的手术也不能将它分离，现有的检测如X线片、CT扫描、核磁共振成像等也无法看清它的样子。我们很熟悉身体的其他系统，比如呼吸系统、消化系统、循环系统、神经系统和免疫系统，但对自愈系统却知之甚少。可这并不代表它不存在，也不影响它在我们身体当中发挥的重要作用。

　　实际上，自愈系统是我们身体当中非常重要的一个系统，没有它的帮助，在我们的身体受到伤害时，很容易就会引起更严重的问题，试想伤口不再愈合，我们的身体将会变成怎样。自愈系统帮助我们清除健康的威胁，监管着身体健康、细胞组织和器官的正常功能修复、成长和恢复的过程。如果没有自愈系统的存在，也许一个不小心切到的伤口就足以威胁我们的生命。

☕ 自愈力与免疫力

从近年的诺贝尔医学奖获得者的研究中我们不难发现，人们越来越重视免疫力在发病过程中的重要性，而当我们听说自愈力时，其实很多人会将它和免疫力混淆起来。在日常的工作当中，自愈系统和免疫系统的确是在协同工作，难以分辨，但其实它们是两个完全不同的系统，各自有着不同的工作使命。

自愈系统的主要作用是负责从伤病中修复受损的组织并且让我们的身体恢复到正常的健康状态，免疫系统的主要功能是保护我们的身体，清除外来和内在病变的细胞，让我们的身体免受感染的侵害。用一个简单的例子来说明，比如我们不小心把手臂烫伤了，免疫系统的作用是防止伤口处感染，而自愈系统则是我们的伤口最终恢复和新生的保障。

自愈系统和免疫系统都是动态的系统，自愈系统在体内的分布比免疫系统更为广泛和微妙，它遍及了身体的所有器官、组织甚至细胞。并且，它的作用也比免疫系统更加全面、强大，更有活力，同时也更具多样性。免疫系统也拥有很多的分支，这些分支是在细胞及生物化学的层面上进行微观运作，从而保护我们的身体。我们对于免疫系统的了解也不够深入，但随着很多自身免疫性疾病的发现，我们开始更多地认识免疫系统，我们的研究重点开始从身体外部转移到身体内部的领域。免疫系统和自愈系统的工作都涉及预防根除身体的感染，因此常常被混为一谈，但相信在不久的将来，自愈系统也会受到人们的重视，它将会以更清晰的面容呈现在我们面前。

免疫力是我们自身的防御机制，可以识别和消灭外来入侵的病毒、细菌等，也可以处理衰老、损伤、死亡和变性的自体细胞，同时还可以识别和处理体内突变和被病毒感染的细胞，是我们的身体识别和排除"异己"的能力。免疫可分为非特异性免疫和特异性免疫，非特异性免疫又称固有免疫或天然免疫，特异性免疫又称适应性免疫或获得性免疫。非特异性免疫是在人类漫长进化过程中获得的一种遗传特性，从婴儿一出生便具有的免疫力，比如说炎症反应。它反应快，作用范围广，有相对的稳定性，同时还是特异性免疫发展的基础。特异性免疫是获得免疫经过后天感染（病愈或无症状的感染）或人工预防接种（菌苗、疫苗、免疫球蛋白等）而使我们的身体获得抵抗感染的能力，一般都是在微生物等抗原物质的刺激后才形成的，同时可以与该抗原发生特异性反应。特异性免疫分为细胞免疫和体液免疫，其中参与细胞免疫的主要是T淋巴细胞，它在受抗原刺激后转化为致敏淋巴细胞表现出特异性免疫应答；B淋巴细胞主要参与体液免疫，在抗原刺激下转化为浆细胞，合成免疫球蛋白，能与靶抗原结合的免疫球蛋白即为抗体。免疫力低下或者免疫力过高是一些疾病发生的根本原因，比如反复发作的感冒、睡眠障碍等都是免疫力低下的表现，而类风湿性关节炎、系统性红斑狼疮等则是免疫力过高而引发的疾病。

自愈力是人体自身具有的应激力、排异力、免疫力、抗氧化力，以及自我调节、自我修复、自我康复疾病的能力，简单来讲就是我们能修复自身的缺损和摆脱亚健康或疾病的能力，它也是我们通过遗传所获得的一种与生俱来的能力。从某种角度来讲，如果人体没有自愈力的话，疾病是无法被治愈的。德国的健康期刊《生机》中报道"人体自身有能力治愈60%～70%的不适和疾病"，高度评价了自愈力在我们疾病治愈过程中的重要作用。自愈系统是一个不能被解剖所认识的系统，它是渗透在我们身体每个系统范围内的功能性的、有活力的智能系统，对于自愈系统来说，医生是最好的外部援助。

由以上的对比中我们不难看出，自愈力和免疫力不是同一个概念，虽然我们常常将它们混为一谈，但实际上自愈力所包含的内容比免疫力更为丰富，自愈力其实包含了部分的免疫力功能，它们常常协同工作，都是人体健康的守护者。

☕ 自愈力的亲密小伙伴们

自愈力的实现是依靠自愈系统来实现，自愈系统贯穿在身体的各个部位，因此，自愈力的实现是需要身体各个器官组织的相互配合来实现的，那么都有哪些系统在协助自愈系统发挥功能呢？下面我们会详细地为您介绍与自愈力并肩战斗的小伙伴们。

1. 感觉器官。

感觉器官是机体内的特殊感受器，它是人体和外界环境发生联系，感知周围事物变化的一类器官。我们所熟知的感觉器官有眼睛、耳朵、鼻子、舌头、皮肤等。感觉器官广泛地分布于人体的各个部位，跟神经系统紧密相连，是我们感受外界刺激的第一道防线。感觉器官可以让我们避免危险，它们所收集的信息，可以直接影响到身体的生理功能，从而影响到自愈力。

以皮肤为例来说，它是我们身体中最靠外、暴露得最多的组织，它包裹住我们的身体，并且保护着体内的脏器。我们的皮肤是防御外来威胁的第一道关口，它可以保护身体免遭病毒和细菌的感染，并且它柔软、有弹性，可以拉伸甚至是扩张到令人惊讶的程度，这在女性怀孕时表现得尤为明显，这种特性可以保护我们抵挡外来或内在的一些损伤。我们的身体中有70%是水，当身体的水分减少过多时我们的健康甚至生命都会受到威胁，而皮肤就是保持这些水分的重要屏障，所以对于烧伤病人来说，身体是很容易脱水的。除此之外，皮肤还是维持我们体温恒定的重要因素，我们都有这样的经验，在体温过高的时候，皮肤的毛孔扩张、汗液排出；而在体温过低时，皮肤可以收缩毛孔来升温。

当然我们的感觉器官不止皮肤，像眼睛、耳朵、鼻子，都可以敏锐地告知我们危险所在，然后有效地避开这些危险，所以感觉器官是身体自愈力敏锐的小伙伴。

2. 神经系统。

神经系统是人体内起主导作用的功能调节系统，它支配着人体各器官和组织等的沟通，是自愈系统重要的伙伴。神经系统由中枢神经系统和周围神经系统所组成，中枢神经系统通过周围神经系统与人体的其他器官组织以及其他系统相联系。中枢神经系统包括颅腔内的脑和位于脊椎椎管里的脊髓，它是神经系统最主体的部分，可以传递、储存和加工信息，产生各种心理活动，支配与控制动物的全部行为。周围神经系统是除了脑和脊髓以外的所有神经结构，包括了神经节、神经干、神经丛及神经终末装置，是中枢神经系统和各器官组织之间的联络结构。

从功能上来划分，神经系统分为躯体神经系统和内脏神经系统，躯体神经系统可以通过意识来控制，因此又被称为随意神经系统，可以控制躯体的随意活动；内脏神经系统主要分布在内脏、心血管和腺体，内脏运动神经调节内脏、心血管及腺体的分泌，通常不受我们意识的控制，因此内脏运动神经又被称为自主神经系统。

神经系统广泛地分布在我们的身体内部，担负我们各组织器官的沟通连接工作，它像是电子设备一样，以惊人的速度和精确度处理、接收和传递我们全身各个部位的信息。因为有了神经系统的帮助，我们的自愈系统能够在第一时间了解到我们身体各个部位的状态，任何一个地方哪怕是发生了细小的损伤，我们的身体也能察觉到，启动自愈系统，从而快速、准确地做出相应的疗愈反应。可以说，神经系统是我们自愈系统不可或缺的部分，没有它的帮助，我们的自愈系统无法得知身体哪个部位出现了怎么样的情况，自愈系统的反应速度和准确度下降，自愈系统的功能也会大打折扣。

3. 消化系统。

消化系统是我们摄取、转运、消化食物和吸收营养、排泄废物的主要通道，包括了口腔、咽喉、食管、胃、小肠、大肠、肛门，是人体的八大系统之一。食物从口腔进入，通过咀嚼和吞咽，穿过食管进入胃，在胃中被消化，然后进入小肠、大肠，营养物质和水被吸收后通过肛门排出不需要的代谢产物。我们人体所需的各种营养物质都要依赖消化系统的功能才能被利用，可以说没有消化系统的存在，我们也将不复存在。中医学中也历来重视脾胃的作用，将脾胃视为"后天之本"，说它是我们出生后存在的根本，我们身体所需要的营养物质，都需要经过脾胃的腐熟运化，同时可以代谢水湿，以保证身体的正常运作。

自愈系统要存在并且精确地运作，究其根本也不能离开消化系统的有序运作，通过消化系统所吸收的营养物质为自愈系统的运作提供了能量，在帮助身体生长、自我修复以及维持健康状态方面起到了不可替代的作用。我们都有这样的经验，在生病的时候，如果没有胃口，身体恢复得很慢，而在生病中如果胃口没有受到影响，身体会恢复得更快。这就是消化系统在身体恢复过程中为我们提供了充足能量的结果，在自愈系统发挥作用的同时，消化系统与它并肩作战。此外，消化系统的排泄功能也很好地帮助我们的身体排除了身体不需要或是有害于身体的代谢产物，这对于维护身体的健康也是至关重要。

4. 循环系统。

循环系统包括心脏和血管两大部分，又称为心血管系统，它负责将氧气、营养物质等运送到身体的各个器官、组织和细胞，同时将各器官、组织、细胞的代谢产物运送到相应的器官排出体外。此外，循环系统还起到了维持机体内环境稳定、免疫和体温的恒定的作用。总的来说，循环系统是我们体内的运输系统，就像是我们铁路、公路系统一样，遍及全身，将全身上下连接为一个统一的整体。在我们的循环系统当中，冠状动脉可以将血液供回给心脏，冠状动脉一旦堵塞，心脏也会随之发生问题，从而导致一系列的心血管问题。在当今社会，心血管疾病已经成为危及我们身体健康的重要因素之一。

循环系统对于自愈系统的帮助主要体现在以下几个方面：①自愈系统所需要的重要物质，如激素、抗体、酶、神经传递素、维生素、矿物质和微量元素等，都有赖于循环系统供给并传递的血液；②新陈代谢中所产生的代谢产物如二氧化碳和乳酸等需通过循环系统运输排泄；③血液中的血红蛋白可以将肺部吸入的氧气输送到身体的各个器官组织，保证组织的供氧；④白细胞是血液凝固中不可缺少的因子，这一作用可以避免我们在受伤时流失过多的血液，同时，白细胞也是免疫系统的重要组成部分。血液凝固是我们自愈系统最突出的一个特征，假设没有这一功能，一个小小的伤口就足以让我们因失血过多而死亡，这是非常可怕的。

5. 呼吸系统。

呼吸系统是机体和外界进行气体交换的系统，由呼吸道和肺组成，其中呼吸道包括了鼻、咽、喉、气管和支气管。呼吸系统的主要功能是与外界进行气体交换，吸进氧气，呼出二氧化碳。呼吸系统吸进的氧气随着血液输送到身体的各个组织细胞，同时将身体在细胞新陈代谢中产生的二氧化碳排出体外。没有氧气，我们将无法存活，这是我们从小就熟知的常识。吸气为机体带来充足的氧气，呼气有效地将二氧化碳排出体外，如果呼吸功能紊乱，会造成机体缺氧，呼吸困难。二氧化碳潴留还会造成脑损伤，使人精神错乱、狂躁甚至昏迷。除此之外，呼吸系统还具有防御的功能，比如喷嚏、咳嗽等，通过物理的机制将外来的细菌等排出体外。

我们都有过这样的体会，在紧张的时候呼吸的频率会加快，这是因为人在紧张时心脏跳动的频率增快，机体新陈代谢增快，组织细胞所需要的氧气量也增加，因此加快呼吸是保护机体免遭缺氧损伤的一种保护机制。这也是呼吸系统跟其他系统相互连接配合作用的体现，自然，呼吸系统也是自愈系统的好伙伴。

6. 免疫系统。

免疫系统具有免疫监视、防御和调控的作用，由免疫器官、免疫细胞和免疫分子组成，包括了骨髓、脾脏、淋巴结、胸腺、扁桃体、淋巴细胞、白细胞、抗体、免疫球蛋白、抗体等。形象地讲，免疫系统就如同我们身体的军队武装，它无时无刻不在监视我们的身体，第一时间识别外来和内在的"坏分子"，然后召集免疫细胞杀灭这些"坏分子"，从而保护我们的身体免受损伤。在第一次外来的感染被抑制后，免疫系统会将这一过程记录下来，在下一次人体遭受同样的侵害时，免疫系统会迅速而准确地做出相应反应。

免疫系统在最初并没有受到医学界的重视，近年来，越来越多的医务工作者和研究者开始重视免疫系统对人体的重要作用，如今，很多人认为它不是一个完全独立的系统，而是与大脑、神经系统直接相连。我们在前面的比较中也讲过，免疫系统和自愈系统是密不可分的，它们的共同运作在维护身体健康的过程中起到了中流砥柱的作用。

其实以上提到的每个系统都是我们身体不可或缺的，但它们都不能独立存在，只有这些系统协同配合，才能真正提升我们整体机能，保持健康状态。

7. 情绪是自愈系统的药引子。

心理与身体向来都是密不可分的，而情绪则是心理活动与身体能量的载体。同时情绪也是一味良药，更是自愈系统的药引子，当我们试着努力用情绪心理去作用于自愈系统时，常常有意外的收获。

小小是一个美丽的都市白领，每天踩着高跟鞋，穿着职业装精神抖擞地出入在写字楼。最近却因为老板提升能力不如自己的同事的事情而倍感不快。祸不单行，单位的体检查出小小已经是中晚期的乳腺癌患者。平时小小总忙于工作却忘了关注自己的身体，这样的消息如五雷轰顶，尤其是当医生告诉她最好的治疗方法是手术切去双乳，以最大限度控制癌细胞。这对于爱美又年轻的她自然是无法接受的，拒绝了手术治疗。医生只能劝她凡事看开，更是提醒心情对病情有很大的影响。爱她的丈夫为了让她能更好地享受剩下的生命，又想到她最大的爱好就是出去游玩，摄影写作，于是决定放下工作、变卖房产，两个人一起出去看世界。一年时间过去了，他们走走停停，看了许多以前想看又没顾得上看的风景。路上的美景、人情，让她常常忘记了一切，旅途中丈夫的体贴细致更是让她倍感温暖。一年过去了，走过的路很多，钱也花了不少，但是身体似乎并没有被消耗尽，似乎反倒更轻松。到医院一检查，结果发现肿瘤竟然缩小了，只需要微创手术便可摘除。这个让医生都觉得意外的奇迹其实正是因为情绪这个药引子启动了小小身体的自愈系统，调动身体里这种原生的疗愈能力去对抗癌细胞。

癌症外科医生伯尼·西格尔医生在他的畅销经典书——《爱，药和奇迹》写下了这些激发自愈系统成功战胜癌症病魔的故事。这些人被西格尔医生称为"特殊的癌症患者"，他们都是曾被他认为是不治并遣送回家的病人，确诊之时在医学意义上已经被认为是无法挽回，看不到生的希望，西格尔医生只能尽本分叮嘱患者好好利用剩余的为数不多的时间。在离开医院之后有些患者辞掉了厌烦的工作，开始做自己感兴趣的事情，过轻松的生活。航海、爬山、旅行、学乐器、写书等，每个人都有着自己不一样的方式，但都有着同样的感慨：自确诊之后从未感受过如此美妙的生活，也有着同样的结局，他们都健康地活下来了。

这就是自愈的力量，如西格尔医生所说"没有不可治愈的疾病，只有不会治愈的人"，"特殊的癌症患者"小组正是有力的证据，证明我们的身体里潜藏的自愈系统有足够的能力对付所谓的"不治之症"，我们的自愈系统能通过各种各样的方式被激活，而心情的愉悦体验是其中关键因素。

☕ 如何提升自愈力

1. 躲避风险。

在很小的时候，我们就被教育要懂得保护自己，下雨天要打伞，冷了要加衣服，热了也不要贪凉，这变成了我们生活中的常识。可是长大以后，因为工作生活的压力，因为对于舒适的过度追求，我们常常忘记了这些被父母从小念叨的嘱咐。时间久了，本来很好素质的身体也被各种坏习惯侵蚀，各种慢性疾病开始缠上我们年轻的身体。

《黄帝内经》中有一句话说"虚邪贼风，避之有时，恬淡虚无，真气从之，精神内守，病安从来"，告诫我们，要适时的规避那些外来的致病因素，心志淡泊清净，这样体内的真气就会和顺不乱，精气、神气能够安守于内而不外泄散失，这样，疾病就很难来伤害我们的身体。因此，提升自愈力的第一步，就是要懂得合理地规避对身体有害的风险，只有这样，才能保证我们的身体不受外界致病因素的侵害，维护身体健康。

2. 合理饮食。

饮食对于我们人体的重要性，我们在之前的文章中也一再强调，而对于提升自愈力来说，饮食也是非常重要的一个途径。

在饮食的结构上，尽量多选一些新鲜的食材如蔬菜、水果、谷物和肉食，各类食材的搭配要做到营养均衡。比起严格的饮食禁忌，我们更为提倡全面均衡的营养，每种食物都可以尝试，但每种都不能多吃。尽量减少包装和加工食品的食用，因为过多的食品添加剂和防腐剂可能会产生有害的副作用，此外，还失去了新鲜食物所含的植物纤维和营养物质。

在饮食的时间上也需要进行合理的安排，避免暴饮暴食，在饮食时保持愉快的心情，这个问题我们在前面的章节有做详细的论述，在此就不再重复。

3. 适度运动。

生命在于运动，这是我们自小就知道的口号，但是真正能持久坚持的人少之又少，没有时间、没有场地、没有心情，我们总是找各种各样的借口来为自己的不运动开脱。但是，我们逐渐发现，动一下心脏就会扑通扑通跳，小小的运动量也会感觉疲惫不堪，肥胖、颈椎病、腰椎病等疾病也开始与我们为伴。然后遍地的健身馆开始兴起，我们开始意识到运动的重要性。

其实，运动对于自愈系统来说是非常重要的，经常运动可以使自愈系统充满活力。运动可以加速身体的血液循环，改善胃肠消化和吸收功能，减少便秘的概率；改善大脑血液循环，提高思维的清晰度；改善心脏供血，提高心功能；改善皮肤血液循环，增加皮肤的弹性和光泽；改善生殖器官的血液循环，提高性功能。此外，运动还可以改善抑郁，增强肌肉力量，改善骨骼和关节健康，提高整体免疫能力。在很多依靠自愈力治愈疾病的人中适度的锻炼都是坚持的生活原则之一。

齐老是一名临近退休的大学教授，在很长一段时间里他便总是发觉胸部隐隐作痛，他只觉得是因为劳累过度，并不放在心上。终于在60岁生日的时候在女儿的孝心安排之下去做了一番心脏、心血管全面检查。结果却是个悲剧，医生发现齐老心主动脉已经大面积被堵塞了，通往心脏的多条血管也同样有着多处的堵塞现象。年近退休的老教授只有一个选择——冠状动脉分流手术，如果选择放弃手术，则可能撑不过几个月。开膛破肚的手术以及手术所带来的潜在并发症让教授迟疑了，他更希望能寻得其他保守的治疗方法。最终他选择相信了身体自带的自愈系统。在饮食上他选择了低热量的素食，并开始了每天饭后轻锻炼的运动，包括散步、慢速骑自行车等，每天清晨打太极拳，晚上进入冥想静思。另外他也开始与自己的身体对话、交流。就这样，一个月里，他发现堵塞的血管似乎越来越少"发脾气"了，很少感受到胸痛。半年后，齐老再一次走进医院进行身体检查，这一次的检查结果却是个惊喜：齐老血管堵塞物已消散很多，尤其是主动脉。医生难以相信而又不得不承认齐老已经脱离心脏病的危险了。

在齐老的生活中我们可以发现运动是他打退心脏病的一个关键战略。我们也发现身边很多坚持适度锻炼的人往往健康而又长寿。在运动的选择中，散步和跑步是我们较为推荐的两种方式，在中年以后的运动中更要注意，不要进行太为剧烈和长时间的运动，适度的运动才是提高自愈力的最佳方式。

4. 充足睡眠。

睡眠是我们每天都需要的重要生理活动，充足的睡眠像是一次成功的充电过程，可以为我们第二天的活动带来足够的动力。经常失眠的人精神疲倦，免疫能力低下，更容易患上一些慢性疾病，如慢性疲劳综合征、内分泌失调、代谢紊乱等。在睡眠过程中，因为其他的生理活动处于最低的活动限度中，自愈系统得以充分的工作，此时，自愈力最强。这也是为什么医生会嘱咐生病的病人多休息，减少活动，以利于身体的恢复。

现代的生活节奏中，夜生活丰富，往往晚上10点后才是夜猫子们的主场，越夜越精彩，但长期的熬夜对健康的危害是极大的。因此，我们倡导早睡早起的生活，尽量在晚上11点之前睡觉，每天中午11点到下午1点之间可以适当休息30分钟，这就是我们所谓的"子午觉"。子时（晚上11点到1点）是一天中阴气始衰阳气始生的时段，这时安静下来休息，有利于阳气的生成恢复；午时（上午11点到1点）是一天中阳气始衰阴气始生的时段，此时的休息可以让阳气潜藏，利于阴气的恢复，小憩一下也更利于下午的工作。能够保持这样的睡眠，对我们的自愈力来说将是极大的帮助。

5. 调整心态。

在当今的社会环境下，几乎没有人能够逃脱压力的困扰，适度的压力可以让我们有进步的动力，但过度的压力会导致精神甚至是生理健康受到损伤。高压力状态下，人容易滋生不良情绪，而像抑郁、焦虑、妒忌等不良情绪则会消耗我们的身心健康。现在，中西医学都认识到情绪在发病过程中的重要作用，在世界卫生组织（WTO）对健康的定义中也包括了心理健康和社会适应良好，所以及时地调整心态对于身心健康来说都极为重要。

社会生活中，无论是工作还是家庭生活，都会给人带来压力。现在，社会处在快餐时代，常身不由己。我们自己也经常深有体会，一段时间的熬夜加班或精神压力大导致睡眠不佳，当事情一结束或还没等到结束，我们就倦了、病了。这是因为精神压力和工作压力等在一定程度上抑制了自愈系统的正常运行，使得病邪易于入侵。没有被正确处理的压力一方面不断消耗着我们身体的正能量，包括心理、生理以及情感上；另一方面会持续不断地产生不良反应，如疲劳、厌倦、压制自愈系统以及它的伙伴们的正常运作，最终使我们更容易生病、衰老。

　　NBA篮球明星埃尔文·约翰逊就是依靠坚定的信念打败了艾滋病病毒的一个典例。1991年，保险公司审核约翰逊的投保单并对他进行例行全面体检时，发现约翰逊竟染上了艾滋病病毒。这对约翰逊来说，简直就像晴天霹雳。约翰逊的事业更因为染上了艾滋病病毒而遭受打击。然而在接下来的日子里他并未因此而消沉待毙，而是坦然接受感染艾滋病病毒的现实，并积极锻炼身体，改善生活质量，并坚信自己即便携带艾滋病病毒也能健康地活下去。他在宣布退役的记者招待会上坦然介绍每天要吃4粒药丸，食谱主要是鸡肉、鱼和蔬菜。"相信我，我每天早上都在五点半至六点起床，然后跑上几千米，我往往要工作到晚上八九点。"约翰逊透露，"只有在每天两次的用药时，我才会想起艾滋病病毒的事。"终于在1997年3月，经过检查后，医生确定约翰逊已经战胜了病毒。

　　艾滋病病毒在最初被发现的时候，其最大的杀伤力往往不是病毒本身对免疫系统的摧毁，而是对于这个病毒过度的恐惧以及确诊后的震惊。而持乐观积极心态的人往往存活率、存活时间及生活质量有更大程度的改善。这并不是依靠什么特效药，而是依靠信念以及心态。因此，我们要学会正确地处理压力，坚定健康的心态与信念。调整心态的方法有很多，在情绪管理里我们亦有专门论述，每个人有自己不同的减压方式，我们只是希望能抛砖引玉。其实压力的来源无非是外界的期望和内心的欲望与自身所处环境地位的差距所造成的，因此，要在这种差异中找到一个平衡点，不要过度追求也不可安于现状。给自己一个长远的规划和一个可能实现的近期愿望，用快乐的工作和和睦的家庭来调整心态，我想这适合每一个人。

　　6. 关注身体预警。

　　自愈系统每时每刻都在监管着我们的身体，当身体某些部分发生损害时，它会第一时间以某种方式通知我们。比如，当我们疲倦了，眼皮会抬不动，呵欠不停地打，这时最好的方法就是去休息。当我们的身体缺乏动力，需要食物时，肚子会咕咕叫来提醒我们。身体就是用这样的方式来跟我们沟通，因此，要学会倾听身体发出的声音。

很多疾病晚期的病人在回忆发病初期时都说"那时我觉得不严重，没有关系，所以没有去管它，没想到会这么严重"，你看，其实我们是没有真正的关注身体的预警。如果胃溃疡患者在最初感觉胃痛、胃胀时就去积极治疗，改变生活作息饮食习惯，那么溃疡就不会形成了。因此，我们每天在晚上休息前需要安静下来，倾听自己的身体。闭上眼睛，放松心情，感受身体的变化，在身体发出预警的时候给予足够的重视，而不是等到严重的时候再说"想当初"。

7．天然的药物和物理疗法。

身处广州地区，最大的感受就是每个主妇都是一个养生膳食的高手，去到菜市场，随便问一个买菜的阿姨，她都能告诉你几种不同功效的汤。广州的汤是出了名的，它之所以与众不同，除了特殊的烹饪方法外，就是加了各种中药材，天然的药物可以通过饮食来摄入，这样既方便又美味，很好地为大众所接受。不同的药物有不同四性五味，可以纠正人体的阴阳偏颇，因此，这也是提升自愈力的好途径。而充分利用提升身体的自愈能力来达到治病养生目的正是中医的主要思路。

我在中山大学博士班学习的时候，其中有一位同学大林，一段时间情绪低落，夫妻关系紧张，闲聊时才得知其儿子从一岁到三岁，经常发烧感冒，几乎每半个月就去医院看病，常常不是打退烧针就是输液。看着护士从孩子头皮上的血管扎针，作为家长真的是心如刀绞。而作为丈夫的大林特别不明白，以前自己母亲带着五六个孩子，都平安无事。可是现在妻子辞去工作，全心全力在家中带一个孩子，却总是状况百出。大林的抱怨让年轻的妻子更是倍感委屈。我看看孩子的病历之后发现几乎每次都是呼吸道感染导致咳嗽，而退烧针是通过抑制人体下丘脑中前列腺素合成酶，致中枢内前列腺素合成和释放减少，阻断内热原使体温调定点下移，通过增加散热使皮肤血管扩张，血流量增加，出汗增多而降低体温。输液则是让炎症暂时进入睡眠状态。关键是这些措施并无法让炎症消失，反倒阻碍生长更健康的细胞，影响了孩子身体的再生力。经介绍他带着孩子找了中医调理，先是给他用了枇杷叶、鱼腥草、南北杏，发热加入地骨皮，后期单味鱼腥草。经过一番的中药调理，孩子的身体好了，之后一年也没再发生发烧感冒的情况。

一些自然的物理疗法，如针刺、艾灸、拔罐、刮痧、推拿等，也从不同的方面增强机体的自愈力。这些物理疗法的优点在于副作用小，痛苦少，可以在平时作为养生保健的方法，同时可以促进血液循环，沟通经络，祛寒除湿，提高身体整体的免疫力。因此，要提高身体的自愈力，这些都是好的途径，但是切记要找专业人士咨询操作，不要盲目地进行。所有的疗法都有它的利弊，要把握好它的平衡，取其精华，去其糟粕，方为得道。

☕ 相对平衡说

自愈是生物在进化过程中所发展出来的一种自我保护机制。自愈力是我们人体中最为重要的平衡之一，它的具体存在位置和性状我们无法得知，但它的确事实存在，并且帮助我们及时修复身体所遭受的损伤。伴随医学技术的发展，过度医疗也是很多人存在的问题。身体一有不适，动则打针输液，各种彩超、CT、MRI一起上，抗生素一定要用最新最好的，务必要一针见效，最快地解决眼前问题。疾病的发生发展是一个量变到质变的过程，而身体的康复亦是如此，急于求成的危害不亚于揠苗助长。

其实，我们的身体本身就有自愈的能力，它可以帮助我们抵御外界的侵害，动员身体各系统来恢复受损伤的组织器官。只是在生活当中，各种各样的因素导致自愈力的下降，最终受损伤的身体很难恢复到正常状态。因此，从各个方面提升自愈力是非常有效的方法，正确运用自愈力，当然，也别因此就盲目地自信，再不相信医生，这也违背了我们平衡的理念。

第十七章
挖掘大脑的长寿潜能

《黄帝内经》当中提到一个概念，叫作"天年"，其实就是指我们可以达到的寿命。根据生物生理计算的界限寿命，人类拥有120~150岁的寿命，但是人类的平均寿命却远远达不到这个高度。我们不得不有这样的疑惑：我们的寿命究竟取决于什么，换而言之，到底什么原因让我们不能达到自然的"天年"呢？

世界卫生组织认为：人的寿命与四大因素有关，包括遗传因素、社会环境和自然环境、医疗卫生水平、生活方式与生活习惯。当然，意外事故对生命长度也有着不可忽视的影响。而我们在研究世界长寿之乡老人的长寿原因中发现，良好的作息、健康的饮食和平和的心理状态是他们长寿的共同原因。在日本一项针对90岁以上长寿老人的健康调查中也发现，长寿老人大多具有超于一般人的心理优势，其中主要包括：情绪稳定、心境愉快、胸襟豁达。由此可见，平衡稳定的心理状态与健康长寿密切相关。维多利亚宣言提出健康的四大基石为：合理饮食、适量运动、戒烟戒酒、心理平衡。心理平衡可谓四大基石之中的关键。

人的心理、意识，从生理机制来说，是由人脑这个高度发展的智能器官对客观世界的能动的反映。人脑仅占人体重量的2%~3%，却是人体中进化程度最高、最复杂、最精密、最智能的器官，大脑每时每刻都在处理着来自体内及外界数以亿计的信息量，大脑神经细胞间最快的神经冲动传导速度为每小时400余千米，如果以此速度，只需要10多个小时我们的思维就可以从中国最南边的南沙群岛穿越到最北边的漠河。除了思考、分析、逻辑、语言、艺术等功能以外，大脑对我们的免疫能力与寿命更是有着举足轻重的影响力。脑的退行期开始于人发育完成的阶段，并且以大致每天10万个的速度在死亡，这个速度可谓惊人。当然这个速度也是因人而异的，如果能保持大脑的年轻状态，脑细胞的死亡速度也会大幅度下降。这一章节我们来重新认识我们的大脑，讨论如何保持我们大脑的年轻活力，让它发挥极致的免疫与长寿的潜能。

☕ 思维的长寿潜质

心理优势是长寿老人们的共性，而利导思维就是"心理优势"的法宝。在利导思维模式下，人将情绪思维导向对自己有利的方面，改变认知角度，调整比较对象，打破定势思维，无论境遇顺逆，总能保持心境的平和，从而构成自己的心理优势。凡事践行利导思维，总引导自己往好的方向思考，就能获得源源不断的正能量。而与之相对的是弊导思维，即无论遇到什么情况都想到最糟糕的结果，总做最坏的打算，如此很容易打击自己的信心，陷入灰心沮丧、抑郁病态的境地，甚至走向自我毁灭。

众所周知，情绪不能直接抵御细菌、病毒的入侵，预防和治疗疾病，然而它的力量在于影响脑内激素的分泌。不良的情绪刺激因素导致不断地分泌去甲肾上腺素和肾上腺素，大脑神经细胞内持续不断发生氧化反应，脑细胞衰老及死亡速率便会加剧；当然我们不能认为去甲肾上腺素与肾上腺素是绝对的"有毒"激素，没有这两个激素的影响我们就无法从清晨醒来，无法集中精神完成任何一项即使再轻松不过的工作。而良好情绪却刺激脑内啡分泌增加，活化掌管记忆及学习以海马区域为中心的脑干细胞，减少脑细胞的死亡，使大脑保持健康年轻。脑内啡，也称内啡肽或芬多安，是由脑下垂体分泌的一种内成性的类吗啡生物化学合成物激素。它是由脑下垂体和脊椎动物的丘脑下部所分泌的氨基化合物（肽）。它能与吗啡受体结合，产生跟吗啡、鸦片剂等精神药物一样的止痛作用和欣快感。

利导思维之所以能带来源源不断的正能量，正是因为在利导思维模式下，大脑中脑内啡分泌增加，从而影响刺激了大脑中的快感神经。快感神经从性欲、食欲、调节体温等原始生理欲望一直联动到运动、学习、记忆，最后到大脑以及前额联合区。当快感神经受到外界刺激，就会使我们产生快感，心情愉悦，获得正能量。品尝美食乃至见到心仪的对象，都可以让我们感受到强烈的欣快感，彩票中奖甚至仅仅只是游戏通关，也能让我们难以抑制的兴奋，健身、读书学习同样给予我们难以名状的快乐，还有慈善捐助、帮助他人奉献社会更是让我们感受到高尚的愉悦感。这些思维与行动所带来的快乐均来源于A10神经，也就是快感神经。可以说利导思维不仅带给我们同样的快感享受，更帮助延缓我们大脑的氧化与衰老。

我们总会感慨身边有些人明明已经花甲之年，却依旧容光焕发，黑发童颜，而有些人未及花甲，却是发鬓已衰，周身老年病。深入了解、细细斟酌之后才发现，原来心态是关键。前者总是遇事执行利导思维，乐呵过日子，他的大脑每天都大量分泌脑内啡，活化大脑机能，大脑依旧青春活力；而后者总能挖掘一切事情的最坏结果，忧心忡忡，不断地被刺激分泌的去甲肾上腺素和肾上腺素就这样不断地氧化脑细胞，加速衰老进程。这也就是为什么长寿老人中多为乐观者，而在医学奇迹里面，胜利战胜病魔的患者也往往是乐观积极者，而可怜的弊导思维者却总是被抑郁症缠身，无法自拔。总而言之，一切都是心态的选择，思维的力量不可小觑。

然而现实生活中，能做到时刻保持利导思维模式的人并不多。毕竟人生在世，不如意者十之八九。成功得意之时或许容易做到利导思维，但是在失败窘迫之时，又该如何调整心态情绪，坚持利导思维模式呢？进行自我的心理暗示是行之有效的方法。我们总有这样的体验：失眠的夜晚越是想睡，就越是兴奋，辗转反侧，难以入睡；而在参加重要会议前总是害怕迟到，往往就更容易出现状况导致不得已的迟到，甚至于骑单车的时候越害怕撞上路边的大石头的人就越容易不偏不倚地撞上了……这种种奇怪的迹象其实都是潜意识在作祟。我们的行动更多时候是潜意识在指挥，而不是我们有意识的意念。而在自我心理暗示的过程中，我们可以引导自我的潜意识。当我们每天早晚闭上眼睛或者对着镜子里的自己，轻轻地说出"每一天，我生活的各个方面，都变得越来越好"，我们会发现如此简单的一句话，却充满着魔力。在我们说出这一句话的时候，我们的潜意识就会牢牢地印记，并朝着这个方向指导着我们的行动，这就是心理暗示的柯尔效应。

☕ 跑步者的愉悦感

随着健身热潮的掀起，社交网络晒人鱼线、马甲线，晒长跑里程，甚至晒跑鞋的比比皆是，而诸多运动中跑步是当之无愧的最受欢迎项目。毋庸置疑的是运动对塑造我们健康的体魄非常重要。"流水不腐，户枢不蠹"，中医理论认为动则生阳，运动可使气机条达，血脉流通，使人体不生病或少生病。肌肉在运动中变得发达有力，骨骼在运动中变得坚强和结实。然而人们心中不免有个疑问，运动为何会有上瘾的感觉？

科学家们发现，持续运动不仅对身体有长期积极的影响，还能带来运动后一到两个小时内逐渐消失的短期益处，包括提高疼痛的阈限、降低急性焦虑和体验"跑步者的愉悦感"（runner's high）。跑步爱好者甚至用销魂来形容长跑过后的感受，是一种发至心灵深处的战栗、欣快、满足、超然的情绪体验。这也就是所谓的"跑步者的愉悦感"，是在剧烈运动之后经历的短暂却强烈的兴奋感。而这个兴奋感源自于运动中大脑中脑内啡——β–内啡肽的分泌。当人体运动量超过某一程度时，体内就会分泌β–内啡肽，而30～40分钟的有氧跑步最容易促使人体内分泌内啡肽。持续长时间的运动将肌肉内的糖原用尽，只剩下氧气，这种"快感激素"便会分泌。β–内啡肽像其他成瘾物质或行为一样能够间接激活腹侧被盖区的多巴胺细胞，从而刺激内侧前脑束快感神经，使我们获得强烈的正能量，感觉到心情愉悦甚至兴奋，同时让人上瘾。这也是长跑之后"销魂体验"的缘由。不仅长跑可以获得如此的快感享受，其他持续时间长、需要深呼吸的有氧运动，如游泳、体操、舞蹈、骑车等都使大脑有这般的反应。

这时候又出现了另一个谜团，运动员有着长时间高强度的运动锻炼，是不是在剧烈运动之后有着同样的兴奋感呢？然而现实却恰恰相反。许多的长跑运动员和游泳运动员经过了长时间的训练，不但没有表现出亢奋，体验不到所谓的"跑步者的愉悦感"，反而是筋疲力尽甚至想吐。长跑爱好者与运动员之间最大的区别就在于主动接受与被动接受，长跑爱好者是出于个人喜好而选择这项运动，而运动员则更多的是被动地接受超出身体负荷的强制训练。前者是享受锻炼的过程，因而在运动的过程中愉悦的心情促使大脑中脑内啡的分泌，而脑内啡的分泌也使自身进入了不可思议的幸福与快感的状态中。而后者则是被动去参与这一过程，甚至于在痛苦消极的情绪中接受训练，高强度的训练加上紧张压力的情绪，大脑在这压迫的状态之中不断分泌去甲肾上腺素和肾上腺素，脑细胞在不断被氧化、加速衰老与死亡。暂且不提这一过度的训练对身体的过度损耗，对大脑已然造成重大的伤害。

其实健康年轻的大脑需要运动，也需要选择我们所喜欢的运动方式，更加要注意的是要运动适度。运动不能超过我们身体的负荷，需要保持在一个身体可以接受的范围，超出了这个范围，身体需要的运动量和我们所做的运动量失去平衡，无论是哪边更重，最终都会影响到我们的健康。因此，只有选择合适的运动、适度的运动量，才能让自己享受在这一锻炼的过程，让大脑分泌出更多的脑内啡，产生更多的能量。我们的大脑更喜欢动静平衡的状态，如果说，思考是大脑活跃、运动的状态，那运动就是大脑沉默、安静的状态。对待大脑，我们要坚持"平衡"的原则，身体的运动锻炼，是让大脑恢复平静的过程，如此才能激发大脑更深潜能，保持年轻的状态。

☕ 冥想开发生命潜能

大脑对于外界传入的不同刺激信息会采用不同的处理手段，可产生四种脑电波，包括紧张状态下的 β 波、活跃状态的 α 波、睡意蒙眬状态的 θ 波，以及进入深睡时的 δ 波。频发的 β 波可能导致我们体内免疫系统功能下降，能量消耗加剧，容易积压压力。而处于 α 波下的大脑能耗低，效率高，运行顺畅，被认为是学习与思考的最佳脑电波状态。

我们可以来看看现代人一天中脑电波的活动状态：早上睡得正香，脑波呈现 δ 波，突然被闹钟叫醒，上班时间逼近，火速起床，大脑马上切换至 β 波，紧张、焦虑、匆忙的一天正式开始。喝一杯香浓咖啡使自己保持清醒，咖啡因压制住 θ 波和 α 波，提升 β 波。接下来一整天紧张完成任务、压力之下赶任务、焦虑中参加各种会议，大脑中呈现 β 波、β 波、还是 β 波！一直到晚上筋疲力尽时，一头扎进被窝开始大睡，大脑快速进入了 δ 波。就这样，一整天大脑找不到缝隙切换到 α 波。现实生活中有太多的人就这样"奴役"着自己的大脑，就好像开车一样，突然强而有力不由分说地从一挡直接挂入四挡，全速前进之后又从四挡直接回到一挡。紧凑的生活节奏让很多人忘记调适自己的大脑状态，让它处在自然放松的 α 波状态，累积的压力得不到缓解，免疫力不断下降，让自己的身体健康成为紧张生活的牺牲品。

既然 α 波对保持大脑健康活力有这么大的优势，我们应该如何才能产生更多的 α 波呢？冥想就是一个帮助 α 波产生的有效途径。冥想的学派众多，形式也五花八门，但是无论是瑜伽休息冥想术，还是佛家的禅修冥想，抑或道家的静坐冥想，均显现出激发大脑潜能的强大力量。冥想的过程，可以深度开发人脑的潜能，打开个人生命能量，天人合一。所谓的冥想就是停止知性和理性的大脑皮质作用，而使自律神经呈现活动状态。简单地说就是停止意识对外的一切活动，而达到"忘我之境"的一种心灵自律行为。在意识清醒的状态下，让潜在意识的活动更加敏锐与活跃。根据科学的实验验证，当冥想修炼者进入冥想状态时，大脑的活动会呈现出规律的脑波。可以让左脑舒缓平静，β 波慢慢减弱，进而转成 α 波。当脑波呈现为 α 波时，想象力、创造力与灵感便会源源不断地涌出，此外对于事物的判断力、理解力都会大幅提升，右脑潜能被深度开发，同时身心会呈现安定、愉快、心旷神怡的感觉。

许多人误以为冥想需要绝对宁静的环境，需要盘腿静坐，追求心无杂念的"四大皆空"。其实不然，冥想并不拘泥于静坐，不拘泥于环境，更不需强求自己能像资深修炼者一般做到"四大皆空"。冥想的最终目的是达到情绪的稳定，心境的平和。日本医学博士春山茂雄擅长用冥想治疗，他在著作《脑内革命》中提到，看一部喜欢的电影、听着喜欢的音乐，甚至在雨中漫步，兴奋地计划自己的未来，都属于冥想范畴。想要获得潜能的开发，我们只需做到使全身的肌肉、细胞，以及血液循环等作用都放松，因此只要是任何能使身心感觉舒适的方法都可以。

冥想术若非长期修炼，很难到达彼岸，而常人一味地追求四大皆空的境界，努力想要排除杂念，杂念必定纷至沓来。在冥想过程中可想象或者默念自己喜欢的人、事物，如阳光、森林、爱人、儿女等，让自己的意识尽量地放轻松，脑波才能不断地发射出 α 波，从而愉悦身心，增强免疫，延年益寿。我们所倡导的冥想并非宗教信仰中的灵修，更多的是在冥想的过程回归本心，使心情恢复平和状态，放下生活中的繁杂与执拗，倾听我们自己心灵的声音，追求稳定、和谐、平和的心境。大脑之所以感到疲劳，正是因为原有的平衡状态被打破，而在冥想能让一整天绷紧弦的大脑慢慢放松下来，回到最初的平衡状态。

☕ 相对平衡说

人类生来便自带着一套抵御疾病入侵的装备，我们称之为免疫系统，只要充分发挥其作用，就能做到少生病、不生病。而我们的脑袋便是免疫系统的指挥官。如何更好地在长寿的"征战"之中获胜，训练好大脑这个指挥官为首要任务。大脑是一个有着无限潜能无限力量的器官，年轻活力的大脑更能够发挥免疫功能，延缓我们衰老的进程，延长寿命。外界的刺激以及自身情绪的影响可导致大脑内激素分泌与脑电波发射的变化，在现今的社会中，老龄化趋势明显，生存压力不断增强，繁杂的社会环境之下，我们需要透彻了解并利用大脑的特性，如此才能使其发挥极致的免疫与抗衰的功能。脑细胞的过速凋亡、大脑激素分泌的失调、脑电波发射的异常，归根结底就是大脑的平衡状态被打破，最终导致了大脑的早衰、免疫力的下降。

"平衡"对于大脑长寿潜能的挖掘开发十分重要。维持脑内的平衡状态，首先我们要做到充分发挥思维的力量，凡事往好的方面去思考，坚持正面积极的利导思维，给自己正面积极的心理暗示。同时坚持锻炼，强健体魄，选择合适喜爱的锻炼方式，刺激大脑产生"快乐的激素"——脑内啡，快乐运动。还要养成冥想习惯，使自己身心放松，发射出有助于保持大脑健康活力的α波。总而言之，维持脑内的平衡，拥有一颗平和的心，必定可以打败我们最大的敌人——衰老和疾病，尽享天年而终。

后记一

天道自衡

一

一个婴儿从呱呱坠地到咿呀学语，从学会吃饭穿衣到涉世做人，从少年壮志到老有所为——一生中要经历的事情太多。当名校与成绩炫目耀眼，当事业的账单铺到天边，我们忘我地投入追逐与竞争，一生的时间好像漫长得没有边际。

可是某一天，当我们在阳光中醒来，忽然听说身边某个发小病了、走了，恍若晴天霹雳！渐渐地，我们自己的身体也亮起了红灯，我们才开始认识在事业、名誉、金钱、权利之外一个沉甸甸的东西：健康。

"在中国，每10秒有一人死于心血管病，每21秒就有一人死于中风，每1分钟有两人死于吸烟，每3分钟就有一人死于胃癌，每12分钟就有一位女性死于乳腺癌……"这些虽无法求证却无法回避的数字开始进入我们的脑海。原来健康该是我们万千追求中的第一顺位，健康才是我们的刚需品。试问，若输了健康，赢了全世界又如何？

越来越多慢性病患者，越来越多的英年早逝案例，让我们不得不重新审视生命和健康。打开电视机，养生保健节目铺天盖地；走进书店，养生书居高显眼，你的衣、食、行、思，专家都给出了完美方案；手机上刷个朋友圈，"养生秘籍""心灵鸡汤"火爆异常，一说"咳嗽就吃它了，秒杀一切止咳消炎药"，一说"不靠医生，几招搞定你的糖尿病"，各种假秘方、真偏方、小贴士让你无所适从。比如一颗绿豆，曾因着"治百病"的美名风靡全国，疯狂追捧之下身价一涨再涨。当后来发现只是一场炒作，瞬间跌入谷底，一时间"伤肾说"妇孺皆知。其实绿豆还是那颗绿豆，依旧是清热消暑解毒之佳品，不一样的是你对它的看法和用法。所以说，面对纷繁的养生资讯，认识本质，辨证选择才是明智之举。

二

两千多年前，秦始皇曾派遣三千童男童女，往东瀛寻找长生不老药。唐朝甚至有五位皇帝，前赴后继地服用丹药中毒而亡。为求延年益寿，人类不断探索，而整体寿命确实不断延长。可以说，博大精深的中医文化、准确严谨的西医体系都做出了巨大的贡献。但是平均寿命的延长，却无法保证个人生命都能达到同值。生命科学并不像数学公式一样，放之四海而皆准。我们听了某位长寿老人分享秘籍，某位专家的健康新理念，我们就能够完整复制别人的生命和生活，百岁无忧吗？在保养生命的命题中，从来只有参考答案，没有标准答案。

在中学时代，我们就被告知，事物都是矛盾的，矛盾是对立统一的，所有的事物都处在一个动态的平衡之中。所谓"世界上唯一不变的真理就是变化"。然而，在飞速发展的社会生活中，我们却渐渐忘却了当初明白的道理。我们不计后果地贪图美好的享受，却忘了"物极必反"的道理，在追求健康的道路中亦是如此。

《易经》中说"无极生太极，太极生两仪，两仪生四象，四象生八卦"，由此可见，有了太极才有了万物的发展动力。太极图是我们大家都所熟悉的图案，太极中分为阴阳两极，而阴中有阳，阳中有阴，阳极盛，阴渐生，反之亦然。可见，过分追求事物的极致，往往适得其反，就像满月过后月必缺，而月缺之后又复圆，事物就是处在这样一个动态过程中。如果太极的例子让你觉得抽象，那么我们可以把身体比作一架天平，当我们健康的时候，天平处于平衡状态，而当天平向任何一方倾斜，我们就会生病。如何保持天平的平衡呢？这时，"一万个哈姆莱特"就出现了———一万种保持健康的方法，林林

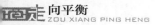

总总养生书籍雨后春笋般地面世。

<h1 style="text-align:center">三</h1>

让我们来比较一下不同的长寿之乡。广西巴马，能穿针引线、纺纱种菜的百岁老人数量众多。巴马人的长寿在于其得天独厚的气候、地磁、富硒土壤和纳米级小分子水资源，因此近年来被吸引到巴马养生旅游的人络绎不绝；新疆和田的拉伊苏村也是著名的长寿之乡，然而这里的人生活习惯与我们寻常所知的养生方法大相径庭。这里的长寿老人常年吃苞谷馕——一种较硬的饼，以肉食为主，很少吃蔬菜，除了爱喝当地产的大芸茶，好像并没有我们想象中的长寿老人应该有的良好习惯。可见，并没有什么普世的长寿方法让人永葆健康，不同地区的人适合不同的养生方法，因此本书的目的不在于告诉你哪一种养生方法最为正确，只是希望你在纷繁复杂的养生题海中寻找属于自己的最佳答案。

答案在哪里？两个字：平衡。我把养生保健的平衡点称之为"子午临界点"。这意味着"平衡"的相对性和暂时性，我们的身体需要不断寻找新的平衡，建立下一个健康子午临界点。比如转基因技术的初衷是为了提高产量，满足日益增长的人口需要，这是在粮食缺乏时期人类找到的生存平衡方式，对饥饿中的人类堪比福音。但是当人的贪婪以及超利益导向抛弃了法律法规约束时，这个平衡方式就会被矫枉过正。转基因技术如同金钱，在不同的人手里性质是不同的，过度地使用，有可能打破传统的人与自然的平衡关系。也许若干年后，人们不再畏惧转基因食品，但这个平衡的再建立漫长而纠结，人与自然的再适应，生物的进化，人的欲望与技术是否能产生新的平衡，利益是狼还是润滑剂，结果是黑暗还是光明，多方因素是否相辅相成走向新的平衡，只有时间能证明一切。

世界卫生组织对健康的定义是"健康不仅是躯体没有疾病，还要具备心理健康、社会适应良好和有道德"。也就是说，健康并不等同于不生病，而是包括了身体、精神和社会关系等方面都处于良好的状态。既包括身体没有疾病，发育状态良好，各系统生理功能正常，有较强的身体活动能力和劳动能力等基本要求，也包括了抗病能力，对环境的适应能力，能够适应各种生理刺激以及致病因素对身体的作用，也就是一种全面整体的平衡健康状态。子午者，阴阳之代表也。中国古代哲学认为：子为阴极，午为阳极，"阳始于子前，末于午后，阴始于午后，末于子前，阴阳盛衰，各有时，更始更末，无有休止"。也就是说子是阳的始端，阴的末端，而午是阴的始端，阳的末端。子午线将地球划分为东西半球，将生物钟划分为阴阳两极，而阴平阳秘的平衡状态就在子午之间。在中医经络学说中也有"子午流注"的规律，它是根据由子时及午时，午时又至子时，在不同的时辰中经脉气血运行的盛衰，将相应经络气血运行调至平衡状态，达到病愈神全之效。简单来说，子与午就是两个端点，而平衡点就是那个维系身体健康平衡状态的最佳点。

四

"安身之本，必资于食"，老祖宗告诉我们饮食对健康非常重要，但是各种健康资讯又不断地给我们发出各种警报："米饭和面食是肥胖的祸根。"这时候你可能又要陷入吃或不吃的纠结命题中了。实际上一个强壮的中年男人可能需要吃上两碗米饭才能满足他的身体需求，而一个娇小的女生可能只需要半碗饭便可以满足了，你看，在吃多少米饭上每个人的"子午临界点"都不同，那其他的方面又怎能一概而论呢？

"天道自衡"。宇宙万物的本质就是寻找自然而然的平衡，大至浩瀚的宇宙中行星的运行，小至原子内电场，概莫能外。可以说，万物皆因平衡而存在，我们的身体也不例外。健康就是身体的一种平衡状态，外界以及自身内部会产生诸多试图破坏这一平衡的刺激因素，比如我们吃食物附带的细菌病毒、我们呼吸空气附带的粉尘污染物等等。当这些刺激动摇了平衡时，我们的身体便会做出应激反应，努力去维持自己的平衡状态，当这些刺激把平衡给破坏，我们的身体可能就会出现不适和生病，这时候身体就得调动起相关的系统，努力去寻找新的平衡，也就是让我们重新恢复到健康的状态。可以简单地说，养生保健就是对这个从平衡到不平衡，从不平衡到新平衡的过程的干预。

人与人之间存在着共性，同时存在着强烈的个性。人种、性别、年龄、体质、环境等诸多的因素造就了千差万别的个体，可惜大多数人都信服权威，一听专家说绿茶延缓衰老、防癌抗癌，于是每天工作喝一杯、休息喝一杯、晚饭后再来一杯，结果衰老和癌症不知有无得到预防，倒是发现自己夜夜辗转难眠，精神不济；中医说"动则生阳"，健身家强调生命在于运动，于是赶紧全副武装，到健身房里挥汗如雨，结局却是伤了膝盖又损肌。难道是这些养生理论都是忽悠人的吗？不，之所以徒劳无功，甚至损兵折将，是因为没找到你的平衡点，只是盲目地去追随。寻求养生保健方法与自身契合的平衡点——"子午临界点"是个体健康的关键所在，这也正是我写下这本书的目的。

五

很多刚步入老年的朋友觉得很困惑：从前的饮食起居，做事习惯与现在并无二致，身体也是好好的，现如今身体却是"不好商量"了。50岁的身体和40岁的身体相比，差别在哪里？且不说那些埋藏已久的隐患因素，"子午临界点"的改变却是不得不面对的原因。十年之间，身体所需要的物质补充和锻炼方式都有了不同的要求。我们必须时刻谨记：并没有一个永恒不变的"子午临界点"。

健康是我们的刚性需求，无论处在人生的哪个阶段和状态，都应该是我们人生目标追求中的第一顺位。寻求身心平衡是我们生存的本能，也是对生命最好的保养和维护。当今的信息社会，在为人们提供了健康认知便利的同时，也带来了不少的困惑和考验。生命是一条单行道，选择很重要；生命是一场修行，行动很重要。我始终认为，保养生命就是在健康的子午线上寻得自身的平衡点，同时灵活地维护属于个体生命的动态平衡。

真的，在健康这道必选题中，没有标准答案。而我们能做的，只是唤起您对健康的关注，对自身平衡点的认识，一步一步，去走近它。

后记二

我的自然栖居梦

那一年，我住在广州高层建筑里，酷暑难当，没有空调几乎无法度夏；那一年，大街小巷可见灭蚊专员不遗余力地喷洒药物，蚊子仍在十几层高的楼上叮你没商量。一年中，至少过半的日子雨水伺候，可谓大雨湿遍天，小雨湿半边，出门不关窗，全家都遭殃。在日复一日的困境中，我告诉自己：我要有一幢我想要的房子。

梦就这样开始了。

我开始在广州市区寻找绿意盎然、诗意栖居的环保建筑。我幻想着一幢春意盎然却没有蚊子，下雨天可以随意开窗，与绵绵雨丝对话的房子。梅雨季节里，衣不发霉人不愁，坐拥新居而不再担心甲醛的危害，空调、排气扇只是辅助式的电器，而不是没有它就无法生存的东西。这所房子能够自行消耗日常有机食物垃圾，不使用现代合成材料装饰。回想那些年，真是踏破铁鞋，何其难啊！目之所及都是外观高大上，完全依赖现代能源，偏偏不考虑南国气候特点的房子。很多别墅的地下室只有一面采光，连通风需要对流的常识都没有。美丽的园林花团锦簇，可一到夏天，蚊飞虫咬，化学灭蚊势在必行。华丽的装修下气味扑鼻难敌，茫然之际，真想躲到国外一避了之。

一个偶然的机会，在广州市区寻得一幢建于二十世纪五十年代饥贫时期的危房，极其艰难的重新报建手续持续三年。在这段时间里，我着魔似的学习建筑设计、家居风水、建筑材料应用，并结合广州气候特征，仔细观察一年四季的光线在这幢房子周围的变化，以一个工程师的悟性和对梦想的追求，锲而不舍，终于渐入佳境，一幢兼具节能环保、融合广州气候及地理特性，以原始的天然材料建造的生态建筑落成——这就是我想要的家。

想想年少的我们，曾一味追求身外之物，以为功成名就便是一切。等到岁月让我们交上另一份功课，比如健康指数、家庭幸福指数等，我们才发现，其艰难程度，一点不亚于我们前半生所追求的所有。

我的新家该添置家私了，赫然发现旧居使用的家具已无法再使用，床一拆，卸成了一堆垃圾。朋友告诉我，每搬一次房子，80%的家私和电器都重新更换，除了一些名贵的中式家具。我非常震惊，这么多的家具垃圾，对环境会造成多么可怕的影响。

我不能这样，我告诉自己。在我称之为家的这幢建筑里，所有装饰都没有采用夹板、墙纸、胶水等现代合成材料，整幢建筑，空气自然流通，无须排气扇。在广州无法逃避的雨天里，除了台风来袭，都可以开窗无忧。地下层东南西北四面采光、通风透气，一年四季几乎恒温在20~25℃，不需要任何气温调控的能源设备。在人口密集的广州越秀区，整幢楼夏季室内气温比500米以外的室内气温低5℃左右，在这幢建筑周围，有300多种植物、蔬菜、水果，全年都有季节性蔬菜供给家人食用，每月都有不同的果树开花或者结果，花园里一年四季鸟语花香，几乎是蜜蜂、蝴蝶的天堂，蚊子？拜拜！几乎踪影全无。

炎炎夏日的夜晚，萤火虫忽隐忽现，蛙声此起彼伏，如同置身郊野。最奇妙的是，在这个植物乐园中，整个夏季都几乎没有蚊子的侵扰，因为选择性种植植物，其芳香自会平衡世界。生态的种植使蚊子对这园子不再感兴趣，所以，不仅化肥农药驱蚊剂全省了，而且，这里一切日常生活产生的有机食物垃圾都会变成肥料，进行发酵循环使用而不污染环境。大概十天或半个月才会有一点固体包装物的垃圾，这对每天倒垃圾的城里人来说，如同天方夜谭。

一幢建筑里的家具都是自行设计，手工制作，至少可以使用上百年，最终为地球减负——曾经是我的梦想。如今，目之所及，没有任何现代合成材料的制作，家具除了木香，没有任何异味，这是一种怎样的舒畅和快乐？我深深地体会，慢慢地咀嚼。我想，世界上任何一个人，只要有梦想，有爱，不再过分追求时尚，回归生活的本质和健康的生存环境，就一定会赢得属于自己的美丽新世界。

这是都市里的四季花园，是一场梦的起点和终点。我希望——

如果有一粒种子掉落，等待的是发芽；

如果有一只小鸟驻足，等待的是歌声；

如果有一片乌云袭来，也会变成一场喜雨；

如果雨后彩虹招手，就裁下来，做一件梦的衣裳；

……

红尘中，每个人有每个人的修行。十年，一砖一瓦的构建，其中的体悟良多。总有一天，当因缘具足，我将与你继续分享，我的绿色建筑，我的现实版梦想，我的爱。

参 考 文 献

[1]王晓娇. 碱性负离子水对酸性体质的影响研究[D]. 辽宁师范大学，2013.

[2]关仲. 阴离子间隙的临床应用分析[J]. 中国当代医药，2010，12：151.

[3]中国疾病预防控制中心. 2010全球成人烟草调查：中国报告[M]. 北京：中
国三峡出版社，2011：8-9.

[4]郑莹，吴春晓，张敏璐. 乳腺癌在中国的流行状况和疾病特征[J]. 中国癌
症杂志，2013，08：561-569.

[5]FERLAY J，SHIN H R，BRAY F，et al. GLOBOCAN 2008 v1.2, Cancer Incidence
and Mortality Worldwide：IARC Cancer Base No. 10［Internet］. Lyon,
France：International Agency for Research on Cancer；2010［EB/OL］.
http：//globocan.iarc.fr, accessed on 10/05/2013.

[6]戴安娜·克雷斯. 减肥，代谢说了算[M]. 南京：译林出版社，2011.

[7]一民. 转基因食品：天使还是魔鬼[M]. 北京：中国人民大学出版社，2010.

[8]杨青平. 转基因解析[M]. 郑州：河南人民出版社，2014.

[9]李戍，吴溪平. 超越年轻：通向充满活力的健康长寿之旅[M]. 北京：人民卫
生出版社，2012.

[10]郭红卫. 营养与食品安全[M]. 上海：复旦大学出版社，2005.

[11]周桂田，徐健铭.从土地到餐桌上的恐慌[M]. 台北：商周出版社，2015.

[12]渡边雄二. 食品中你所不知道的食品添加剂[M]. 台北：远流出版事业股份
有限公司，2014.

[13]修平. 中庸的智慧[M]. 北京：地震出版社，2006.

[14]李怡，张晟. 感悟中庸智慧[M]. 北京：中国华侨出版社，2007.

[15]乔治·约翰逊. 细胞叛变记：解开医学最深处的秘密[M]. 厦门：鹭江出版
社，2015.

[16]亚瑟·布朗斯坦. 唤醒沉睡的自愈力[M]. 海口：海南出版社，2014.

[17]葛可佑. 中国营养科学全书[M]. 北京：人民卫生出版社，2004.